穴位贴敷疗法

主审　王凤岐

主编　宋世昌　曹清河　张玉铭

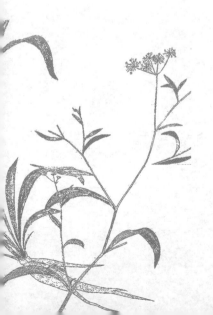

河南科学技术出版社

·郑州·

图书在版编目（CIP）数据

穴位贴敷疗法 / 宋世昌，曹清河，张玉铭主编 . — 郑州：河南科学技术出版社，2019.7
（2019. 9 重印）

ISBN 978-7-5349-9605-4

Ⅰ.①穴… Ⅱ.①宋… ②曹… ③张… Ⅲ.①穴位－中药外敷疗法 Ⅳ.① R244.9

中国版本图书馆 CIP 数据核字（2019）第 141277 号

出版发行：河南科学技术出版社
　　　　　地址：郑州市郑东新区祥盛街27号　　邮编：450016
　　　　　电话：（0371）65737028　　65788613
　　　　　网址：www.hnstp.cn
策划编辑：马艳茹　高　杨
责任编辑：李振方
责任校对：董静云
封面设计：薛　莲
责任印制：张艳芳
印　　刷：郑州环发印务有限公司
经　　销：全国新华书店
开　　本：720 mm×1020 mm　1/16　　印张：17.75　　字数：280千字
版　　次：2019年7月第1版　　2019年9月第2次印刷
定　　价：68.00 元

如发现印、装质量问题，影响阅读，请与出版社联系并调换。

《穴位贴敷疗法》编者名单

主　审：王凤岐

主　编：宋世昌　曹清河　张玉铭

副主编：宋永刚　王元峰　孙中木　宋旭慧

编　委：（按姓氏笔画排序）

丁　燕	王　茜	王　婷	王　静	王转花
田利利	边　霞	吕成艳	全宏元	刘　婷
刘勇维	刘雪燕	孙启智	苏　圆	杜晓霞
李　丽	李元秀	李冰冰	李金英	李美丽
李艳婷	李晓慧	杨　欣	杨　柳	杨　锐
肖学萍	闵　苏	宋圣飞	张明花	张京京
张玲宁	张珠琳	张燕钗	陈芯如	陈梅春
苗　强	范芙蓉	范玲媛	林洋洋	季　莫
周　清	孟莉莉	赵　倩	赵丽娜	胡　英
洪志芬	秦　娜	莎日娜	原井华	高　娜
高小丽	高红燕	高红霞	郭　丽	郭常青
黄翠艳	麻　静	康广蕾	盖　婷	董培姗
谢珊珊	楚含英	蔡　欢	蔡雯劼	樊赞红
薛　琴	戴小秋			

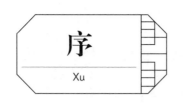

序

Xu

中医穴位贴敷疗法，是以中医经络学说为理论依据，把药物研成细末，用水、醋、酒、蛋清、蜂蜜、清凉油、药液等调成糊状，或用油脂（如凡士林）、黄醋、米饭、枣泥制成软膏、丸剂或饼剂，或将中药汤剂熬成膏，或将药末散于膏药上，再直接贴敷于穴位、患处，用来治疗疾病或调理身体的一种无创型穴位疗法。它是中医治疗学的重要组成部分，是我国劳动人民在长期与疾病做斗争中总结出来的一套独特的、行之有效的治疗与保健方法，有着悠久的历史和确切的疗效。

穴位贴敷疗法具有什么特点呢？

1. 作用直接，适应证广。通过药物直接刺激穴位，并通过透皮吸收，使局部药物浓度迅速提高，作用直接，其适应证遍及临床各科，对许多沉疴痼疾常能取得意想不到的功效。

2. 用药安全，诛伐无过。该疗法不经胃肠给药，故而无胃肠刺激之痛。

3. 简单易学，便于推广。穴位贴敷有许多较简单的药物配伍及制作，易学易用，不需特殊的医疗设备和仪器。无论是医生还是患者或家属，多可兼学并用，随学随用。

4. 取材广泛，价廉药俭。所用药物除极少数是名贵药材外，绝大多数为价格低廉的常用中草药，甚至许多药物来自日常食材，如葱、姜、蒜、花椒等。

5. 疗效确切，无创无痛。集针灸和药物治疗二者之长，所用药方配伍多来自临床与保健经验，疗效显著，且无创伤、无痛苦，对惧针者，老幼虚弱之体，或不肯服药之人，不能服药之症，尤为适宜。

一直以来，健康和长寿就是人类追求的终极目标。习近平总书记指出，"没有全民健康，就没有全面小康"，"健康中国"是我国卫生发展的总战略。现在全球的拮抗疗法、化学药物和抗生素毒副作用与药物滥用的危害已经骇人听闻了，高昂的医疗费用使我们不堪重负。回归和应用自然疗法已经成为世界医学新的努力方向。中医的贴敷疗法，就是这样一种简、便、验、廉的自然疗法、绿色疗法。

在当前我国医疗卫生界崇尚科研课题、学术论文的时候，以王凤岐先生为主审、宋世昌先生为主编的团队，历经数年，辛勤笔耕，勤求古训，博采众长，编写出了这本中医穴位贴敷疗法理论和临床实践的著作，是基层卫生人员和中医服务于基层人民大众健康的一个利器，一个简便易施的适宜技术，是中医的古树新花，是百姓的福音春雨，也是医疗学术界的一缕清风。在幅员辽阔、人口众多的中国，既需要三甲医院、CT 和核磁共振，也需要乡村医生和中医简、便、验、廉的医疗保健方法。有鉴于此，应作者之请，故乐为之序。

本文参考并引用了张艳宏老师发表的文章内容，在此致谢。

陈珞珈

2019 年 4 月 9 日

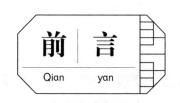

前言

Qian yan

　　中医穴位贴敷疗法在我国有着悠久的历史，与汤剂有异曲同工之妙，是中医治病的一种传统的外治方法，在我国民间广为流传。晋代医学著作《肘后方》中，记载有"治疟疾寒多热少，或但寒不热，临发时，以醋和附子末涂背上"；宋代医学著作《太平圣惠方》载有"治疗腰脚风冷痛有风"，以"川乌头三个去皮脐，为散，涂帛贴，须臾即止"；明代医学著作《普济方》载有"鼻渊脑泻，生附子末、葱涎和于泥，罨涌泉穴"；明代医圣李时珍的《本草纲目》载有"以赤根捣烂，八元寸，贴于脐心，以帛束定，得小便利则肿消"。其他如《外台秘要》《濒湖简集方》《经验方》《摘玄方》《小品方》等多部医方典籍中，都有关于穴位贴敷疗法的详细记载。

　　贴敷疗法历经数代不断发展和完善，在临床应用和理论研究方面都有新的突破和进展。其好处在于既有药物对穴位的刺激作用，又有药物本身的作用，而且在一般情况下往往是几种治疗因素之间相互影响、相互作用和相互补充，共同发挥的整体叠加治疗作用，使疗效更为显著，一般无危害性和毒副作用，日益受到医学界同仁的重视，已成为人们日常生活中医养生的一种常见方法。在中医"治未病"思想的指导下，国内许多中医院开展"三伏贴"和"三九贴"活动，对一些慢性发作性疾病进行防治，取得了很好的疗效，在国内有大量的应用人群，具有很大的社会影响。

　　穴位贴敷疗法不仅对局部病变有良好疗效，而且广泛应用于全身性疾病，在临床各科室治疗中占有重要地位。本疗法和内治法的主要区别是给药途径不同，它们的药物作用机制在某种程度上是相同的。正如"外治之宗"吴师机在其《理瀹骈文》一书中所言："外治之理，即内治之理；外治之药，亦即内治之药，所异者，法耳。"

穴位贴敷疗法是用适宜的技术将药物制成散剂、糊剂、膏剂、饼剂等，贴敷于病变部位或穴位上而起治疗作用的方法。其临床适用范围相当广泛，不但可以治疗体表的病症，而且可以治疗内脏的病症；既可治疗某些慢性疾病，又可治疗一些急性病症，临床上内、外、妇、儿各科的急、慢性疾病，都可用本疗法。

穴位贴敷疗法是以中医经络学说为理论依据的独特疗法，涉及中医经络学、中药方剂学、中药炮制学、中医治疗学等多学科的理论与技术，是我国劳动人民在长期与疾病斗争中总结出来的一套独特的、行之有效的治疗方法，有着悠久的发展历史和独特的治疗效果。穴位贴敷疗法经历代医家的实践、认识、再实践、再认识的发展过程，成为中医治疗学的重要组成部分，理论日臻完善，研究日益深入，应用覆盖临床各科，医患接受与认可度越来越高（在使用本书介绍的方法时，一定要遵医嘱）。

本书全面介绍了穴位贴敷治疗的基本知识，包括穴位贴敷疗法的历史、功用与作用机制、操作流程与注意事项、适应证与禁忌证、穴位选用的原则和方法、宋氏穴位贴敷疗法的常用中药和腧穴，并介绍了各种贴敷疗法在临床各科的应用。

中医历经几千年的发展，依然生机盎然，其魅力在于它的疗效。通过中医的辨证论治，经过内病外治，以外达内而取得疗效。穴位贴敷疗法是中医学的重要组成部分，属外治法。其是以辨证论治为指导，以经络学说为基础，是药物和穴位相辅相成的独特结合。通过药物的刺激和穴位的反射，由"穴位—经络—脏腑"这一路径进行调整，从而达到调和或纠正气血的偏盛偏衰及涩滞不畅的病理变化，实现穴位贴敷对机体的良性调节作用。

本书所讲方法应在医生及专业健康调理人员指导下使用。特别提示：本书除注明用于孕妇的贴敷外，其他均不适于孕妇贴敷。

编　者

2018 年 3 月 20 日

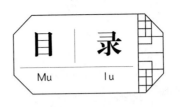

目 录
Mu   lu

第一章 穴位贴敷疗法基础知识……………………………1
　一、穴位贴敷疗法的起源及发展……………………………1
　二、穴位贴敷疗法的治病机制、操作方法及注意事项……3
　三、穴位贴敷的正常反应和处理……………………………9
　四、穴位贴敷疗法的应用原则………………………………10

第二章 穴位贴敷疗法常用穴位……………………………14
　一、头颈部常用穴位………………………………………14
　二、胸腹部常用穴位………………………………………17
　三、肩、背、腰骶部常用穴位……………………………20
　四、上肢部常用穴位………………………………………26
　五、下肢部常用穴位………………………………………30
　六、阿是穴…………………………………………………37

第三章 穴位贴敷疗法常用中药……………………………38
　毛茛…………………………………………………………38
　斑蝥…………………………………………………………39
　大蒜…………………………………………………………40
　白芥子………………………………………………………41
　马钱子………………………………………………………41
　甘遂…………………………………………………………42
　旱莲草………………………………………………………43
　吴茱萸………………………………………………………43
　巴豆…………………………………………………………44
　天南星………………………………………………………45
　蓖麻子………………………………………………………45
　威灵仙………………………………………………………46

鸦胆子 …………………………………………… 47

辣椒 ……………………………………………… 47

胡椒 ……………………………………………… 48

石龙芮 …………………………………………… 49

细辛 ……………………………………………… 49

生姜 ……………………………………………… 50

五倍子 …………………………………………… 51

第四章　穴位贴敷疗法的常用方法和剂型 ……… 52

　一、常用方法 …………………………………… 52

　二、剂型 ………………………………………… 53

　三、赋形剂 ……………………………………… 56

第五章　外科常见病症穴位贴敷疗法 …………… 57

　一、疖 …………………………………………… 57

　二、痈 …………………………………………… 58

　三、疽 …………………………………………… 60

　四、疔疮 ………………………………………… 60

　五、丹毒 ………………………………………… 62

　六、颈淋巴结结核 ……………………………… 63

　七、慢性下肢溃疡 ……………………………… 64

　八、压疮 ………………………………………… 65

　九、肌内注射后硬结 …………………………… 66

　十、腱鞘炎 ……………………………………… 68

　十一、鞘膜积液 ………………………………… 68

　十二、静脉炎 …………………………………… 69

　十三、急性乳腺炎 ……………………………… 70

　十四、乳腺增生病 ……………………………… 71

　十五、急性肠梗阻 ……………………………… 72

　十六、急性阑尾炎 ……………………………… 73

　十七、直肠脱垂 ………………………………… 74

　十八、痔疮 ……………………………………… 75

　　十九、胆石症⋯⋯⋯⋯⋯⋯⋯⋯⋯⋯⋯⋯76

　　二十、血栓闭塞性脉管炎⋯⋯⋯⋯⋯⋯77

第六章　骨伤科常见病症穴位贴敷疗法⋯⋯⋯79

　　一、颈椎病⋯⋯⋯⋯⋯⋯⋯⋯⋯⋯⋯⋯79

　　二、肩关节周围炎⋯⋯⋯⋯⋯⋯⋯⋯⋯79

　　三、腰肌劳损⋯⋯⋯⋯⋯⋯⋯⋯⋯⋯⋯80

　　四、急性腰扭伤⋯⋯⋯⋯⋯⋯⋯⋯⋯⋯81

　　五、肋软骨炎⋯⋯⋯⋯⋯⋯⋯⋯⋯⋯⋯83

　　六、骨质增生⋯⋯⋯⋯⋯⋯⋯⋯⋯⋯⋯83

　　七、骨髓炎⋯⋯⋯⋯⋯⋯⋯⋯⋯⋯⋯⋯85

　　八、踝关节扭伤⋯⋯⋯⋯⋯⋯⋯⋯⋯⋯86

　　九、软组织损伤⋯⋯⋯⋯⋯⋯⋯⋯⋯⋯87

　　十、落枕⋯⋯⋯⋯⋯⋯⋯⋯⋯⋯⋯⋯⋯88

　　十一、骨折⋯⋯⋯⋯⋯⋯⋯⋯⋯⋯⋯⋯89

第七章　妇产科常见病症穴位贴敷疗法⋯⋯⋯91

　　一、带下病⋯⋯⋯⋯⋯⋯⋯⋯⋯⋯⋯⋯91

　　二、痛经⋯⋯⋯⋯⋯⋯⋯⋯⋯⋯⋯⋯⋯92

　　三、闭经⋯⋯⋯⋯⋯⋯⋯⋯⋯⋯⋯⋯⋯93

　　四、月经不调⋯⋯⋯⋯⋯⋯⋯⋯⋯⋯⋯94

　　五、宫颈炎⋯⋯⋯⋯⋯⋯⋯⋯⋯⋯⋯⋯95

　　六、功能性子宫出血⋯⋯⋯⋯⋯⋯⋯⋯96

　　七、子宫脱垂⋯⋯⋯⋯⋯⋯⋯⋯⋯⋯⋯97

　　八、妊娠呕吐⋯⋯⋯⋯⋯⋯⋯⋯⋯⋯⋯99

　　九、产后腹痛⋯⋯⋯⋯⋯⋯⋯⋯⋯⋯⋯99

　　十、产后缺乳⋯⋯⋯⋯⋯⋯⋯⋯⋯⋯100

　　十一、回乳⋯⋯⋯⋯⋯⋯⋯⋯⋯⋯⋯100

第八章　内科常见病症穴位贴敷疗法⋯⋯⋯102

　　一、感冒⋯⋯⋯⋯⋯⋯⋯⋯⋯⋯⋯⋯102

　　二、咳嗽⋯⋯⋯⋯⋯⋯⋯⋯⋯⋯⋯⋯104

三、支气管炎 ……………………………… 105

四、支气管哮喘 ………………………… 106

五、肺结核 ……………………………… 107

六、咯血 ………………………………… 109

七、呃逆 ………………………………… 109

八、胃痛 ………………………………… 111

九、呕吐 ………………………………… 112

十、胃下垂 ……………………………… 114

十一、腹痛 ……………………………… 115

十二、腹胀 ……………………………… 116

十三、腹泻 ……………………………… 118

十四、溃疡性结肠炎 …………………… 119

十五、便秘 ……………………………… 120

十六、细菌性痢疾 ……………………… 121

十七、蛲虫病 …………………………… 122

十八、水肿 ……………………………… 123

十九、肝硬化 …………………………… 124

二十、胆囊炎 …………………………… 125

二十一、高血压病 ……………………… 126

二十二、冠心病 ………………………… 129

二十三、泌尿系统感染 ………………… 131

二十四、尿频 …………………………… 132

二十五、尿潴留 ………………………… 133

二十六、风湿性关节炎 ………………… 136

二十七、类风湿关节炎 ………………… 137

二十八、痛风 …………………………… 138

二十九、中暑 …………………………… 139

三十、脑血管意外 ……………………… 140

三十一、头痛 …………………………… 141

三十二、失眠 …………………………… 143

三十三、三叉神经痛 ·················· 145

三十四、面神经麻痹 ·················· 145

三十五、癫痫 ······················ 147

三十六、坐骨神经痛 ·················· 147

第九章　皮肤科常见病症穴位贴敷疗法 ······ 149

一、寻常疣 ························ 149

二、传染性软疣 ···················· 151

三、头癣 ·························· 152

四、手癣 ·························· 153

五、体癣 ·························· 155

六、皮炎 ·························· 156

七、带状疱疹 ······················ 157

八、银屑病 ························ 159

九、荨麻疹 ························ 159

十、湿疹 ·························· 161

十一、硬皮病 ······················ 162

十二、毛囊炎 ······················ 163

十三、瘢痕疙瘩 ···················· 165

十四、神经性皮炎 ·················· 165

十五、尖锐湿疣 ···················· 166

十六、皮肤瘙痒症 ·················· 167

十七、酒渣鼻 ······················ 167

十八、腋臭 ························ 168

十九、痤疮 ························ 169

二十、斑秃 ························ 170

二十一、脓疱疮 ···················· 171

二十二、疥疮 ······················ 172

二十三、鸡眼 ······················ 173

二十四、冻疮 ······················ 174

二十五、手足皲裂 ·················· 175

二十六、烧烫伤 ································· 176

二十七、毒虫蜇（咬）伤 ················· 177

第十章　五官科常见病症穴位贴敷疗法 ········· 179

一、化脓性中耳炎 ······················· 179

二、耳聋、耳鸣 ························· 180

三、鼻出血 ····························· 180

四、鼻窦炎 ····························· 181

五、鼻炎 ······························· 183

六、鼻息肉 ····························· 183

七、扁桃体炎 ··························· 184

八、咽炎 ······························· 185

九、睑腺炎 ····························· 186

十、牙痛 ······························· 187

十一、牙周病 ··························· 188

十二、复发性口腔溃疡 ··················· 189

第十一章　儿科常见病症穴位贴敷疗法 ········· 192

一、新生儿脐患 ························· 192

二、小儿夜啼 ··························· 194

三、小儿流涎 ··························· 195

四、流行性腮腺炎 ······················· 196

五、小儿疳积 ··························· 197

六、小儿遗尿 ··························· 198

七、小儿腹泻 ··························· 199

第十二章　男科常见病症穴位贴敷疗法 ········· 201

一、阳痿 ······························· 201

二、遗精 ······························· 202

三、附睾炎 ····························· 203

四、前列腺炎 ··························· 204

五、前列腺增生症 ······················· 204

第十三章　冬病夏治膏敷集 ················ 206

内科膏敷方 ···························· 207
一、支气管哮喘膏敷方 ··············· 207
二、慢性支气管炎膏敷方 ············· 209
三、过敏性鼻炎膏敷方 ··············· 210

外科膏敷方 ···························· 211
一、膝关节炎膏敷方 ················· 211
二、冻疮膏敷方 ····················· 213
三、皮肤病膏敷方 ··················· 216

儿科膏敷方 ···························· 217
一、小儿支气管哮喘膏敷方 ··········· 217
二、小儿反复上呼吸道感染膏敷方 ····· 221

第十四章　保健膏敷集 ················· 223

第十五章　儿科膏敷集 ················· 227

肺系病证膏敷方 ························ 227
一、感冒膏敷方 ····················· 227
二、支气管炎膏敷方 ················· 230
三、肺炎膏敷方 ····················· 232
四、哮喘膏敷方 ····················· 235
五、咳嗽膏敷方 ····················· 236

脾胃病证膏敷方 ························ 236
一、泄泻膏敷方 ····················· 237
二、小儿痢疾膏敷方 ················· 244
三、小儿便秘膏敷方 ················· 244
四、小儿腹胀膏敷方 ················· 245
五、积滞、厌食膏敷方 ··············· 245
六、腹痛膏敷方 ····················· 248
七、疳证膏敷方 ····················· 250

杂病类膏敷方 ·························· 251

一、痫证膏敷方 ……………………………………… 251

二、囟陷膏敷方 ……………………………………… 252

三、鼻塞膏敷方 ……………………………………… 253

四、口疮膏敷方 ……………………………………… 254

五、疝气膏敷方 ……………………………………… 255

六、小儿脱肛膏敷方 ………………………………… 256

七、小儿血管瘤膏敷方 ……………………………… 256

八、遗尿膏敷方 ……………………………………… 257

九、小儿盗汗膏敷方 ………………………………… 264

十、小儿流涎膏敷方 ………………………………… 267

十一、小儿夜啼症膏敷方 …………………………… 268

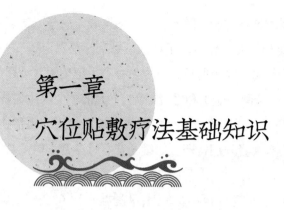

第一章
穴位贴敷疗法基础知识

一、穴位贴敷疗法的起源及发展

穴位贴敷疗法是根据病症，将一定量的药物制作成粉末（散）剂、泥糊剂、汁液剂、水剂、酊剂、膏剂、栓剂、饼剂、丸剂等，涂搽、粘贴、摩擦或固定附着在身体的一定部位（病痛局部或相关经络穴位）上，进行治疗的一种方法。贴敷疗法包括贴敷法、薄贴法、敷剂法、涂搽法、熨敷法、热敷法、冰敷法、湿敷法、发疱法、箍围消散法、扑粉法、喷雾法、滴耳加压法、塞耳法、吹耳法、鼻嗅法、药衣法、握药法及酒醋法等。它是一种操作简便、经济实惠、无痛苦或痛苦较小、相对比较安全、疗效较为显著的外治方法之一。

贴敷疗法在我国历史悠久，源远流长。早在原始社会时期，人们如有疾病与创伤，就试着将一些植物的叶、茎贴敷于创口或病痛部位上，他们惊奇地发现，有些植物竟能减轻或消除病痛，还可止血止痛，加速创口愈合。于是，人们就将有治疗效果的植物记录下来，或相互转告，交流运用。就这样，贴敷疗法逐渐形成，并进入医疗领域。

在我国现存医学著作《五十二病方》中，就有外敷、涂药、贴剂等贴敷疗法的记载。在产生于战国时期的《黄帝内经》中，也有用"白酒和桂，以涂风中血脉"的贴敷内容。

医圣张仲景在《金匮要略》中首次介绍了"屈草带，绕踹人脐，使三两人溺其中，令温。亦可用热泥"的熨敷疗法。

晋至隋唐，是我国医学发展的辉煌时期。随着针灸学的发展，一些医学家将贴敷疗法和经络腧穴的特殊功能相结合，创造出了"穴位贴药疗法"，从而进一步提高了贴敷法的治疗效果。晋代葛洪在《肘后备急方》一书中记述了"治寒热诸病""临发时，捣大附子下筛，以苦酒（醋）和之，涂背上（大椎）""取牛矢烧，捣末，以鸡子白和之，干复易，神效"。并记述了将生地黄或栝楼根捣烂外敷治伤，用软膏剂贴敷治疗金疮；还收集有大量外用膏药，如续断膏、丹参膏、雄黄膏等的具体制用方法。

其后，《小品方》《备急千金要方》《外台秘要》《太平圣惠方》《针灸资生经》等书，都有关于贴敷疗法的记载。宋代的《太平圣惠方》有"治疗腰脚风痹冷痛有风，以乌头三个去皮脐，为散，涂帛贴，须臾即止"等记述。

明代的《普济方》中说："鼻渊脑泻，生附子末，葱涎和如泥，罨涌泉。"李时珍的《本草纲目》也记有许多贴敷疗法的内容。其中吴茱萸贴足心治疗口舌生疮的方法，至今仍在沿用。

晚清名医吴师机广泛搜集、整理前人的经验，著成《理瀹骈文》一书。其中记述外敷方药近200首，涉及内、外、妇、儿及五官等科病症，将贴敷疗法提升到一个新高度。吴师机在书中对贴敷疗法之机制、药物选择、用法用量、注意事项及辨证施治等方面都做了系统的阐述，使贴敷疗法有了较为完善的理论体系。

中华人民共和国成立后，中医药事业得到了很大发展，贴敷疗法受到广大医学工作者的高度重视。在前人大量临床实践的基础上，人们运用现代医学的技术手段，对贴敷疗法进行了多方面探索，并取得了可喜的成果。例如，用芒硝和大蒜研膏外贴阿是穴，治疗阑尾炎或炎性包块；用白芥子、延胡索、甘遂、细辛为末，于夏季三伏天调糊外敷腧穴，治疗慢性气管炎和哮喘；将蓖麻子仁捣烂，贴敷于百会穴，治疗子宫脱垂及脱肛等，疗效显著。同时，中医界人士不断总结经验，创新改进，集诸家之长，融中西药于一体，研制出了许多不同的贴敷剂型。

外贴剂包括橡胶膏（如麝香壮骨膏、创可贴、冠心膏等）、黑膏药（如狗皮膏、宝珍膏、定喘膏、正骨膏等）。外敷剂包括软膏（如痔疮膏、冰黄肤乐软膏、五妙水仙膏等）、乳膏（如眼敷膏、地塞米松乳膏等）、油膏（如三菱珍珠膏、生肌玉红膏等）、油剂（如烫伤油、滴耳油、风油精、救心油等）、搽剂（如克伤痛搽剂、骨友灵搽剂、痛克搽剂、烧伤药、消伤痛搽剂等）、酊剂（如克痛酊、风痛灵、顽癣净等）、酒剂（如麝香舒活灵、跌打榜药酒等）、水液剂（如烧伤肤康液、滴通鼻炎水、痔舒适洗液等）、气雾剂（如咽速康气雾剂、烧伤喷雾剂、伤乐气雾剂等）、栓剂（如痔灵栓、保妇康栓、小儿解热栓等）、锭剂（如蟾酥锭、瓜子眼药锭等）、丸剂（如立马回疔丹等）、散剂（如卧龙散、通窍散、烫火散、冰硼散等）、熨剂（如舒乐热熨剂、复方热敷剂、坎离砂等）、膜剂（如口腔溃疡膜、爽口托疮膜等）。

临床广泛运用的麝香壮骨膏，外贴治疗肌肉损伤、扭挫伤、风湿性关节炎、类风湿关节炎、骨质增生及晕车晕船、尿潴留等；骨友灵搽剂外搽患处治骨质增生、软组织损伤等；坎离砂外敷患处治疗风寒湿痹、四肢麻木、关节疼痛、脘腹冷痛等；华佗膏外涂患处治疗体癣、股癣、手癣、足癣、花斑癣等皮肤浅表部真菌感染等，都有较好的疗效。

如今贴敷疗法在国外也逐渐兴起，越来越多地为人们所接受。德国慕尼黑大学医学部发明的避孕膏，贴在腋下1次，可起到避孕10日的良好效果。日本大正株式会社研制的中药贴膏，既能防止中药色素扩散污染底材表面，又可提高对皮肤的黏附力，深受欢迎。

目前，随着理论与临床研究的不断深入，贴敷疗法治疗的病种已涉及临床急症、内科、外科、妇科、儿科、骨伤科、男科、皮肤科、五官科及肿瘤科等300余种疾病，而且有不少病症将贴敷作为首选治疗方法。贴敷疗法在当今的临床治疗中占据了一定的主导地位。大量事实证明，不管未来的医学科技多么先进，贴敷疗法将是这个领域中不可缺少的主要治疗手段之一。

二、穴位贴敷疗法的治病机制、操作方法及注意事项

（一）治病机制

人的身体是统一的有机体。疾病的本质是体内邪正交争，阴阳失调，伴随经络阻塞，气血瘀滞，清浊不分，营卫不和等一系列病理变化。贴敷疗法通过药物刺激体表，激发经络功能，能起到扶正祛邪、调节阴阳、疏通经络、调和营卫、活血散瘀、宣通理气、升清降浊等作用，从而达到治愈疾病的目的。

现代医学认为，各种贴敷药物（即物理因子）作为外界物而作用于人体，在作用区的组织内引起各种生物化学、生物物理学变化，如组织加热、离子状态改

变及生物活性物质产生等。这些变化引起神经末梢感受器的兴奋，通过传入神经通道，引起相应皮质中枢的兴奋，然后经传出神经及体液系统产生局部或全身性的反应，如保护反应、适应反应、组织再生反应等，从而使机体各系统或器官之间及机体与外界环境之间恢复动态平衡，如病原的抑制及消失，机体排异性功能的提高，病理过程的吸收、消散等，从而达到治疗目的。

贴敷药物一般是以水为基质的，水的湿度有助于表皮的水合作用和角质软化，加速药物的渗入。皮肤吸收药物的主要过程，首先是通过动脉通道，即角质层转运和表皮深层转运，而使被吸收的药物通过一定的途径进入血液循环；其次是水合作用，即药物贴敷于体表局部形成一种汗水难以蒸发扩散的密闭状态，使角质层含水量提高。角质层经水合作用后，可膨胀成多孔状态，易于药物穿透，局部血液循环加快；再次是表面活性剂作用，贴敷药物中所含的铅皂是表面活性剂，可促进皮肤被动吸收，增加表皮类脂对药物的透过率；最后是芳香药物的促进作用，贴敷药物中的麝香、冰片、沉香、石菖蒲、檀香、白芥子、川椒、肉桂、丁香、姜、葱、蒜等芳香类药物，具有较强的穿透性和走窜性，可使糖皮质激素透皮能力大大提高。

贴敷疗法的过程是借助药物刺激皮肤，通过神经反射，激发机体调节功能，促使体内某些抗体形成，免疫力提高，从而增强人体的抗病能力和防御功能。另外，再结合药物、湿热刺激等作用，使局部血管扩张，血液循环加快，促进药物的渗透、吸收和传输，增强效果。

贴敷疗法的治病机制是在给予相关皮肤以物理或化学因素刺激，以中医脏腑经络系统为中心，通过局部与整个机体血管、神经的内在联系，达到祛除病邪，促进机体健康的目的。这就是贴敷疗法的机制。

（二）操作方法

1. 薄贴法　就是用膏药外贴患部或穴位治疗疾病的方法。膏药是由植物油榨取药料成分后与铅丹或蜂蜡等基质炼制而成的硬膏，然后将药膏涂在一定规格的布、皮、桑皮纸上即成，也有用松香或皮胶掺和药物料粉而制成的膏药。现在应用的膏药一般都是从医药市场上购买的。

将膏药加热微熔，然后进行搓揉，将药料调抹均匀后，贴于一定的穴位或患处。一般根据具体病症，选择相合适的膏药进行贴敷。较薄的膏药多适用于溃疡，需勤换；较厚的膏药多适用于肿疡，一般5~7日换贴1次。

2. **贴敷法** 又称外贴法，是将药物研成细末，与各种不同的液体调制成糊剂，贴敷于一定的穴位或患部，这是治疗疾病的一种方法。

我们需要根据病情选用药物，并将所用药物研细，以醋（酒亦可）、菊花汁、银花露、葱、姜、韭菜、蒜等汁，或鸡蛋清、油类调成糊剂备用。然后根据"上病下取，下病上取，中病膏取"的原则，按经络循行走向，选取穴位，进行敷药。

3. **敷脐法** 即选用适当药物，制成一定剂型，如粉状、糊状或膏状，填敷脐中，以治疗疾病的方法。目前敷脐法主要分为填脐法、贴脐法、填贴混合法等。填脐法又分为填药末、填药糊、填药饼等。贴脐法可分为贴膏药、贴橡胶膏等法。

（1）填药末：将所用药物研为细末，取适量填脐中，用胶布固定。

（2）填药糊：将药物研为细末，用温开水（醋、酒、药汁亦可）调成糊，取适量填脐中，用胶布固定。

（3）填药饼：将所用药物捣成泥膏，或以药末掺入面粉，加入一定量所选用的液体剂，调和成膏，做成饼填脐中，用胶布封贴。

（4）贴膏药：将药物制成膏药，敷于脐中，然后固定好。

（5）贴橡胶膏：将大小合适的药物橡胶膏直接贴于脐部，固定好。

4. **箍围消散法** 将药散与液体调制成糊，贴敷于患部，因药散具有箍集围聚、收敛疮毒的功效，故可使初起疮疡轻者消散，重者疮毒结聚，疮形缩小，炎症趋于局限，早日成脓破溃。破溃后，余肿未消者，亦可用它来消肿，截其余毒。

根据疮疡性质选择适当药物：凡用于疮疡初起或炎症包块者，宜将药糊敷满整个病变部位；若毒已积聚，或溃后余肿未消，宜敷于患处周围，中央不敷药；贴敷应超过肿势范围，敷药要有一定厚度，并保持适当的湿度和温度。

5. **发疱法** 又称天灸疗法和水疱疗法，是用一些对皮肤有刺激性的药物，贴于穴位或患部，使局部充血、起疱，以治疗疾病的一种方法。

根据病情选择发疱药物。常用的发疱药物有大蒜、斑蝥、白芥子、鲜毛茛、巴豆、红娘子、吴茱萸、甘遂、墨旱莲、蓖麻子仁等，一般只选用1~2种。根据病情选定发疱的穴位或患处。将发疱药物捣烂如泥，敷于选定的穴位或患处皮肤上，外用消毒纱布包扎。有的4小时后敷药处即起疱，有的6小时后起疱，有的

10小时后起疱，有的1日后起疱，有的则3日后才起疱。起疱后揭去敷药。将水疱用消毒纱布包扎，以预防感染。发疱皮肤愈合后，还可再次发疱。

6. 湿敷法　是用纱布浸吸药液，敷于患处的一种外治法。古称溻法。将所选药物用水浸泡、煎汤取汁，用5~6层纱布置于药汁中浸透，挤去多余药液后敷于患处。一般1~2小时换一次即可，如渗液不多，可4~5小时换一次。

7. 热敷法　是采用药物和适当的辅料经过加热处理后，敷于患部或穴位的一种治疗方法。其中包括药包热敷法、药液热敷法、姜热敷法、葱热敷法、食盐热敷法、铁末热敷法等。

根据不同病情，选择适当的药物和适当的辅料，经过煮或熬或炒加热处理后敷于患部或腧穴。

8. 冰敷法　冰敷法是用冰袋直接或以冰水调和药末敷于患处或一定的部位，用以治疗疾病的方法。

冰袋放于患处冷敷。若为高热患者，可将冰袋敷于患者前额、颈部、腋下及腹股沟等部位；若治疗鼻出血，可冰敷患者太阳穴或前额。每次冰敷时间不宜过久，但若用于高热患者则需持续应用，且要经常更换冰袋，直至患者体温下降。

9. 点眼法　用药物制成水剂、散剂，将其点入眼角，以治疗疾病的一种方法，这是眼科医生常用的外治法。

患者坐于避风安静处，头部仰起，双目上视，将下眼睑向下拉开，使所点眼药液滴入睑内1~2滴，轻轻将上睑提起，同时放松下睑，使药液均匀分布于眼内。令患者用手指压住大眦泪窍处，闭目仰面数分钟，待药力已行，再渐渐睁眼。一般每日点3~4次，遇急重病者，可每隔数分钟或半小时点眼一次，具体酌情而定。

如用锭剂点眼时，应先将其研磨，用生理盐水或凉开水调匀，然后用小玻璃棒蘸药后点眼。如用散剂点眼，亦可用小玻璃棒一端蘸温生理盐水，再蘸药粉少量，点入眼内眦部，闭目休息。点眼后，患者以手指按摩鱼尾穴数次，以助其气血，闭目数分钟，候药力已行，即可睁眼。若点散剂时，闭目时间应适当延长，候药物逐渐溶化，以发挥更好的功效。

10. 鼻嗅法　让患者用鼻吸取药气或药烟，以治疗疾病的一种方法。用瓶装药物，敞开瓶口，让患者吸其药气；或用药物煮汤，趁热让患者以鼻嗅其蒸汽；或将药物卷入纸筒，点燃生烟，让患者嗅其烟。

11. 搐鼻法　将一定的药物制成粉末，搐入鼻内，以治疗疾病的方法。将所用药物研成细末，令患者噙一口水（不喝水亦可），以管吹药末入鼻内，或让患者搐入鼻内，每日 1~3 次，视病情而定。

12. 塞鼻法　将药物研细，加赋形剂制成药栓，塞入鼻腔，以治疗疾病的方法。把所用药物研成细末，放在纱布上卷成条状，直接制成锭子，塞入鼻腔，也可用薄棉或薄纸卷成条，蘸药末或浸泡药液塞入鼻腔，每日 1 次，每次塞药量及塞药时间需依具体病情及所用药物而定。

13. 滴耳加压法　五官科常用的治疗方法之一，是通过外界向耳道施加一定的压力，使滴入耳道内的药液能够进入中耳内，从而使药物发挥作用，以达到治疗耳疾目的的一种方法。患者取坐位或侧卧位，令其患耳朝上。先用消毒棉签将患耳外耳道内的分泌物擦拭干净。术者一手牵拉患者耳郭，向头顶后上方拉直外耳道，用另一手将药液滴入患耳内，然后放松耳郭。术者用食指指尖压在患耳屏上，向外道口轻轻按压，接连按压 3~5 次，即可使药液进入耳内。

14. 塞耳法　将药末塞入耳内，以治疗疾病的一种方法。将药物研成细末，用薄棉或纱布包好扎紧，轻轻塞入耳内，每日 1 次，每次塞耳时间根据病情而定。

15. 吹耳法　又称内耳吹粉法，是用管状物品将药散吹入耳内，以治疗耳部疾病的一种方法。吹药前先清洗外耳道，然后用纸筒或细竹管或喷粉器，将药末散吹入耳内，每日 3~5 次，每次吹药少许。

16. 涂搽法　将药物制成洗剂、酊剂或油剂、软膏等剂型，涂搽于患处的一种外治法。依据病情选取药物，然后将药物研成细末，因患病部位及皮损不同，可把药末与水、酒精、植物油、动物油或矿物油调成洗剂、酊剂、油剂、软膏等不同剂型外涂患处。

17. 扑粉法　又称撒扑法，是将药物研成细粉，撒扑于患处，以治疗疾病的方法。将所选药物经研或碾或炼或煅或烧等方法，制成极细的粉末状物备用。用时将患处洗净，用小海绵球或粉扑蘸药粉，于患处皮肤扑匀，亦可直接将药粉干撒于患处，每日 3~5 次。

18. 其他敷药法　外用贴敷药物的方法还有敷鸡血法、敷鳝鱼血法、兜肚法、药衣法、药物鞋垫法、坐垫法、坐药法、药枕法、握药法、插药法、药捻法、热熨法、热烘法、噙化法、擦牙开噤法、刷牙法、含漱法、催嚏开窍法、洗浴法等数十种之多。由于篇幅有限,在此不一一介绍,后文遇到具体病症贴敷治疗时再详述。

(三)注意事项

(1)治疗部位或患处要严格消毒,注意药膏的软硬度或贴敷药物的热凉。创口处可先用0.1%~0.5%高锰酸钾溶液洗净脓血,拭干后再行贴敷。在患处或红肿部位及有关部位、穴位上需要贴敷时,先用消毒药液或消毒棉球消毒后再施药。

(2)每次贴敷穴位时,取穴不宜过多,每穴用药量宜少,贴敷面积不宜过大,时间不宜过长,以免引起不良反应。贴敷后若发生瘙痒,可于贴敷物外按摩。

(3)药物敷脐时,首先应将脐部擦洗干净后再贴敷。用膏贴加热时,温度不可过高。刺激性大的药物或有脐病者及脐部感染者禁用。

(4)使用膏剂贴敷时,应防止药膏因干裂而造成裂伤皮肤,引起疼痛或溃烂。若为硬膏,贴前应将膏药加温,微烤后再贴。注意温度要适当,避免因过凉而粘贴不牢或因过热而烫伤皮肤。

(5)热敷时,要注意温度不宜过高,以免烫伤皮肤,或出现其他意外医疗事故;温度过低则影响疗效。

(6)患处因贴敷而发生水疱、溃烂,可将贴敷药物取下,涂以碘伏。水疱大者,应以消毒针挑破,排尽液体,再涂碘伏。破溃的水疱,应涂以消炎软膏,外用无菌纱布包扎,以防感染。

(7)本疗法一般在室内进行。应注意保暖,预防受凉。气温过低或寒冷季节贴敷时,室内宜加温,或覆盖衣被保温。

(8)贴敷药物后,要覆盖固定,以防脱落或药物流失。

(9)掌握正确贴敷时间。冰敷时间不宜过久,一般在15~20分钟。小儿皮肤薄嫩,不宜使用刺激性过强的药物,敷药时间也不宜过长。

(10)正确选择适宜贴敷疗法的患者及贴敷部位、药物。对五官疾病患者热敷应特别小心,要进行无菌操作。对皮肤破损及有药物过敏体质患者,不宜使用药物贴敷。孕妇禁用麝香类有堕胎危险或不良反应的药物,以免引起流产或影响胎儿正常发育。治疗中出现疼痛、变态反应、病情加重等现象,应立即去除贴敷药物。对某些病情凶险、来势急骤、症候复杂的危重患者,或对某些一时难以确诊患者,不要盲目使用贴敷疗法,以免延误病情。

三、穴位贴敷的正常反应和处理

穴位贴敷疗法是通过药物刺激穴位或患处达到治疗目的的方法，一般要求达到发疱化脓，把发疱看成是取得疗效的关键。《针灸资生经》记载："凡着艾得灸疮，所患即瘥，若不发（疱疮），其病不愈。"穴位贴敷使用的药物多是辛香走窜或厚味力猛之品，对皮肤有一定的刺激性，常使局部皮肤充血或局部起疱如火燎，形成灸疮。因此，了解穴位贴敷施术后的正常反应，并向患者解释本法的特点，同时进行一些必要的处理，避免不良反应，减轻给患者带来的心理和身体上的痛苦，消除其恐惧心理，对巩固治疗效果是十分必要的。

（一）发红、灼热、刺麻痒

穴位贴敷的最常见反应是局部皮肤发红、发热（甚至有烧灼感）、刺麻痒感，凡是使用发疱药物贴敷者，均会产生这种反应，发生率为100%。痒感呈特殊的刺麻痒，伴有蚁行感，常导致不自主搔抓，但搔抓后却引起疼痛而痒感不减，该感觉多在药物去除后皮肤发红、起水疱时产生，痒感可持续4~5日，甚至贯穿整个贴敷过程。

一般而言，皮肤发红无须特殊处理，较明显者可外涂少许万花油。产生刺麻痒感时，患者勿搔抓（因为搔抓后并不能减轻痒感，反而引起疼痛），若痒感难以忍受时，可在局部涂擦止痒的药物（注意不要擦破水疱），如皮炎平霜（复方醋酸地塞米松乳膏）、炉甘石洗剂等，或常规口服扑尔敏（氯苯那敏）、苯海拉明等药物。再根据病情需要，决定是否继续敷药或停止敷药。

（二）疼痛

疼痛是穴位贴敷过程中常见的反应，一般局限在贴敷范围之内，呈烧灼性剧痛，在贴敷后10分钟左右即可产生，0.5~2小时达疼痛高峰。对疼痛的感觉因患者的耐受程度不同而不同，小儿及青壮年妇女患者反应较明显，男性及老年患者反应较迟钝。如果感到疼痛，终止贴敷即可。

（三）起疱

穴位贴敷后少数患者在贴敷部位都会起疱，其过程是：皮肤发白→潮红→小水疱→融合成大水疱，疱内为淡黄色液体，刺破流出后还可反复产生，一般一周内水疱可吸收结痂，时间长的可持续14~15日才完全吸收。水疱的大小、程度与下列情况有关：一是与药物的刺激强弱成正比，刺激性较大的药物则发疱的作用也较强，刺激性较小的药物则发疱的作用相对较小；二是与年龄、性别、皮肤嫩老程度有关，儿童、青壮年妇女皮肤白嫩或敏感者，起疱较多且大，老年男性最小；三是与气候冷热、贴敷时间长短有关，气候炎热及贴敷时间长则容易起疱，气候寒冷及贴敷时间短则不容易起疱。

如水疱较小，可让其自然吸收，或在水疱表面涂以甲紫药水。如水疱较大，可用消毒毫针或注射针头从水疱下端挑破水疱，排出液体，尽量保持皮肤不擦破，保持干燥，避免感染，然后可用消炎膏贴敷或用艾条灸。

（四）瘢痕

患者穴位贴敷处的结痂，在痂盖脱落后绝大多数不会形成瘢痕，但有个别患者局部可能有黑褐色色素沉着，这可能与其是瘢痕及过敏体质或遗传因素有关。

穴位贴敷发疱后，部分患者的表皮会留有贴敷的痕迹，过一段时间之后，多会自行消退，但个别患者则形成永久性瘢痕。因此，在贴敷前要仔细询问患者是否为瘢痕体质及有无皮肤过敏史，家族中有无类似瘢痕体质成员等情况，并将穴位贴敷会产生瘢痕的风险告诉患者，以征求患者同意，避免引起纠纷。

（五）全身表现

部分患者贴敷药物后产生不同程度的乏力、面色较差、食欲下降、嗜睡或失眠等反应，这可能是因为药物的正常局部刺激作用，影响精神、情绪、睡眠及饮食所引起。

对于患者出现精神、情绪和睡眠饮食方面的一些变化，只要在贴敷后注意休息，加强营养，多吃蛋白质含量较高的食品，禁食生冷食物，避免风寒，不行房事，进行适当的调理后，这些表现常可减弱或消失。

四、穴位贴敷疗法的应用原则

穴位贴敷疗法是以中医基本理论为指导，经络腧穴学说为核心，通过药物对穴位的刺激和吸收作用，而达到防病治病的目的。因此，选择药物、穴位和施治方法恰当与否，直接影响到临床疗效，我们必须把握以下几个原则。

（一）强调辨证论治

辨证论治是中医学的基本治疗原则，穴位贴敷疗法亦不例外。一般来说，外治皆本内治之理，因而内治辨证的一般原则、步骤、方法、基本内容和要求，都适用于穴位贴敷疗法，注意辨寒热、审虚实、分表里、察标本，遵循"先辨证、次论治、再次用药"的原则，坚决反对把发疱疗法看成可以脱离理论而简单操作的盲目实践的观点。

（二）讲究正确选穴

穴位贴敷治疗疾病，是通过药物刺激穴位来完成的，根据病情选择相应的穴位是提高疗效的重要途径之一。不同的穴位具有不同的主治特点，尤其是某些特定穴，对相应的脏腑病证有着特殊治疗作用。因此准确选穴外治，有的放矢，针对性强，可大大保证穴位贴敷的治疗效果。选择穴位时，应该遵循临床上基本的选穴原则和配穴方法。

1. 选穴原则　就是穴位贴敷选取腧穴需要遵循的基本法则，根据中医基本理论，包括近部取穴、远部取穴和辨证、对症取穴。近部取穴、远部取穴是主要针对病变部位而确定腧穴的选穴原则，辨证、对症取穴是针对疾病表现出的症候或症状而选取腧穴的选穴原则。

（1）近部取穴：就是在病变局部和距离经络较近的范围选取穴位的方法，是腧穴局部治疗作用的体现，即"腧穴所在，主治所在"，如巅顶痛选百会，胃痛取中脘，面瘫取颊车、牵正等。

（2）远部取穴：就是在病变部位所属和相关的经络上，距离经络较远的部位选取穴位的方法，是"经脉所过，主治所及"治疗规律的体现，如胃痛取足阳明胃经足三里，下牙痛选手阳明大肠经合谷等，都是远部取穴的具体运用。

（3）辨证、对症选穴：辨证选穴就是根据疾病的证候特点，分析病因病机而辨证选取穴位的方法。临床上有些病证，如发热、多汗、盗汗、昏迷等均无明显局限的病变部位，而呈现全身症状，这时我们应辨证选穴，如肾阴不足导致的虚热选肾俞、太溪等穴。另外，对于病变部位明显的疾病，根据其病因病机而选取穴位也是治病求本原则的体现，如牙痛根据病因病机可分为风火牙痛、胃火牙痛和肾虚牙痛，风火牙痛可选风池、外关，胃火牙痛可选内庭、二间，肾虚牙痛可选太溪、行间。

对症选穴是根据疾病的特殊症状而选取穴位的原则，是腧穴特殊治疗作用及临床经验在针灸处方中的具体运用，如哮喘选定喘，腰痛选腰痛点，崩漏选断红穴等，这是大部分奇穴的主治特点。

2. **配穴方法** 配穴方法就是在选穴原则的指导下，针对疾病的病位、病因病机等，选取主治作用相同或相近，或对治疗疾病具有协同作用的腧穴进行配伍应用的方法。临床上穴位配伍的方法多种多样，但总体可归纳为两大类，即按经脉配穴法、按部位配穴法。

（1）按经脉配穴法：即以经脉或经脉相互联系为基础而进行穴位配伍的方法，主要包括本经配穴法、表里经配穴法、同名经配穴法。

1）本经配穴法：指当某一脏腑、经脉发生病变时，即选该脏腑、经脉的腧穴配成处方。如胃火循经上扰导致的牙痛，可在足阳明胃经上近取颊车，远取该经的荥穴内庭。

2）表里经配穴法：以脏腑、经脉的阴阳表里配合关系为依据的配穴方法，即当某一脏腑经脉发生疾病时，取该经和与其相表里的经脉腧穴配合成方。如风热袭肺导致的感冒咳嗽，可选肺经的尺泽和大肠经的曲池。

3）同名经配穴法：这是基于同名经"同气相通"的理论，将手足同名经的腧穴相互配合的方法。如阳明头痛取手阳明经的合谷配足阳明经的内庭，落枕取手太阳经的后溪配足太阳经的昆仑。

（2）按部位配穴法：结合身体上腧穴分布的部位，进行穴位配伍的方法，主要包括上下配穴法、前后配穴法、左右配穴法。

1）上下配穴法：是指将腰部以上或上肢腧穴和腰部以下或下肢腧穴配合应用的方法，在临床上应用较为广泛。如胃脘痛，可以上取内关，下取足三里。

2）前后配穴法：是指将人体前部和后部的腧穴配合应用的方法，主要指将胸腹部和背腰部的腧穴配合应用。本配穴方法常用于治疗脏腑疾患，如肺病，可前取中府，后取肺俞。

3）左右配穴法：指将人体左侧和右侧的腧穴配合应用的方法，它是基于人体十二经脉左右对称分布和部分经脉左右交叉的特点总结而成的，可加强腧穴的协同作用，如胃痛可选两侧足三里、梁丘等。

以上介绍的选穴原则和常见的几种配穴方法，在临床应用时要灵活掌握，因为一个针灸处方常是几种选穴原则和多种配穴方法的综合运用，如左侧偏头痛，可选同侧的太阳、头维和对侧的外关、足临泣，这里面既运用了左右配穴法，又运用了上下配穴法。

（三）重视因人、因时、因地制宜

中医学"天人相应"的自然辩证观，说明了大自然的千变万化、寒暑交替，时刻都影响着人体的生理病理，而人体本身又有禀赋、体质、年龄、性别的不同，以及生活习惯和环境等差异，因而运用穴位贴敷疗法，必须注意到自然因素和人的因素，故应因人、因时、因地制宜，也就是不但要区别长幼、男女、体质强弱，还要结合季节、气候、地域的不同，选择最佳的时机和用药原则。

例如，夏季贴药时间宜短，冬季贴药时间宜长；男性或体质强壮者用药剂量可稍大，体质弱者用药剂量应稍小。我国地域辽阔，各地四季气候差异悬殊，因而在进行中药外敷治疗时，必须结合当地气候特点，严寒地区选药要考虑用偏热的药，温暖地区选药要考虑用偏寒一些的药，等等。

（四）知标本，明缓急

疾病分标本，病情分缓急，在应用中药穴位贴敷疗法时，必须分清标本，辨明缓急，这样才能得心应手，使疾病得以痊愈。《素问·标本病传论》中说："知标本者，万举万当，不知标本，是谓妄行。"《素问·至真要大论》还说："急则治其标，缓则治其本。"所以，选用穴位贴敷疗法时必须先知标本，然后分明缓急来治疗。

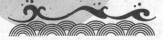

第二章
穴位贴敷疗法常用穴位

一、头颈部常用穴位

1. 百会（督脉）

定位：后发际正中直上7寸。

简易取穴：两耳尖连线中点处即是。

主治：头痛，眩晕，中风失语，癫狂，脱肛，阴挺，不寐。

2. 太阳（奇穴）

定位：眉梢与目外眦之间向后约1寸处凹陷中。

简易取穴：眉梢延长线与目外眦延长线之交点处即是。

主治：头痛，目疾，三叉神经痛，口眼㖞斜。

3. 印堂（奇穴）

定位：两眉头连线的中点。

简易取穴：仰卧位，两眉头连线之中点处即是。

主治：头痛，眩晕，鼻渊，小儿惊风，失眠。

4. 牵正（奇穴）

定位：耳垂前0.5~1寸。

简易取穴：坐位或侧卧位，耳垂前一横指处即是。

主治：口眼㖞斜，口舌生疮。

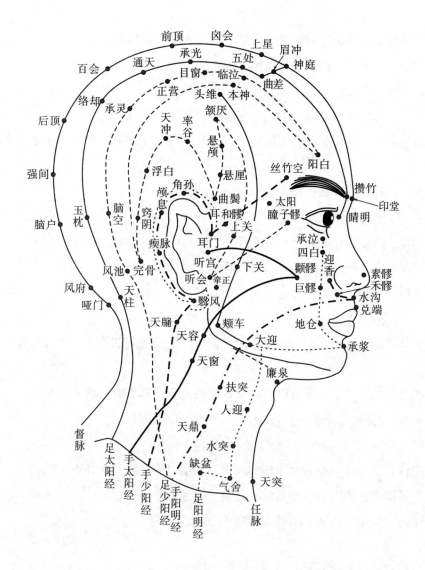

5. 风池（胆经）

定位：胸锁乳突肌与斜方肌之间凹陷中，平风府处。

简易取穴：俯伏坐位，医者从枕骨粗隆两侧向下推按，当至枕骨下凹陷处与乳突之间时，用力按有麻胀感处即是。

主治：头痛，眩晕，目赤肿痛，鼻炎，鼻衄，耳鸣，颈项强痛，感冒，癫痫，中风，热病，疟疾，瘿气。

6. 阳白（胆经）

定位：目正视，瞳孔直上，眉上1寸。

简易取穴：眼睛平视前方，由眉毛中点直上一横指处即是。

主治：头痛，目痛，视物模糊，眼睑𥄲动。

7. 听会（胆经）

定位：耳屏间切迹前，下颌骨髁状突的后缘，张口有孔。

简易取穴：先取听宫，由听宫直下，耳屏微前下凹陷处，与耳屏间切迹相平处即是。

主治：耳鸣，耳聋，齿痛，口歪。

8. 天柱（膀胱经）

定位：后发际正中直上 0.5 寸，旁开约 1.3 寸，当斜方肌外缘凹陷中。

简易取穴：哑门旁开约二横指，项部大筋外缘处即是。

主治：头痛，项强，鼻塞，癫痫，肩背痛，热病。

9. 下关（胃经）

定位：颧弓下缘，下颌骨髁状突之前方，切迹之间凹陷中，合口有孔，张口即闭。

简易取穴：闭口，由耳屏向前循摸有一高骨，其下有一凹陷即是。

主治：耳聋，耳鸣，聤耳，齿痛，口噤，口眼㖞斜。

10. 颊车（胃经）

定位：下颌角前上方一横指凹陷中，咀嚼时咬肌隆起最高点处。

简易取穴：当上下齿咬紧时，在咬肌隆起的高点处。

主治：口歪，齿痛，颊肿，口噤不语。

11. 地仓（胃经）

定位：口角旁开 0.4 寸。

简易取穴：正坐位，平视，瞳孔直下垂线与口角水平线相交点即是。

主治：口歪，流涎，眼睑𥄲动。

12. 四白（胃经）

定位：目正视，瞳孔直下，当眶下孔凹陷中。

简易取穴：拇指横放在眼下，拇指掌指关节横纹垂直正对瞳孔，横纹上端在眼眶骨下缘中点，横纹下端即是。

主治：目赤痛痒，目翳，眼睑胸动，口眼㖞斜，头痛眩晕。

13. 巨髎（胃经）

定位：目正视，瞳孔直下，平鼻翼下缘处。

简易取穴：正坐平视，由瞳孔直下垂直线与鼻翼下缘水平线的交点处即是。

主治：口眼㖞斜，眼睑胸动，鼻衄，齿痛，唇颊肿。

14. 耳门（三焦经）

定位：耳屏上切迹前，下颌骨髁状突后缘凹陷中。

简易取穴：耳屏上切迹前，张口用手掐切时有一凹陷，闭口时穴位关闭处即是。

主治：耳鸣，耳聋，聤耳，齿痛。

二、胸腹部常用穴位

1. 膻中（任脉）

定位：前正中线，平第四肋间隙。

简易取穴：两乳头之间中点即是。

主治：咳嗽，气喘，胸痛，心悸，乳少，呕吐，噎膈。

2. 中脘（任脉）

定位：脐上 4 寸。

简易取穴：脐中央与胸骨体下缘两点的中点处即是。

主治：胃痛，呕吐，吞酸，腹痛，泄泻，黄疸，癫狂。

3. 神阙（任脉）

定位：脐正中处。

简易取穴：肚脐的正中处即是。

主治：腹痛，泄泻，脱肛，水肿，虚脱。

4. 气海（任脉）

定位：脐下 1.5 寸。

简易取穴：肚脐直下两横指处即是。

主治：腹痛，泄泻，便秘，遗尿，疝气遗精，月经不调，经闭，虚脱。

5. 关元（任脉）

定位：脐下 3 寸。

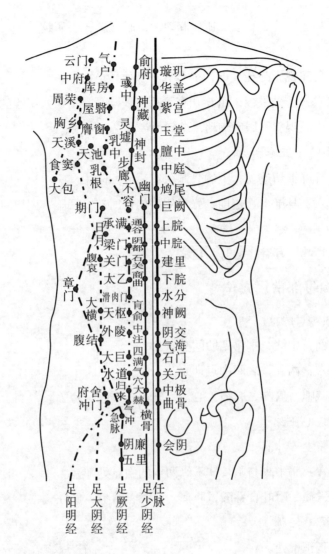

简易取穴：脐中直下四横指处即是。

主治：遗尿，小便频数，尿闭，泄泻，腹痛，遗精，阳痿，疝气，月经不调，带下，不孕，虚劳赢瘦。

6. 中极（任脉）

定位：脐下4寸。

简易取穴：仰卧位，前正中线延长至下腹部之耻骨联合处，由此交点处向上一横指处即是。

主治：遗尿，小便不利，疝气，遗精，阳痿，月经不调，崩漏带下，阴挺，不孕。

7. 天枢（胃经）

定位：脐旁2寸。

简易取穴：由脐中作一条垂直于腹正中线的水平线，再由一乳头与前正中线之间的中点作一条地面的垂直线，此两线的相交点即是。

主治：腹胀肠鸣，绕脐痛，便秘，泄泻，痢疾，月经不调，癥瘕。

8. 归来（胃经）

定位：脐下4寸，前正中线旁开2寸。

简易取穴：前正中线上，耻骨联合上缘上一横指（拇指），中极外两横指处即是。

主治：腹痛，疝气，月经不调，白带，阴挺。

9. 章门（肝经）

定位：第十一肋端。

简易取穴：①由脐上二横指及乳房旁外二横指，各作一水平线和垂直线，两线的交点即是。②直立，上臂紧贴胸廓侧面，屈肘，手指按压同侧缺盆处，肘尖所指处即是。

主治：腹胀，泄泻，胁痛，痞块。

10. 期门（肝经）

定位：乳头直下，第六肋间隙。

简易取穴：乳头直下，往下数两根肋骨处（即第六、七肋间隙）即是。

主治：胸肋胀痛，腹胀，呕吐，乳痈。

11. 天突（任脉）

定位：胸骨上窝正中。

简易取穴：仰靠坐位，胸骨上端凹陷中即是。

主治：咳嗽，气喘，胸痛，咽喉肿痛，暴喑，瘿气，梅核气，噎膈。

12. 大横（脾经）

定位：脐旁四寸。

简易取穴：仰卧位，由乳头向下作与前正中线相平行的直线，再由脐中央作一水平线，此两线的相交点即是。

主治：腹胀痛，便秘，泄泻，痢疾。

三、肩、背、腰骶部常用穴位

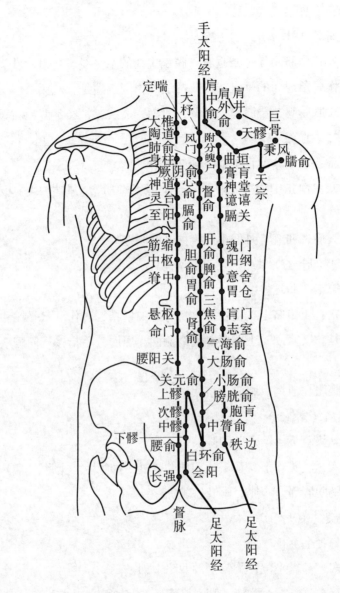

1. 大椎（督脉）

定位：第七颈椎棘突下。

简易取穴：坐位低头，背部脊柱最上方突起之椎骨（该椎骨的特点用手按住时能感到随颈部左右摇头而活动）的下缘凹陷处即是。

主治：热病，疟疾，咳嗽，气喘，骨蒸盗汗，癫痫，头痛项强，风疹。

2. 命门（督脉）

定位：第二腰椎棘突下。

简易取穴：直立，由肚脐中作线环绕身体一周，该线与后正中线的交点即是。

主治：阳痿，遗精，带下，月经不调，泄泻，腰脊强痛。

3. 腰阳关（督脉）

定位：第四腰椎棘突下。

简易取穴：俯卧，先摸及两髋骨最高点，与这两个最高点的脊椎相平的即为第四腰椎，其棘下的凹陷处即是。

主治：月经不调，遗精，阳痿，腰骶痛，下肢痿痹。

4. 大杼（膀胱经）

定位：第一胸椎棘突下，旁开1.5寸。

简易取穴：低头，颈背部交界处椎骨有一高突，且能随颈部左右摆动而转动者即是第七颈椎，其下为大椎。由大椎再向下推一个椎骨，该椎骨下缘旁开两横指处即是。

主治：咳嗽，发热，项强，肩背痛。

5. 风门（膀胱经）

定位：第二胸椎棘突下，旁开1.5寸。

简易取穴：取穴法类似大杼，由大椎向下推两个椎骨为第二胸椎，该椎骨下缘旁开两横指处即是。

主治：伤风，咳嗽，发热头痛，项强，腰背痛。

6. 肺俞（膀胱经）

定位：第三胸椎棘突下，旁开1.5寸。

简易取穴：取穴法类似大杼，由大椎向下推三个椎骨为第三胸椎，该椎骨下缘旁开两横指处即是。

主治：咳嗽，气喘，吐血，骨蒸，潮热，盗汗，鼻塞。

7. 厥阴俞（膀胱经）

定位：第四胸椎棘突下，旁开1.5寸。

简易取穴：取穴法类似大杼，由大椎向下推四个椎骨为第四胸椎，该椎骨下缘旁开两横指处即是。

主治：咳嗽，心痛，胸闷，呕吐。

8. 膈俞（膀胱经）

定位：第七胸椎棘突下，旁开 1.5 寸。

简易取穴：正坐或俯卧位，从肩胛骨下角水平摸到第七胸椎，由其胸椎棘突下两侧各旁开两横指处即是。

主治：呕吐，呃逆，气喘，咳嗽，吐血，潮热，盗汗。

9. 心俞（膀胱经）

定位：第五胸椎棘突下，旁开 1.5 寸。

简易取穴：取穴法类似膈俞，由膈俞向上推两个椎骨为第五胸椎，该椎骨棘突下两侧各旁开两横指处即是。

主治：心痛，惊悸，咳嗽，吐血，失眠，健忘，盗汗，梦遗，癫痫。

10. 肝俞（膀胱经）

定位：第九胸椎棘突下，旁开 1.5 寸。

简易取穴：取穴法类似膈俞，由膈俞向下推 2 个椎骨为第九胸椎，该椎骨棘突下两侧各旁开两横指处即是。

主治：黄疸，胁痛，吐血，目赤，目眩，雀目，癫痫，脊背痛。

11. 胆俞（膀胱经）

定位：第十胸椎棘突下，旁开 1.5 寸。

简易取穴：取穴法类似膈俞，由膈俞穴再向下推 3 个椎骨为第十胸椎，该椎骨棘突下两侧各旁开两横指处即是。

主治：黄疸，口苦，胁痛，肋痛，肺结核，潮热。

12. 脾俞（膀胱经）

定位：第十一胸椎棘突下，旁开 1.5 寸。

简易取穴：与肚脐中相对应处即为第二腰椎（参考命门穴取穴法），由此腰椎往上摸 3 个椎体即为第十一胸椎，其棘突下两侧各旁开两横指处即是。

主治：腹胀，黄疸，呕吐，泄泻，痢疾，便血，水肿，背痛。

13. 胃俞（膀胱经）

定位：第十二胸椎棘突下，旁开 1.5 寸。

简易取穴：取穴法类似脾俞，与肚脐中相对应处即为第二腰椎（参考命门穴取穴法），由此腰椎往上摸 2 个椎体即为第十二胸椎，其棘突下两侧各旁开两横指处即是。

主治：胸胁痛，胃脘痛，呕吐，腹胀，肠鸣。

14. 三焦俞（膀胱经）

定位：第一腰椎棘突下，旁开1.5寸。

简易取穴：取穴法类似脾俞，与肚脐中相对应处即为第二腰椎（参考命门穴取穴法），由此腰椎往上摸一个椎体即为第一腰椎，其棘突下两侧各旁开两横指处即是。

主治：肠鸣，腹胀，呕吐，泄泻，痢疾，水肿，腰背强痛。

15. 肾俞（膀胱经）

定位：第二腰椎棘突下，旁开1.5寸。

简易取穴：先取命门穴（参考命门穴的取穴法），再由命门穴两侧各旁开两横指处即是。

主治：遗尿，遗精，阳痿，月经不调，白带，耳鸣，耳聋，腰痛。

16. 气海俞（膀胱经）

定位：第三腰椎棘突下，旁开1.5寸。

简易取穴：取穴法类似肾俞，与肚脐中相对应处即为第二腰椎（参考命门穴取穴法），由此腰椎往下摸一个椎体即为第三腰椎，其棘突下两侧各旁开两横指处即是。

主治：肠鸣腹胀，痔漏，痛经，腰痛。

17. 大肠俞（膀胱经）

定位：第四腰椎棘突下，旁开1.5寸。

简易取穴：髂嵴最高点的连线与脊柱之交点即为第四腰椎棘突下，由此向两侧各旁开两横指处即是。

主治：腹胀，泄泻，便秘，腰痛。

18. 关元俞（膀胱经）

定位：第五腰椎棘突下，旁开1.5寸。

简易取穴：取穴法类似大肠俞，髂嵴最高点的连线与脊柱之交点即为第四腰椎棘突下，由此腰椎往下摸一个椎体即为第五腰椎，其棘突下两侧各旁开两横指处即是。

主治：腹胀，泄泻，小便频数或不利，遗尿，腰痛。

19. 小肠俞（膀胱经）

定位：第一骶椎棘突下，旁开 1.5 寸。

简易取穴：俯卧位，先摸骶后上棘内缘，其与背脊正中线之间为第一骶后孔，平齐该孔的椎体为第一骶椎，由此向两侧各旁开两横指处即是。

主治：腹痛，泄泻，痢疾，遗尿，尿血，痔疾，遗精，白带，腰痛。

20. 膀胱俞（膀胱经）

定位：第二骶椎棘突下，旁开 1.5 寸。

简易取穴：俯卧位，先摸骶后上棘内缘下，其与背脊正中线之间为第二骶后孔，平齐该孔的椎体为第二骶椎，由此向两侧各旁开两横指处即是。

主治：小便不利，遗尿，泄泻，便秘，腰脊强痛。

21. 膏肓（膀胱经）

别名：膏肓俞。

定位：第四胸椎棘突下，旁开 3 寸。

简易取穴：取穴法类似大杼，由大椎再向下推四个椎骨为第四胸椎，该椎骨下缘旁开四横指处即是。

主治：咳嗽，气喘，肺结核，健忘，遗精，完谷不化。

22. 志室（膀胱经）

定位：第二腰椎棘突下，旁开 3 寸。

简易取穴：先取命门，再由命门两侧各旁开四横指处即是。

主治：遗精，阳痿，小便不利，水肿，腰脊强痛。

23. 次髎（膀胱经）

定位：第二骶后孔中，大致在髂后上棘下与督脉的中点。

简易取穴：俯卧位，骨盆后面，从髂嵴最高点向内下方骶角两侧循摸一高骨突起，此处即是髂后上棘，与之平齐，骶骨正中突起处是第一骶椎棘突，髂后上棘与第二骶椎棘突之间，即第二骶后孔，亦为次髎。

主治：疝气，月经不调，痛经，带下，小便不利，遗精，腰痛，下肢痿痹。

24. 肩中俞（小肠经）

定位：第七颈椎棘突下旁开 2 寸。

简易取穴：低头，可见颈背部交界处椎骨有一高突，能随颈部左右摆动而转动者即是第七颈椎，其下缘为大椎。由大椎再向两侧旁开两拇指处即是。

主治：咳嗽，气喘，肩背疼痛，目视不明。

25. 肩外俞（小肠经）

定位：第一胸椎棘突下旁开3寸。

简易取穴：取穴法类似肩中俞，由大椎向下推一个椎骨为第一胸椎，该椎骨下缘向两侧各旁开四横指处，当肩胛骨内侧缘处即是。

主治：肩背疼痛，颈项强急。

26. 天宗（小肠经）

定位：肩胛骨冈下窝的中央。

简易取穴：垂臂，由肩胛冈下缘中点至肩胛下角作连线，上1/3与下2/3处即是，用力按压时有明显酸痛感。

主治：肩胛疼痛，气喘，乳痈。

27. 定喘（奇穴）

定位：大椎旁开0.5寸。

简易取穴：大拇指指关节横纹中点压在大椎（依上法定大椎）上，其两侧纹头边缘所在处即是。

主治：气喘，咳嗽。

28. 夹脊（奇穴）

定位：第一胸椎至第五腰椎，各椎棘突下旁开0.5寸。

简易取穴：简便取穴方法参照定喘的取穴法。

主治：上胸部穴位治疗心肺、上肢疾病；下胸部的穴位治疗胃肠疾病；腰部穴位治疗腰、腹及下肢疾病。

29. 肩内陵（奇穴）

别名：肩前。

定位：垂臂，腋前皱襞头上1.5寸。

主治：肩痛不举，上肢瘫痪，肩关节及其周围软组织疾患。

四、上肢部常用穴位

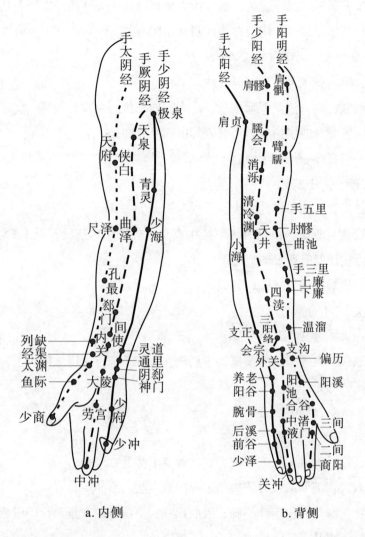

a.内侧　　　　　　　b.背侧

1. 尺泽（肺经）

定位：肘横纹中，肱二头肌腱桡侧缘。

简易取穴：肘部微屈，手掌向前上方，触及肱二头肌的桡侧，与肘横纹的交点即是。

主治：咳嗽，气喘，咯血，潮热，胸部胀满，咽喉肿痛，小儿惊风，吐泻，肘臂挛痛。

2. 孔最（肺经）

定位：尺泽与太渊连线上，腕横纹上7寸处。

简易取穴：先取掌后第一腕横纹及肘横纹之间的中点，由中点向上量一拇指，与该点水平线相平，前臂外侧骨头的内缘（桡骨尺侧）即是。

主治：咳嗽，气喘，咯血，咽喉肿痛，肘臂挛痛，痔疾。

3. 列缺（肺经）

定位：桡骨茎突上方，腕横纹上1.5寸。

简易取穴：两手张开虎口，垂直交叉，一侧示指压在另一侧的腕后桡侧高突处，当示指尖所指处赤白肉际的凹陷即是。

主治：伤风，头痛，项强，咳嗽，气喘，咽喉肿痛，口眼㖞斜，齿痛。

4. 郄门（心包经）

定位：腕横纹上5寸，掌长肌腱与桡侧腕屈肌腱之间。

简易取穴：仰掌微屈腕，在掌后第一横纹上可见两条大筋，取前臂（掌侧面）中点（肘横纹与腕横纹之中点），再向下一横指，当这两筋处即是。

主治：心痛，心悸，呕血，咯血，疔疮，癫痫。

5. 间使（心包经）

定位：腕横纹上3寸，掌长肌腱与桡侧腕屈肌腱之间。

简易取穴：仰掌微屈腕，在掌后第一横纹上四横指，当这两条大筋处即是。

主治：心痛，心悸，胃痛，呕吐，热病，疟疾，癫狂痫。

6. 内关（心包经）

定位：腕横纹上2寸，掌长肌腱与桡侧腕屈肌腱之间。

简易取穴：仰掌，微屈腕关节，在掌后第一横纹上两个拇指，当这两条大筋处即是。

主治：心痛，心悸，胸闷，胃痛，呕吐，癫痫，热病，上肢痹痛，偏瘫，失眠，眩晕，偏头痛。

7. 劳宫（心包经）

定位：第二、三掌骨之间。握拳，中指尖下是穴。

简易取穴：半握拳，示指、中指、无名指及小指四指轻压掌心，当中指与无名指间即是。

主治：心痛，呕吐，癫狂痫，口疮，口臭。

8. 神门（心经）

定位：腕横纹尺侧端，尺侧腕屈肌腱的桡侧凹陷中。

简易取穴：仰掌屈肘，手掌小鱼际上角有一突起圆骨，其后缘向上可扪及一条大筋，这一大筋外侧缘（桡侧缘）与掌后腕横纹的交点处即是。

主治：心痛，心烦，惊悸，怔忡，健忘，失眠，癫狂痫，胸胁痛。

9. 通里（心经）

定位：腕横纹上1寸，尺侧腕屈肌腱的桡侧。

简易取穴：仰掌屈肘，手掌小鱼际上角有一突起圆骨，其后缘向上可扪及一条大筋，沿着这一大筋外侧缘（桡侧缘）上移一拇指处即是。

主治：心悸，怔忡，舌强不语，腕臂痛。

10. 肩髃（大肠经）

定位：肩峰端下缘，当肩峰与肱骨大结节之间，三角肌上部中央。肩平举时，肩部出现两个凹陷，前方的凹陷中。

简易取穴：①上臂外展至水平位时，在肩部高骨（锁骨肩峰端）外，肩关节上出现两个凹陷，前面的凹陷即是。②上臂外展，屈肘，紧握拳，上肢用力令其肌肉紧张，肩关节上可见一三角形肌肉（三角肌），该肌肉的上部中央即是。

主治：肩臂挛痛不遂，隐疹，瘰疬。

11. 臂臑（大肠经）

定位：在曲池与肩髃连线上，曲池上7寸处，当三角肌下端。

简易取穴：屈肘，紧握拳，上肢用力令其紧张，肩上三角肌下端的偏内侧处即是。

主治：肩臂痛，颈项拘挛，瘰疬，目疾。

12. 曲池（大肠经）

定位：屈肘，成直角，当肘横纹外端与肱骨外上髁连线的中点。

简易取穴：仰掌屈肘成45°角，肘关节桡侧，肘横纹头即是。

主治：咽喉肿痛，齿痛，目赤痛，瘰疬，隐疹，热病，上肢不遂，手臂肿痛，腹痛吐泻，高血压，癫狂。

13. 阳溪（大肠经）

定位：腕背横纹桡侧端，拇短伸肌腱与拇长伸肌腱之间的凹陷中。

简易取穴：拇指向上翘起，腕横纹前露出两条筋（即拇长伸肌腱和拇短伸肌腱），此两筋与腕骨、桡骨茎突所形成的凹陷正中即是。

主治：头痛，目赤肿痛，耳聋，耳鸣，齿痛，咽喉肿痛，手腕痛。

14. 合谷（大肠经）

定位：手背第一、二掌骨之间，约平第二掌骨中点处。

简易取穴：拇指、示指并拢，第一、二掌骨间的肌肉隆起之顶端处即为是穴。

主治：头痛，目赤肿痛，鼻衄，齿痛，牙关紧闭，口眼㖞斜，耳聋，痄腮，咽喉肿痛，热病无汗，多汗，腹痛，便秘，经闭，滞产。

15. 支沟（三焦经）

定位：腕背横纹上3寸，桡骨与尺骨之间。

简易取穴：掌背腕横纹中点上四横指，前臂两骨头（桡骨、尺骨）之间即是。

主治：耳鸣，耳聋，暴喑，瘰疬，胁肋痛，便秘，热病。

16. 外关（三焦经）

定位：腕背横纹上2寸，桡骨与尺骨之间。

简易取穴：立掌，腕背横纹中点上二指，前臂两骨头（桡骨、尺骨）之间即是。

主治：热病，头痛，目赤肿痛，耳鸣，耳聋，瘰疬，胁肋痛，上肢痹痛。

17. 肩贞（小肠经）

定位：腋后皱襞上1寸。

主治：肩臂疼痛，瘰疬，耳鸣。

18. 养老（小肠经）

定位：以掌向胸，当尺骨茎突桡侧缘凹陷中。

简易取穴：掌心先向下伏于台面，另一手示指按在尺骨小头最高点，然后掌心对胸，另一手指随尺骨小头滑动而摸至骨边缘，其所指处即是。

主治：目视不明，肩、背、肘、臂酸痛。

19. 后溪（小肠经）

定位：握拳，第五指掌关节后尺侧，横纹头赤白肉际处。

简易取穴：①仰掌，握拳，第五掌指关节后，有一皮肤皱襞突起，其尖端即是。②仰掌半握拳，手掌第二横纹尺侧端即是。

主治：头项强痛，目赤，耳聋，咽喉肿痛，腰背痛，癫痫，疟疾，手指及肘臂挛痛。

20. 手三里（大肠经）

定位：在阳溪与曲池的连线上，曲池下2寸处。

简易取穴：横肱屈肘立掌，桡侧肘横纹头（即曲池）往前二横指（阳溪与曲池的连线上）处即是。

主治：上肢痿痹，肘痛，齿痛，颊肿。

五、下肢部常用穴位

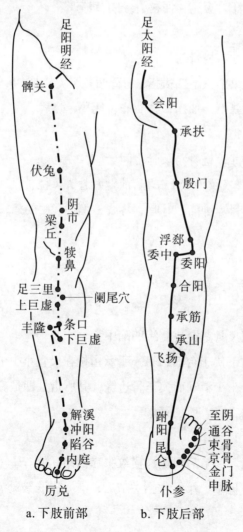

a.下肢前部　　　b.下肢后部

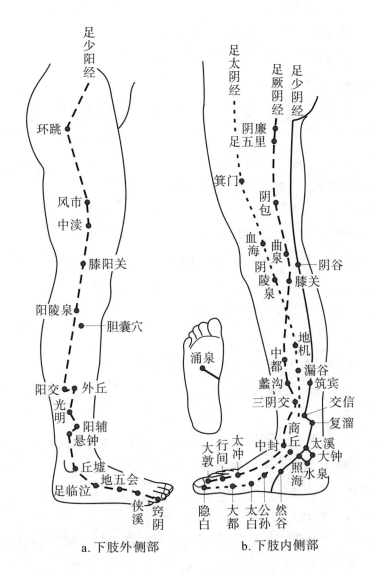

a. 下肢外侧部　　　　b. 下肢内侧部

1. 髀关（胃经）

定位：髂前上棘与髌骨外缘连线上，平臀沟处。

简易取穴：仰卧伸直下肢，髂前上棘与髌骨外侧缘的连线，跟腹股沟相交处定为一点，由此点直下两横指处即是。

主治：腰痛膝冷，痿痹，腹痛。

2. 伏兔（胃经）

定位：在髂前上棘与髌骨外缘连线上，髌骨外上缘上6寸。

简易取穴：正坐屈膝成直角，医者以手掌后第一横纹中点按在髌骨上缘中点，手指并拢压在大腿上，中指尖端到达处即是。

主治：腰痛膝冷，下肢麻痹，疝气，脚气。

3. 梁丘（胃经）

定位：在髂前上棘与髌骨外缘连线上，髌骨外上缘上2寸。

简易取穴：当下肢用力蹬直时，髌骨外上缘上方可见一凹陷（股外直肌与股直肌之间接合部），该凹陷正中即是。

主治：膝肿痛，下肢不遂，胃痛，乳痈，血尿。

4. 犊鼻（胃经）

定位：髌骨下缘，髌韧带外侧凹陷中。

简易取穴：屈膝时，在髌骨下缘的髌韧带（即髌骨与胫骨之间的大筋）两侧可见有凹陷，其外侧凹陷正中即是。

主治：膝痛，下肢麻痹，屈伸不利，脚气。

5. 足三里（胃经）

定位：犊鼻穴下3寸，胫骨前嵴外一横指处。

简易取穴：站位，用同侧手掌张开虎口，围住髌骨上外缘，四指直指向下，中指尖所指处即是。

主治：胃痛，呕吐，噎膈，腹胀，泄泻，痢疾，便秘，乳痈，肠痈，下肢痹痛，水肿，癫狂，脚气，虚劳羸瘦。

6. 上巨虚（胃经）

定位：足三里下3寸。

简易取穴：外膝眼（犊鼻）向下直量两次四横指处，当胫、腓骨之间即是。

主治：肠鸣，腹痛，泄泻，便秘，肠痈，下肢痿痹，脚气。

7. 条口（胃经）

定位：上巨虚下2寸。

简易取穴：按上法先取上巨虚，再由该穴直向下二横指处即是。

主治：脘腹疼痛，下肢痿痹，转筋，跗肿，肩臂痛。

8. 下巨虚（胃经）

定位：上巨虚下3寸。

简易取穴：按上法先取上巨虚，再由该穴直向下四横指处即是。

主治：小腹痛，泄泻，痢疾，乳痈，下肢痿痹，腰脊痛引睾丸。

9. 丰隆（胃经）

定位：外踝高点上8寸，条口外1寸。

简易取穴：外膝眼（犊鼻）与外踝前缘平外踝尖处的连线中点，距胫骨前脊约二横指处即是。

主治：头痛，眩晕，痰多咳嗽，呕吐，便秘，水肿，癫狂痫，下肢痿痹。

10. 解溪（胃经）

定位：足背踝关节横纹的中央，长伸肌腱与趾长伸肌腱之间。

简易取穴：平卧足背屈，踝关节前横纹中两条大筋（伸趾长肌腱与伸长肌腱）之间的凹陷处，与第二足趾正对处即是。

主治：头痛，眩晕，癫狂，腹胀，便秘，下肢痿痹。

11. 环跳（胆经）

定位：股骨大转子高点与骶管裂孔连线的外1/3与内2/3交界处。

简易取穴：侧卧位，下面的腿伸直，以拇指指关节横纹，按在大转子头上，当拇指尖所指处即是。

主治：下肢痿痹，腰痛。

12. 风市（胆经）

定位：大腿外侧正中，腘横纹水平线上7寸。

简易取穴：患者以手贴于腿外，中指尖下即是穴。

主治：下肢痿痹，遍身瘙痒，脚气。

13. 膝阳关（胆经）

定位：阳陵泉穴上3寸，股骨外上髁上方的凹陷中。

简易取穴：直立位，由腓骨小头下缘向上量四横指，当在股骨后大筋（股二头肌腱）前处即是。

主治：膝腘肿痛挛急，小腿麻木。

14. 阳陵泉（胆经）

定位：腓骨小头前下方凹陷中。

简易取穴：坐位，屈膝成90°，膝关节外下方，腓骨小头前缘与下缘交叉处有一凹陷即是。

主治：胁痛，口苦，呕吐，下肢痿痹，脚气，黄疸，小儿惊风。

15. 悬钟（胆经）

别名：绝骨。

定位：外踝高点上 3 寸，腓骨后缘。

简易取穴：由外踝尖直向上量四横指，当腓骨后缘处即是。

主治：项强，胸胁胀痛，下肢痿痹，咽喉肿痛，脚气，痔疾。

16. 丘墟（胆经）

定位：外踝前下方，趾长伸肌腱外侧凹陷中。

简易取穴：坐位，经外踝的内侧缘作一条地面的垂直线，其下缘亦作一条地面的平行线，此两条直线的相交点即是。

主治：胸胁胀痛，下肢痿痹，疟疾。

17. 承扶（膀胱经）

定位：臀横纹中央。

简易取穴：大腿上部后侧，臀部下缘的横纹中点。

主治：腰骶臀股部疼痛，痔疾。

18. 殷门（膀胱经）

定位：承扶与委中连线上，承扶下 6 寸。

简易取穴：取臀横纹中点及腘横纹中点之连线的中点，由此往上一拇指处即是。

主治：股痛，下肢痿痹。

19. 委中（膀胱经）

定位：腘横纹中央。

简易取穴：俯卧位，微屈膝，腘窝横纹的中点，两筋之间即是。

主治：腰痛，下肢痿痹，腹满，吐泻，小便不利，遗尿，丹毒。

20. 承山（膀胱经）

定位：腓肠肌两肌腹之间凹陷的顶端。

简易取穴：①腘横纹中央至外踝尖平齐处连线的中点即是。②直立，足尖着地，足跟用力上提，小腿后正中，肌肉紧张而出现"人"字尖下凹陷处即是。

主治：痔疾，脚气，便秘，腰腿拘急疼痛。

21. 昆仑（膀胱经）

定位：外踝高点与跟腱之间凹陷中。

简易取穴：外踝尖水平线与跟腱外侧的交点，外踝尖与该交点间的中点即是。

主治：头痛，项强，目眩，鼻衄，癫痫，难产，腰骶疼痛，脚跟肿痛。

22. 血海（脾经）

定位：髌骨内上缘上2寸。

简易取穴：患者屈膝，医者以左手掌心按于患者右膝髌上缘，示指到小指四指并拢向上伸直，拇指约成45°斜置，拇指尖下是穴。

主治：月经不调，崩漏，经闭，隐疹，湿疹，丹毒。

23. 阴陵泉（脾经）

定位：胫骨内侧髁下缘凹陷中。

简易取穴：患者取坐位，用拇指沿小腿内侧骨内缘（即胫骨内侧）由下往上推，至拇指抵膝关节下时，胫骨向内上弯曲之凹陷即是。

主治：腹胀，泄泻，水肿，黄疸，小便不利或失禁，膝痛。

24. 地机（脾经）

定位：阴陵泉穴下3寸。

简易取穴：胫骨后缘，阴陵泉下四横指处即是。

主治：腹痛，泄泻，小便不利，水肿，月经不调，痛经，遗精。

25. 三阴交（脾经）

定位：内踝高点上3寸，胫骨内侧面后缘。

简易取穴：从示指到小指四指并拢，小指下边缘紧靠内踝尖上，示指上缘所在水平线与胫骨后缘的交点即是。

主治：肠鸣腹胀，泄泻，月经不调，带下，阴挺，不孕，滞产，遗精，阳痿，遗尿，疝气，失眠，下肢痿痹，脚气。

26. 公孙（脾经）

定位：第一跖骨基底部的前下缘，赤白肉际处。

简易取穴：由足大趾内侧后面一关节（第一跖趾关节）往后用手推可发现一弓形骨，弓形骨后端下缘的凹陷（第一跖骨基底骨侧前下方）即是。

主治：胃痛，呕吐，腹痛，泄泻，痢疾。

27. 复溜（肾经）

定位：太溪直上 2 寸。

简易取穴：足内踝尖与跟腱边缘的连线中点（即太溪），由该点直上两横指处即是。

主治：水肿，腹胀，泄泻，盗汗，热病汗不出，下肢痿痹。

28. 太溪（肾经）

定位：内踝高点与跟腱之间凹陷中。

简易取穴：足内踝尖与跟腱边缘的连线中点即是。

主治：月经不调，遗精，阳痿，小便频数，便秘，消渴，咯血，气喘，咽喉肿痛，齿痛，失眠，腰痛，耳聋，耳鸣。

29. 照海（肾经）

定位：内踝下缘凹陷中。

简易取穴：坐位，由内踝尖往下推，至其下缘凹陷处即是。

主治：月经不调，带下，阴挺，小便频数，癃闭，便秘，咽喉肿痛，癫痫，失眠。

30. 涌泉（肾经）

定位：足底（去趾）前 1/3 处，足趾跖屈时呈凹陷处。

简易取穴：仰卧位，五个足趾屈曲，当足底掌心前面（约足底中线前 1/3 处）正中之凹陷处即是。

主治：头痛，头晕，失眠，目眩，咽喉肿痛，失音，便秘，小便不利，小儿惊风，癫狂，昏厥。

31. 太冲（肝经）

定位：足背，第一、二跖骨接合部之前凹陷中。

简易取穴：足背，由第一、二趾间缝纹头向足背上推，至其两骨接合部前缘凹陷中（约缝纹头上二横指）处即是。

主治：头痛，眩晕，目赤肿痛，口歪，胁痛，遗尿，疝气，崩漏，月经不调，癫痫，呕逆，小儿惊风，下肢痿痹。

32. 胆囊穴（奇穴）

定位：阳陵泉穴下 1~2 寸处。

简易取穴：屈膝成直角，腓骨小头前下方凹陷（阳陵泉）往下一横指处即是。

主治：急、慢性胆囊炎，胆石症，胆道蛔虫症，下肢痿痹。

33. 阑尾穴（奇穴）

定位：足三里下约2寸处。

简易取穴：屈膝成直角，依上法取足三里，由此往下推1~2个横指范围内之敏感点即是。

主治：急、慢性阑尾炎，消化不良，下肢瘫痪。

六、阿是穴

阿是穴，又名不定穴、天应穴、压痛点，这类的穴位一般随病而定，多位于病变的附近，也有可能在与其距离较远的部位，没有固定的位置和名称，它取穴的方法就是以痛为腧，即人们常说的有痛便是穴（理论根据就是痛则不通，通则不痛），在临床只要有酸、麻、胀、痛、重等的感觉均可认定阿是穴，红肿热痛的病理部位也称为阿是穴。

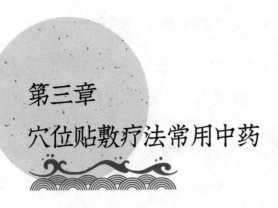

第三章
穴位贴敷疗法常用中药

穴位贴敷疗法所用的中药一般都有较强的刺激性，多为辛辣开窍、通经活络之品，如白芥子、大蒜、胡椒、辣椒之类，或多为味厚力猛、有毒之品，如斑蝥、毛茛、生南星、甘遂、巴豆等。现将常用的穴位贴敷药物介绍如下。

毛茛

【药性】味辛，性温，有毒。

【现代研究】该全草含毛茛苷，水解后产生原白头翁素，再聚合为白头翁素。新鲜植物含原白头翁素。本品发生刺激作用的成分是原白头翁素，它在豚鼠离体器官（支气管、回肠）及整体试验中均能对抗组胺。它有强烈刺激作用，与皮肤接触可引起炎症及水疱；内服可引起剧烈胃肠炎和中毒症状，但很少引起死亡。白头翁素则无刺激作用。

【功能主治】

功能：定喘，止痛，退黄，截疟，消翳。

主治：哮喘、黄疸、疟疾、瘰疬、关节炎、阴疽肿毒未溃者。

【临床应用】

（1）敷于经渠或内关、大椎、合谷，可治疗疟疾。

（2）敷于患处，可治疗痹证（寒型）。

（3）敷于列缺，可防治传染性黄疸型肝炎。

（4）与食盐混合后制成药丸，敷于少商，可治疗急性结膜炎。

【操作方法】取其鲜叶捣烂，敷于穴位或患处，初有热辣感，继而所敷皮肤发红、充血，稍时即起水疱。发疱后，局部有色素沉着，以后可自行消退。敷灸时间为 1~2 小时。

【注意事项】本品外敷用量不宜过多，敷后皮肤出现灼热疼痛感时，应立即除去敷药，再常规消毒并外涂万花油，消毒纱布覆盖，以防感染。本品有毒，误服可引起头痛目昏，腹胀腹痛，甚至腹泻、便秘及全身乏力等，应在医师指导下应用。

斑蝥

【药性】味辛，性寒，有毒。归肝、胃经。

【现代研究】南方大斑蝥含斑蝥素 1%~1.2%，脂肪 12%，以及树脂、蚁酸、色素等。黄黑小斑蝥含斑蝥素 0.97%。本品发生刺激作用的成分主要是斑蝥素，它对皮肤、黏膜有强烈的刺激作用，能引起局部发赤或发疱，起到一种"微小面积的化学性烧伤性刺激"作用，这种刺激先作用在皮肤的神经感受器上，通过复杂的神经反射机制而达到止痛及治病的目的。但其组织穿透力较小，作用较缓慢，仅有中度疼痛，通常不涉及皮肤深层，所形成的疱也会很快痊愈，且不留瘢痕；对黏膜或皮肤创口作用较剧烈，亦较难痊愈。

【功能主治】

功能：破血、攻毒、蚀疮（外用），作用强烈。

主治：痈疽、瘰疬、顽癣等。

【临床应用】

（1）敷于患处，可治疗关节疼痛（如风湿性关节炎）。

（2）浸泡于 75% 酒精后取液，外涂患处，可治疗神经性皮炎。

（3）敷于印堂，可治疗慢性鼻炎。

（4）敷于太阳，可治疗面瘫。

【操作方法】取斑蝥适量，研为细末，使用时先取胶布一块，中间剪一小孔如黄豆大，贴在所施灸的穴位上（目的是暴露穴位并保护周围皮肤），然后将斑蝥末少许置于孔中，上面再贴一胶布固定即可，以局部起疱为度；或用斑蝥浸于醋中或浸于95%酒精中，10日后取药液擦抹患处。

【注意事项】本品有剧毒，勿随便内服，误服可引起胃肠炎及肾炎，严重者会导致中毒而引起死亡。斑蝥多外用（穴位贴敷时常去其头、足、翅，且用生品），操作时需要慎重、仔细，尤其不要让药物误入眼内或口中；外敷面积不宜过大，贴敷时应密切观察，以局部皮肤灼痛起疱为度，立即去除。本法常会引起皮肤局部不同程度的发红起疱，但水疱都局限于表皮，除短期色素沉着外，不遗留瘢痕，而且停药后色素沉着也会逐渐消失。本品有毒，应在医师指导下使用。

大蒜

【药性】味辛，性温。归脾、胃、肺经。

【现代研究】大蒜含挥发油约0.2%，具辣味和臭气，内含蒜素、大蒜辣素及多种烯丙基、丙基和甲基组成的硫醚化合物，对数种细菌、真菌性和原虫性感染有较好的治疗和预防作用。大蒜的挥发性物质、大蒜汁、大蒜浸出液及蒜素，对多种致病菌如金黄色葡萄球菌、肺炎链球菌、大肠杆菌、伤寒杆菌及结核杆菌等，都有明显的抑制或杀灭作用，对生殖细胞、肿瘤细胞和心血管系统亦有作用。研究者在家兔右下腹局部，涂敷大蒜与芒硝研成的糊剂，可使其皮肤发红，甚至起水疱，阑尾及结肠运动反射性加强。

【功能主治】

功能：解表散寒，行滞消积，解毒杀虫，健运脾胃，消炎抗菌等。

主治：脘腹冷痛，痢疾，泄泻，肺结核，百日咳，感冒，痈疽肿毒，肠痈，癣疮，蛇虫咬伤，钩虫病，蛲虫病，带下阴痒，疟疾，喉痹，水肿。

【临床应用】

（1）捣泥外敷于涌泉，可治疗鼻衄不止。

（2）生品捣烂如泥敷于合谷、鱼际，可治疗喉痹。

（3）于发作前3~4小时敷于内关或间使，可治疗疟疾。

（4）大蒜60克、轻粉3克共捣如泥，敷于经渠，可治疗牙痛。

（5）敷于合谷，治疗扁桃体炎。

【操作方法】将紫皮蒜捣烂如泥，取3~5克贴敷在穴位上，贴敷时间为1~3小时，若局部皮肤发痒或起疱，患者感觉灼痛，即取下。

【注意事项】本品辛辣而有刺激性，捣敷皮肤有发赤、发疱作用，穴位贴敷的效果明显，但皮肤过敏者慎用。

白芥子

【药性】味辛，性温，微毒。归肺、胃经。

【现代研究】白芥子种子含白芥子苷、芥子碱、芥子酶、脂肪油、蛋白质及黏液质。白芥子苷本身无刺激作用，遇水后经芥子酶的作用，产生异硫氰酸对羟基苄酯（即挥发性的白芥子油）、酸性硫酸芥子碱及葡萄糖，故白芥子水浸液对皮肤真菌有抑制作用。

【功能主治】

功能：利气豁痰，温中散寒，通络止痛。

主治：痰饮咳喘，胸胁胀满疼痛，反胃呕吐，中风不语，肢体痹痛麻木，脚气，阴疽，肿毒，跌打肿痛等。

【临床应用】

（1）敷于膻中、定喘，可治疗支气管哮喘。

（2）敷于患侧地仓、颊车，可治疗面神经麻痹。

（3）敷于气海、关元，可治疗原发性痛经。

（4）敷于膝眼，可治疗鹤膝风。

【操作方法】将白芥子研末，用水或醋或酒调和为糊膏状，每次取5~10克贴敷于穴位上，油纸覆盖，橡皮膏固定；或者白芥子末1克放置于直径3厘米的圆形胶布中央，直接贴敷在穴上，贴敷时间为2~4小时，以局部充血潮红或皮肤起疱为度。

【注意事项】本品有微毒，请在医师指导下使用，临床有白芥子膏外敷致过敏性休克的报道，故过敏体质者慎用。孕妇、体弱者忌用。

马钱子

【药性】味苦，性寒，有大毒。归肝、脾经。

【现代研究】马钱子的主要成分为马钱子碱，具有较强的抗菌作用。此外，马钱子还具有镇痛作用。

【功能主治】

功能：通络止痛，消肿散结。

主治：跌仆损伤，麻木瘫痪，痈疽肿毒，痹证（风型），面瘫等。

【临床应用】

（1）敷于患侧太阳、颊车，可治疗三叉神经痛。

（2）敷于患侧颊车，可治疗面神经麻痹。

（3）敷于患处，可治疗跌打骨折。

【操作方法】将马钱子等药物适量共研成细末，用水或醋调和为糊膏状，每次取适量贴敷于穴位上，油纸覆盖，橡皮膏固定，敷灸时间为1~2小时，以局部充血潮红为度。

【注意事项】本品通络止痛作用较强，生用外敷具有发疱作用，适合治疗风湿痹痛、面神经麻痹等，须在医师指导下使用。马钱子有剧毒，外用宜适量，切勿入口、入目，孕妇忌用。

甘遂

【药性】味苦，性寒，有毒。归肺、肾、大肠经。

【现代研究】本品主要成分为大戟酮、大戟醇、甘遂醇、大戟脑，有泻下、镇痛、利尿等作用，对内分泌功能及染色体有影响。

【功能主治】

功能：泻水逐饮，消肿散结。

主治：水肿胀满，气逆喘咳，胸腹积水，癥瘕积聚，二便不通。

【临床应用】

（1）敷于大椎，可治疗疟疾。

（2）敷于肺俞，可治疗哮喘。

（3）敷于中极，可治疗急性尿潴留。

【操作方法】取甘遂适量，研为细末，外敷于穴位上，胶布固定；也可用甘遂末加入面粉适量，用醋或温开水调成糊膏状，贴于穴位上，外以油纸覆盖，胶布固定。

【注意事项】本品有毒，请在医师指导下使用，外敷皮肤可刺激发疱，常与白芥子、麝香等药配伍使用，皮肤过敏者及孕妇忌用。内服 9~15 克可致中毒。

旱莲草

【药性】味甘、酸，性凉。归肝、肾经。

【现代研究】全草含皂苷 1.32%，烟碱约 0.08%，另含维生素 A 等。

【功能主治】

功能：凉血止血、补肾益阴。

主治：刀伤出血，吐血，咯血，便血，尿血，衄血，淋浊，带下，阴部瘙痒，须发早白等。

【临床应用】外敷于内关，可治疗疟疾等。

【操作方法】将新鲜旱莲草捣烂如泥膏状，敷于穴位上，胶布固定即可。敷灸时间 2~4 小时，以局部充血潮红或起疱为度。

【注意事项】本品外用时要适量，贴敷时间要适当。

吴茱萸

【药性】味辛、苦，性热。归肝、脾、胃、肾经。

【现代研究】吴茱萸果实含挥发油、吴茱萸碱和吴茱萸次碱等。具有抗溃疡、止吐、止呕及镇痛、抗病原体及增强免疫力等作用。

【功能主治】

功能：散寒止痛，降逆止呕，助阳止泻。

主治：厥阴头痛，寒疝腹痛，寒湿脚气，经行腹痛，脘腹胀痛，呕吐吞酸，五更泄泻。外治口疮、高血压。

【临床应用】

（1）药末外敷神阙，可治疗原发性高血压。

（2）吴茱萸配清半夏各 10 克，共研细末过筛，用蛋清调成糊状，外敷足心（男左女右），睡前外敷，次日取下，可治疗小儿口腔溃疡。

【操作方法】取吴茱萸适量，研为细末，用水、醋、凡士林或蛋清等，调和为糊膏状，敷于穴位上，油纸覆盖，橡皮膏固定，每日敷灸1次。

【注意事项】本品为穴位贴敷的常用药物之一，有小毒，故要注意根据具体病情及局部敷药情况调整其敷药时间。如用吴茱萸治疗原发性高血压，应定时测量血压，若血压下降明显，应立即揭去药物，以免血压下降过快，引起不良反应。

巴豆

【药性】味辛，性热，有毒。归胃、大肠经。

【现代研究】本品发生刺激作用的成分是巴豆油，对皮肤、黏膜有强烈的刺激作用，是很强烈的泻药。外用巴豆油，对皮肤亦有刺激作用，引起发红，可发展成为脓疱甚至坏死。实验研究还表明，巴豆油可使小鼠血清甲胎蛋白及肾上腺皮质激素分泌增加，局部应用能引起组胺的释放。

【功能主治】

功能：峻下积滞，逐水消肿，祛痰利咽，外用蚀疮。

主治：寒积便秘，腹水鼓胀，喉痹喘咳，痈肿脓成未溃，恶疮疥癣，疣痣等。

【临床应用】

（1）巴豆仁压碎外敷颊车（配合热敷），可治疗面神经麻痹。

（2）药末外敷患处，可治疗风湿性关节炎。

（3）巴豆配朱砂各0.5克研末混匀，外敷阑尾穴，可治疗急性阑尾炎。

（4）巴豆霜3克、轻粉1.5克混匀，放于四五层纱布面上，贴在肚脐神阙上，可治疗肝硬化腹水。

【操作方法】将除去内、外壳的生巴豆0.5~1.5克，在消毒乳钵中研成泥状，挑以绿豆大小（用量根据病情而定）的膏点，放置于6厘米×6厘米大小的膏药或胶布上贴敷，外用绷带固定。1~2小时后可感到局部刺痒或灼热，经6~12小时后便可揭去膏药，擦掉药末即可。

【注意事项】本品有大毒，外敷皮肤有发疱作用。巴豆对皮肤黏膜有强烈的刺激作用，人畜误食巴豆会发生严重的后果，甚至休克、死亡，请在医师指导下使用。孕妇及体弱者忌用，在用巴豆发疱治疗疾病时切勿口服。

天南星

【药性】味苦、辛，性温，有毒。归肺、肝、脾经。

【现代研究】本品对中枢神经系统有镇静、镇痛、抗惊厥的作用；对心血管系统有影响；有抗肿瘤、祛痰、抗氧化作用。

【功能主治】

功能：燥湿化痰，祛风定惊，消肿散结，通络止痛。

主治：中风，惊风，破伤风，癫痫，眩晕，喉痹，瘰疬，痈肿，跌仆损伤，蛇虫咬伤等。

【临床应用】

（1）敷于健侧颊车，可治疗面神经麻痹。

（2）配防风共捣为末，先用童子小便洗伤口，后以米酒调此药，贴敷于患处，可治疗破伤风。

（3）敷于神阙，可治疗黄疸。

（4）敷于涌泉，可治疗小儿口疮。

【操作方法】将数枚生天南星研成细末，用生姜汁或醋调和为糊膏状，每次取适量贴敷于穴位上，医用纱布覆盖固定。对于毒蛇咬伤者，可将鲜天南星捣烂敷患处，或将天南星与雄黄研末，白酒调敷患处。

【注意事项】本品毒性峻烈，请在医师指导下使用，孕妇忌用。误食中毒可致舌、咽喉发痒而灼热、肿大，严重者甚至呼吸停止。如中毒严重、呼吸困难者，应尽快抢救。

蓖麻子

【药性】味甘、辛，性平，有毒。归大肠、肺经。

【现代研究】本品主要成分为蓖麻碱、蓖麻毒蛋白及脂肪酶。

【功能主治】

功能：消肿拔毒，泻下通滞。

主治：痈疽肿毒，瘰疬喉痹，疥癞癣疮，水肿腹满，大便燥结，难产，胞衣不下。

【临床应用】

（1）敷于患侧颊车，可治疗面神经麻痹。

（2）配乳香各等份，捣饼敷于患侧太阳，可治疗神经性头痛。

（3）取7枚蓖麻子研如膏，敷于涌泉，可治疗难产、胞衣不下。

【操作方法】将蓖麻子去壳，研成细末或捣成泥状，用水调和为糊膏状，每次取适量贴敷于穴位上，医用纱布覆盖固定。

【注意事项】本品外敷皮肤可发疱。因本品有毒，请在医师指导下使用，故孕妇及便滑者忌用。

威灵仙

【药性】味辛、咸，性温，有毒。归膀胱经。

【现代研究】本品的根主要含白头翁素、白头翁内酯、甾醇、糖类及皂苷等，其中白头翁素与白头翁内酯为有毒成分。具有利胆、镇痛、抗疟、抗菌、抗利尿及引产作用；能松弛平滑肌，对心血管系统亦有影响。植株的黏液对皮肤、黏膜有刺激性，接触过久可使皮肤起疱，黏膜充血，内脏血管收缩，末梢血管扩张。

【功能主治】

功能：祛风湿、通经络、消痰涎、散癖积。

主治：风寒湿痹，关节不利，四肢麻木，跌打损伤。

【临床应用】

（1）鲜品捣烂外敷于患侧内关，可治疗睑腺炎（麦粒肿）。

（2）醋调敷于患处，可治疗急性乳腺炎。

（3）新鲜威灵仙嫩叶捣泥，加入少量红糖捣融，分别贴敷于足三里、中脘，可治疗胃痛。

（4）贴敷足三里，治疗痔疮出血。

【操作方法】将威灵仙叶捣成糊状，加入少量红糖或陈醋搅拌均匀，贴敷在穴位上。局部如有蚁行感，最多不超过5分钟应将药物去掉，以起疱为度，避免刺激过强。

【注意事项】本品是临床常用药物，其鲜叶捣敷皮肤有刺激发疱作用，发疱后对治疗风湿痹痛、手足麻木、胃脘疼痛等颇有疗效，施灸时宜注意药膏随干随换。孕妇禁用。本品刺激性大，请在医师指导下使用。

鸦胆子

【药性】味苦，性寒，有毒。归大肠、肝经。

【现代研究】鸦胆子主要含生物碱、有机酸、酚性成分鸦胆子酸及其他多种成分。具有抗阿米巴、抗疟、驱肠虫作用，对血压和心脏也有影响。鸦胆子仁或油对正常皮肤或黏膜有刺激作用，系一种细胞毒，能使正常皮肤的组织细胞发生退行性改变与坏死。

【功能主治】

功能：清热，燥湿，杀虫。

主治：痢疾，久泻，疟疾，痔疮，疔毒。

【临床应用】

（1）先将鸦胆子仁火烤至黄色，再刀切成片，贴敷于患处，可治疗鸡眼。

（2）先用小刀将疣体表皮轻轻刮破（不宜刮得过深，从而损伤周围皮肤），再将药末加水调成糊状，涂于疣上，每日早晚各1次，可治疗寻常疣、扁平疣。

【操作方法】取鸦胆子仁适量，捣烂如泥膏状，敷于患部，胶布固定即可。

【注意事项】本品在皮肤科应用广泛，主要用以治疗赘疣、鸡眼。鸦胆子局部外敷时，对皮肤、黏膜有强烈刺激性，故注意不可将药敷于健康皮肤上。此外，临床有鸦胆子外敷曾引起过敏反应的案例，所以临床上应密切观察患者的病情变化，以防止意外事故发生。请在医师指导下使用。

辣椒

【药性】味辛，性热。归心、脾经。

【现代研究】本品主要成分为辣椒碱，对消化系统及循环系统有作用，亦有抗菌及杀虫的作用。辣椒外用作涂擦剂对皮肤有发赤作用，使皮肤局部血管反射性扩张，促进局部血液循环。

【功能主治】

功能：温中散寒，开胃消食。

主治：寒滞腹痛，呕吐，泻痢，冻疮，疥癣。

【临床应用】

（1）取辣椒末、凡士林各等份，加适量黄酒，调敷于患处阿是穴，可治疗腰腿痛。

（2）取辣椒末、凡士林、白面按2∶3∶1比例混匀研末，加适量黄酒调和，敷于患处阿是穴，可治疗关节痛。

【操作方法】取干辣椒研成细末，加适量黄酒或水调成糊状，用时涂于油纸上贴于患部，外用胶布固定。多数患者在施灸后15~30分钟内局部发热，1小时后局部有烧灼感，发热、烧灼感常持续2~24小时，并有全身热感和出汗。部分患者有触电感。

【注意事项】本品辛辣，对局部有一定的刺激作用，宜谨防入目。鲜辣椒捣敷皮肤，有发赤、发疱作用，少数患者可发生皮疹和水疱。

胡椒

【药性】味辛，性热。归胃、大肠经。

【现代研究】本品主要成分为胡椒碱。胡椒的作用与辣椒相似，但刺激性较小，外用可作刺激剂、发赤剂。

【功能主治】

功能：温中，下气，消痰，解毒。

主治：寒痰食积，脘腹冷痛，反胃，呕吐，泄泻，冷痢，解除食物之毒。

【临床应用】

（1）配等份蝉蜕，分别研末，各取等量后合成一处，于发作前2~4小时敷于天柱穴，可治疗疟疾。

（2）先取紫皮蒜捣烂，再加入细胡椒（2∶1），共捣成糊状备用；然后用三棱针在两侧耳背静脉点刺放血，并在一侧耳轮脚凹陷处划破表皮（1~2厘米长的竖切口）；再取椒蒜泥约米粒大放于胶布上，贴在切口处固定。可治疗各种皮肤病，如神经性皮炎、牛皮癣、湿疹、痤疮、过敏性皮炎等。

【操作方法】取新鲜胡椒捣烂如泥膏状，用普通膏药一张，将药放在中间，敷于穴位上并固定即可。

【注意事项】本品辛辣走窜，无毒性，外敷皮肤有引赤、发疱作用。

石龙芮

【药性】味苦、辛，性寒，有毒。归大肠经。

【现代研究】主要成分为毛茛苷、原白头翁素和原白头翁素的二聚物白头翁素。新生鲜叶含原白头翁素，故能引起皮炎、发疱。

【功能主治】

功能：散结消肿，解毒截疟。

主治：痈疖肿毒，瘰疬结核，疟疾，下肢溃疡。

【临床应用】

（1）取新品捣烂，于病发前6小时外敷大椎，可治疗疟疾。

（2）外敷阿是穴，可治疗风湿关节痛。

【操作方法】取新鲜全草捣烂绞汁，或油煎成膏，外敷于患处或穴位上，外用胶布盖贴。

【注意事项】本品毒性峻烈，谨防入口、入目，请在医师指导下使用。孕妇一般忌用。

细辛

【药性】味辛，性温，有毒。归肺、肾经。

【现代研究】全草含有挥发油，其中的主要成分为甲基丁香酚、α-蒎烯、樟烯、细辛醚、细辛脑等。细辛挥发油对组胺或乙酰胆碱致痉的支气管平滑肌有非常显著的松弛作用，且其抗组胺作用较乙酰胆碱强，故具有显著的抗炎止痉的作用。

【功能主治】

功能：祛风散寒，通窍止痛，温肺化饮。

主治：风寒感冒，头痛，牙痛，鼻塞鼻渊，风湿痹痛，痰饮喘咳。

【临床应用】

（1）配川乌共研末，外敷颊车，可治疗牙痛。

（2）配白芥子、麻黄共研末，外敷风门、肺俞，可治疗支气管哮喘。

（3）研末醋调，外敷神阙或涌泉，可治疗口舌生疮。

【操作方法】取细辛适量，研为细末，用醋调和为糊膏状，敷于穴位上，油纸覆盖，橡皮膏固定。

【注意事项】本品有毒，血虚头痛、肺热咳喘者忌用。若使用不当而引起中毒时，会出现头痛、呕吐、出汗、呼吸迫促、烦躁不安，继而牙关紧闭、角弓反张、四肢抽搐、神志不清，最后呼吸麻痹而死亡，请在医师指导下使用。

生姜

【药性】味辛，性温。归肺、胃、脾经。

【现代研究】含有姜醇、姜烯、柠檬醛等挥发油和高良姜萜内酯、姜辣醇等多种辛辣成分，还有天冬氨酸等多种氨基酸。

【功能主治】

功能：解表散寒、温中止呕，化痰止咳。

主治：风寒感冒，胃寒呕吐，寒痰咳嗽等。

【临床应用】

（1）捣烂外敷大椎、间使，可治疗疟疾。

（2）配炮附子、补骨脂共研成细末，合为膏状，填入脐中，可治疗小儿遗尿。

（3）敷于患处，可治疗冻伤。

【操作方法】取鲜姜适量，捣烂如泥膏状，敷于穴位或患处，用油纸或纱布覆盖，胶布固定。

【注意事项】本品宜置阴冷、潮湿处储藏，或埋入湿沙内。生姜性温，阴虚火旺者不宜。

五倍子

【药性】味酸涩，性寒。归肺、大肠、肾经。

【现代研究】含没食子鞣质 60%~70%、没食子酸 2%~4%，以及脂肪、树脂、淀粉及蜡质等。其所含鞣酸可使皮肤、黏膜溃疡的组织蛋白凝固，形成一层被膜而呈收敛作用，同时压迫小血管收缩，产生止血功效，并能减轻肠道炎症，以制止腹泻。

【功能主治】

功能：敛肺降火，涩肠止泻，敛汗止血，收湿敛疮。

主治：肺虚久咳，肺热咳嗽，久泻久痢，盗汗，消渴，便血痔血，外伤出血，痈肿疮毒，皮肤湿烂。

【临床应用】

（1）炒黄五倍子、干姜各 2 份，吴茱萸、丁香各 1 份，研细后取 15 克，用 75% 酒精或 65% 白酒，调成糊状外敷神阙，可治疗婴幼儿腹泻。

（2）每次取 5 克五倍子药末，用醋调成软膏状，敷于神阙，可治疗盗汗、自汗。

（3）五倍子配何首乌各 30 克研末，用醋调敷于神阙，可治疗小儿遗尿症。

（4）炒五倍子、黄丹各等份，研细外敷于患处，可治疗足癣。

【操作方法】取五倍子研成细末，用醋调和为糊膏状，敷于穴位上，用油纸或纱布覆盖，胶布固定。每晚临睡前将药敷于脐部，第二天早晨取下。

【注意事项】外感风寒，或肺有实热之咳嗽，或积滞未清之泻痢，均忌用本品。

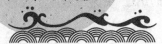

第四章
穴位贴敷疗法的常用方法和剂型

一、常用方法

穴位贴敷疗法，源于古代，在民间广为流行，具体贴敷方法颇多。常用的方法，归纳起来有以下几种。

（一）直接穴位贴敷疗法

本法是选用具有较强刺激性的药物，如白芥子、毛茛、大蒜、巴豆、白花丹、天胡荽等，捣烂或与基质调成膏、丹、糊、丸、饼、散、酊等不同剂型，直接着肤，贴敷于相应的穴位或患部的皮肤上，范围较小，一般直径 2~3cm，以胶布或消毒纱布覆盖。

采用本法敷药后，一般局部皮肤先有灼热感，继之皮肤发赤、充血以至起疱，水疱可用消毒过的毫针沿其下部挑破，流净黄水，疱皮切勿撕去。为了防止感染和擦破，用普通消炎药膏涂之，或涂以万花油即可。通常 5 日左右水疱结痂脱落。夏天使用此法，可让其暴露 1~2 日，水疱会自然结痂脱落；冬天使用此法，只需覆盖一层消毒纱布，1~2 日后除去，令其自然愈合而恢复。

据临床观察，穴位贴敷发疱的大小，一方面与患者本人的敏感程度有关，另一方面是病情越重则水疱越大，反之则小。在疗效上，发疱作用明显者，其临床疗效则更显著。

（二）间接穴位贴敷疗法

本法又称穴位隔物贴敷法，来源于古代，近代有所改进。为了减轻药物刺激，防止水疱发过大，或推迟水疱发生时间，施灸时采用古铜钱（带孔的）、带空洞的胶布或消毒纱布，安置于患部或穴位之上，然后把发疱药物贴敷在古铜钱孔、胶布洞或纱布层上面，这种方法能减轻药物的强烈刺激而起到缓冲的作用。这种不直接着肤灸法，称为间接发疱法，即隔铜钱发疱法、隔胶布发疱法或隔纱布发疱法。

本法贴敷药物后，外用纱布覆盖，再用胶布固定，待皮肤发疱后除去，用消毒针挑破水疱，流净黄水，搽以消炎膏或涂上万花油，以防感染。每隔 7~10 日施灸 1 次。

（三）护肤发赤法

本法又称隔油免疱法，其方法是施术前先用保护油剂，如凡士林、植物油料等，在穴位或患处涂上一层薄薄的油剂，然后取一些刺激性较弱的药物，如大蒜、天胡荽、旱莲草等捣烂、揉碎或研末，调以米醋、蜂蜜等赋形黏合剂，然后取小剂量药物贴敷在穴位或患处。贴敷时间宜短，当患者自觉皮肤微发灼辣，局部微发赤时即揭去，勿令发疱。

本法虽不发疱，但经发赤后，仍可取得较好的治疗效果，适用于老年人、婴幼儿及某些对发疱有恐惧心理的患者。

二、剂型

穴位贴敷疗法使用的剂型较多，在借鉴前人经验的基础上，结合辨证论治，根据药物的性能，常用穴位贴敷的剂型大体上有以下几种。

（一）生药剂

采集新鲜的具有发疱作用的生药，洗净捣烂，或切片状，直接贴敷在穴位或患处上，外以纱布覆盖，再加胶布固定之。如治疗黄疸，可取鲜毛茛叶适量，揉烂成球形，如黄豆粒大小，缚臂上，外用纱布束紧，过夜起疱揭去，用消毒针挑破，放出黄水，涂以甲紫药水。本法在民间广泛使用。

（二）散剂

又称粉剂，是将治疗需要的药物按要求进行炮制，然后混合加工粉碎成细末，或将配方中的单味药材单独进行加工研细过筛，以 80~100 目细筛筛过，根据处方混合拌匀而成。用时可将散剂直接外撒于患部，或者和水、白酒、醋、油等调拌均匀，根据患者症状及皮肤干湿燥润等实际情况，分别将敷的药料调拌成稀释状、黏稠状，分装后备用。使用时先用酒精擦洗皮肤局部，再贴敷药物，选用胶布贴于药上即可，隔1~3日更换敷药1次，皮肤发疱者可提早揭去。如三伏天用白芥子散敷药治哮喘。

本剂的特点是制作方法较简便，贴敷时药量增减可灵活掌握。凡贴敷穴位，由于药散集中于穴位，故用量不宜过多；凡贴敷患部，药散应散布四周，用量可多些。散剂研成细末后，瓶装药剂可长期存放，需要时随调随用。散剂稳定性高，储存方便，疗效迅速，且药物粉碎后，接触面积较大，刺激性较强，易于发挥作用。

（三）糊剂

含有25%以上固体药物的外用半固体制剂称为糊剂，其制法与散剂、软膏基本相同，稠度大于软膏。可将鲜药直接捣烂成泥糊状，或将处方应用的药物经过加工粉碎研为细末，过筛混合后，加以调和剂（黏合剂），如水、唾液、酒、鸡蛋清、醋、芝麻油，以及某些生鲜药物的鲜汁等调和而成。贴敷时先用姜汁或白酒擦洗患部或穴位，消除皮肤上的不洁之物（如遇皮肤溃烂或疮毒红肿，应先进行清洗或拔毒处理），然后贴敷糊剂药物，外用纱布固定，若在四肢部位及关节部位，则包扎不宜太紧。

本剂药物取材方便，制作简单；在临床上治疗高热、红肿疼痛、中暑昏迷、实热急症等，其疗效反应快，在3小时内即有疗效反应，而跌打损伤、内科疾患的疗效要在3日以后才可以见到；糊剂贴敷后，患者皮肤顿感冷凉退热，有健肤活络、消肿退热的功效；糊剂可以缓慢释放药效，延长药物的作用时间，增强药物的治疗效果，临床应用极为广泛。另外，糊剂对外伤性皮肤溃烂、疮疡肿毒等，有润肤祛毒、生肌收口的作用。

（四）饼剂

制备方法与散剂基本相同。取加工后的细药粉与合适的辅料（水、面粉等）混合均匀后制成饼状；或取药物的浓煎液加入适量面粉，制成小饼状，放笼上蒸熟。也可将新鲜药物捣烂，与适宜液体及面粉混合后捏饼贴敷，成形的饼可放在日光下晒干或用文火烘干，以不散为度。在临床上还可根据患者病情需要，在饼中间与皮肤接触处做一凹陷，向内加入一些散剂或者药糊，以增强饼剂的药性。药饼也可做成长条，围成圆圈，中置药糊，挤压而成饼剂，其大小根据贴敷的部位及病情确定。贴敷时，可以将饼剂加热后贴敷，或在饼剂上同时施加灸法，然后用纱布或胶布包扎固定，隔1日或2日更换一次。饼剂主要用于脐疗及温灸。

饼剂药性较缓，药物多选用草药或蔬菜、水果等，对皮肤刺激性不强，贴敷时间为1~2日，还可根据病情随时换药。本法特别适宜于老年人、婴儿及皮肤过敏者使用。另外，饼剂贴敷后可适当配合艾条温灸，以使药性较快传导入里。温灸可1日数次，每次时间不宜过长。

（五）丸剂

将应用的发疱药物加工粉碎成细末，拌和适量黏类糊剂（如蜂蜜等）制成小型药丸，如绿豆大小，其体积较小，使用方便，但也有些具毒性和局限性。如治急性风湿骨痛，用斑蝥、雄黄研末，加蜂蜜适量制成小药丸，如绿豆大小放在2厘米×3厘米胶布的中央，贴于所选取的穴位上。24小时后局部发疱，涂以万花油，4~7日可结痂脱落。

（六）膏剂

膏剂是传统中医常用的一种剂型，临床上使用的有三种类型。

1. 硬膏

硬膏是中医传统的固体制剂。其制作方法是：将治疗需要用到的发疱药物放入豆油或其他植物油中，浸泡1~2日后移入锅中加热，药物炸枯过滤油，再加慢火煮至滴水成珠时，加入黄丹或铅粉，离火拌匀收膏，将药膏摊于厚皮纸或布料块的中央，贴于治疗穴位上。待局部发疱后揭去，水疱可用消毒针挑破，流净黄水，再涂以消炎膏，3~5日贴1次。

2. 软膏

软膏是一种半固体制剂。制作方法如下：①将治疗所需的发疱药物粉碎过筛后，放入酸醋或烧酒内（根据病情需要），再入锅加热，煮成膏状，用时取膏摊贴在穴位上，定时换药。这种软膏具有渗透性强、药性释放缓慢的特性，还具有黏着性和扩展性。②将相应的发疱药物加工成细粉末，过筛后加入凡士林调和成膏状。用时以膏贴敷于穴位上，外加纱布覆盖，用胶布固定之，3~6日贴1次。③将应用的发疱药物研碎成粉末，过筛后与蜂蜜、茶油或香油等调和成膏状。用时取膏贴于穴位上，外加纱布或胶布固定，勿令脱落。如治哮喘病，取白芥子研末，加入蜂蜜调和成膏状，取膏适量如黄豆大小，贴敷于穴位上，外加胶布固定，待 24 小时后，皮肤发疱揭去膏药，涂以甲紫药水，以防止感染。

3. 浸膏

浸膏是一种半固体制剂。制作方法是：将所用药物粉碎后，加入适量水中，用锅煎熬浓缩制成一种稠膏状物，用时贴敷于皮肤或穴位上。

（七）锭剂

锭剂是把药物研成极细粉末，加适量黏合剂制成纺锤形、圆锥形或长方形等不同形状的固体制剂。外用时可用水、醋或麻油等磨或捣碎成粉，调匀涂布患部或穴位。这种锭剂多用于慢性病，减少了配制过程，便于随时应用。常用锭剂有紫金锭、万应锭、蟾酥锭等。

三、赋形剂

赋形剂即基质，基质选用适当与否，对药物的渗透吸收有直接影响，常用的赋形剂有下述几种。

（1）蜂蜜：蜂蜜有"天然吸收剂"之称，是吸收较快的赋形剂之一，不易蒸发，能使敷药保持一定湿度，无刺激性，具有缓急止痛、祛风化瘀、解毒防腐、收敛生肌之功用。

（2）鸡蛋清：鸡蛋清含蛋白质、凝胶，可加快释放药效，缺点是容易干缩、霉坏。

（3）凡士林：凡士林黏稠度适宜，便于消毒，可与药末调为软膏外敷，穿透性好。用凡士林代替猪油、羊脂，克服了动物脂肪做赋形剂容易变质的缺点。

（4）植物油：麻油、花生油等植物油亦可作为赋形剂，调药末贴敷，但穿透力不如凡士林好。

（5）酒、醋、姜汁：这三种液体具有走窜通经、活血化瘀、温通气血、散寒祛邪、消结止痛的作用，亦是临床常用、效果良好的赋形剂。

（6）水、药汁、盐水、唾液：这几种液体均可调药粉为糊剂，或制成药饼外用。其中水和药汁可使贴敷药物保持一定湿度，易于浸透；盐水可离解物质，使药易于透入；唾液中含有溶菌酶，具有杀菌和刺激感觉神经的作用。

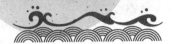

第五章
外科常见病症穴位贴敷疗法

一、疖

疖是发生于皮肤毛囊及其所属皮脂腺周围的急性化脓性感染，好发于头、面、颈、腋下、臀部等皮脂腺丰富且易于受到摩擦的部位。临床表现为局部炎性硬结，红、肿、热、痛，直径多在 1 厘米左右，呈锥形隆起。数日后硬结中间变软，出现黄白色脓栓，继而脓栓破溃脱落，排出脓液，炎症亦逐渐消退痊愈。疖，就是单个的毛囊炎。

方法 1

【处方】大蒜 1 头。

【操作】将大蒜去皮，捣烂，涂于纱布上，外敷患处。一般用药 1~2 日即愈。

【主治】疖、疮初起。

方法 2

【处方】鲜柳叶 2 000 克。

【操作】将鲜柳叶洗净，煮熬成膏，外敷患处，每日 1 次。一般用药 3~4 日即愈。

【主治】疖肿未溃时。

方法 3

【处方】鲜桃叶 1 500 克。

【操作】鲜桃叶加水 3 000 毫升，浸透后煎煮 1 小时，过滤，滤渣再加水

1 500 毫升，煎煮过滤，合并 2 次滤液，熬成膏，外敷患处，每日 1~2 次。一般用药 3~5 日即获良效。

【主治】疖肿。

方法 4

【处方】鲜紫花地丁 100 克。

【操作】将鲜紫花地丁捣烂，敷患处，每日 3~6 次。一般用药 2~3 日即愈。

【主治】暑疖（化脓性痱子）。

方法 5

【处方】黄芩、黄柏、黄连各 10 克。

【操作】将上药煎液，待冷却至 40℃左右，视病灶大小，取敷料块及毛巾折叠 4~5 层，面积稍大于病灶部位，浸透药液敷患部。每次 1 小时，每日 3~4 次，3 日为 1 个疗程。一般敷药 1~2 个疗程即愈。

【主治】颜面疮疖未溃者。

方法 6

【处方】冰片、红辣椒、生白矾、黄蜡各 10 克，香油 10 克。

【操作】将红辣椒去柄、蒂，除净子瓤，椒尖向下，纳入冰片、白矾、黄蜡粗末，余 1/5~1/3 空隙，灌入香油，镊取红辣椒中部，点燃辣椒尖部，徐徐滴油于消毒容器内，立即使用或冷凝密封备用。治疗时用净毛笔或其他用具蘸热油（若是备用药，需加热熔化）涂点疖肿，每日 1~2 次。一般用药 2~3 日即愈。

【主治】发际疮疖。

二、痈

痈是发生于皮肤和皮下组织的化脓性炎症，较疖少见，却更为严重。多发于项、背等皮肤厚韧之处。临床表现主要为红、肿、热、痛；皮肤呈酱红色炎性浸润区，高出体表 1~2 厘米、坚硬；中央区皮肤多坏死，很多粟米状的脓头，形成不易脱落的脓栓，脓栓脱落后中心塌陷，脓血样分泌物溢出后，状似蜂窝；周围组织明显水肿，与正常组织界线不清；局部灼热，压痛明显，区域淋巴结常有肿大、压痛。常伴有寒战和高热，头痛和食欲不振等全身症状。

方法 1

【处方】鲜马齿苋 50 克，青黛 10 克。

【操作】将鲜马齿苋洗净，捣成糊，加入青黛研匀即成。治疗时视患处面积大小，将药糊外敷患处，厚约 1 厘米，用纱布包扎，1~2 小时换药 1 次。一般用药 5~7 日即获良效。

【主治】疔、疖、痈、疮、暑令疮毒、乳痈、外科感染等症。

方法 2

【处方】大黄、黄连、黄柏各 30 克，乳香、没药各 15 克。

【操作】诸药研极细末，醋调后外敷患处，干则易之，用绷带固定。一般用药 5~8 日即获良效。

【主治】痈肿。疮疖红肿焮痛，热盛未溃者最宜。

方法 3

【处方】鲜蒺藜果（或干品去刺）、红糖各 50 克。

【操作】将蒺藜果粉碎为面，加红糖，用醋调成糊。外敷于患处，用塑料布或油纸覆盖药糊，包扎固定。药糊干则重新换敷，直至炎症消退。局部破溃则不用上药。一般敷药 3~7 日即获良效。

【主治】疖痈。

方法 4

【处方】黄芩 60 克。

【操作】将黄芩切碎，放入 500 毫升水中，煎沸 20 分钟，过滤，然后放无菌纱布条浸泡 3 日，即得黄芩敷料。将患处用过氧化氢溶液消毒后，敷上黄芩纱条，再以消毒纱布覆盖，用胶布固定。每日 2 次，2 日为 1 个疗程。一般用药 2~3 日即获良效。

【主治】痈肿切开引流者。

方法 5

【处方】黄连、黄芩、黄柏、白及、姜黄各 20 克。

【操作】上药共研成细面。取药适量，用白豆汁调糊，外敷患处，每日 1~2 次。用药 5~8 日即愈或显效。

【主治】痈。

三、疽

疽是皮肤下发生的疮肿，皮肤肿胀坚硬而皮色不变的毒疮，可分为两种：一种是初起有头的，称为"有头疽"，初期顶如粟米，根脚坚硬，发痒发痛，日后跟盘渐大，脓头渐多，色红灼热，破溃后，状如蜂巢，一般属阳证。如有神志不清、气息急促等全身症状，则是危险之象，须立即去医院。贴敷只治疗一般病症。多见于中老年人，好发于项、背部。另一种是初起无头的，被称为"无头疽"，在骨骼肌肉深处，漫肿无头，皮色不变，疼痛彻骨，易损伤筋骨，类似于西医的化脓性骨髓炎。无头疽初起无头，发无定处，多见于胁肋及四肢，具有白色漫肿，不红不热，难消、难溃、难敛的特点。脑疽就是脑后颈部像蜂窝一样的红肿热痛溃疡，是头疽的一种，但形状雷同。发背疽就是发在背部的类似蜂窝状的红肿热痛溃疡，这些一般属于阳证，褥疮是典型的阴证。痈疽是中医对一切疮疡的统称。在宋代以前，人们认为痈为阳，红肿高大，根盘紧束，伴有灼热疼痛，多由温热火毒内蕴，气血瘀滞，热盛肉腐而成。其特点是未化脓容易消，已经化脓则以溃破（俗称熟了），脓液黏稠，疮口易敛。

方法1

【处方】生甘草30克。

【操作】将生甘草研成细末，用香油调成糊，敷于患处，每日更换。一般用药5~7日即效。

【主治】脱疽。

方法2

【处方】露蜂房120克，公丁香60克，荜茇60克，细辛60克，百草霜60克。

【操作】上药共研为细末，储瓶备用。用时取药末10克，太乙药膏90克，加乳香、没药各1.5克，烊化拌匀，摊膏贴敷患处，每日1~2次。非属寒性肿疡者不宜使用本方。一般用药7~10日即显效。

【主治】阴骨疽，湿痰流注，乳疽及一切白色蔓肿之阴性肿疡。

四、疔疮

疔疮是发病迅速，易于恶化（走黄），危险性较大，生于体表的化脓性疾患。

其发病急、病情严重。局部有肿胀、发热、肿块坚硬、根深，如钉之状，针刺样痛或剧烈跳痛。按其发病部位和性质的不同可分为颜面疔、手足疔、红丝疔、烂疔等。疖疔的区别：疖，发于皮表，形小而圆，红肿热痛不甚，容易化脓，脓溃即愈，多由外感热毒或脏腑湿热蕴结，发于肌肤而成。疔，初起如粟米，根脚坚硬而深，犹如钉子状，局部顶白，麻痒相兼，继而红肿热痛，多由火热毒邪，阻于皮肤，流于经络而成，重的在患处起一条红线，由远端向近端蔓延，称红丝疔，或称"疔毒走黄"，这是火热毒邪流窜经脉，有内攻内陷之势。疔多发于头面部和四肢。

方法 1

【处方】五倍子 3 克，冰片 1.5 克，鸡蛋黄 100 克。

【操作】将鸡蛋煮熟取蛋黄，将蛋黄捣碎放在铁勺内，先用文火炒蛋黄使其变焦，然后用武火炒出油，去渣取油，再将五倍子、冰片研末，调入蛋黄油内成粥状备用。局部洗净，将药油摊于纱布上，外敷患处。每日 2 次，3 日为 1 个疗程。一般用药 1~2 个疗程即获良效。

【主治】疔疮。

方法 2

【处方】栀子、雄黄、大黄、葱须、生姜各 20 克。

【操作】上药研末捣为糊，装瓶备用。用时取药糊适量敷于手心，覆盖纱布，胶布固定，1~2 日换药 1 次。一般用药 4~6 次即获良效。

【主治】疔疮。

方法 3

【处方】白薇 30 克，苍术 10 克。

【操作】上药煎成汤液 1 碗，药液外洗患处后，将药渣趁热捣烂，敷患处，用胶布固定，每日换药 1 次，2~3 日为 1 个疗程。一般用药 1~2 疗程即获良效。

【主治】红丝疔。

方法 4

【处方】五倍子 6 克，蜂蜜、醋各适量。

【操作】将五倍子研为细末，调拌蜂蜜、醋为糊，贴敷患处，每日 1~2 次。

一般用药 5~8 日即获良效。

【主治】颜面疔疮。

方法 5

【处方】鲜蒲公英 120 克，雄黄 6 克，冰片少许。

【操作】将蒲公英用水洗净，捣成膏，再将雄黄及冰片研成极细末，与蒲公英膏混合均匀。使用时，将此膏摊于牛皮纸上，敷于患处，每日换药 1~2 次，3~5 日为 1 个疗程。一般用药 1~2 个疗程即愈。

【主治】红丝疔。

五、丹毒

丹毒是一种皮肤鲜红、色如涂丹、迅速蔓延的急性感染性疾病。以起病突然，恶寒发热，局部皮肤鲜红如丹涂脂染，焮热肿胀，迅速扩大，发无定处为特征。可发生于身体任何部位，多见于腿胫、头面，如不根治，常可复发。

方法 1

【处方】苦参 50 克。

【操作】将苦参研粉，加浓绿茶汁调成糊，外敷局部红肿处，药面用薄膜覆盖，用针扎薄膜呈蜂窝状小孔，其范围根据疮面大小而定。疮面溃烂者不可敷药。每日 2 次，一般用药 5~7 日即获良效。

【主治】丹毒。

方法 2

【处方】紫草片 30 克，黄连 3 克，冰片 0.3 克。

【操作】上药共研为细末，用茶油调成糊，外敷患处。每日 2~3 次，5~7 日为 1 个疗程。一般用药 1~2 个疗程即可痊愈或显效。

【主治】颜面丹毒。

方法 3

【处方】黄连、黄芩、黄柏、生大黄各 15 克。

【操作】上药共研末。每次取 60 克，水煎，待凉后，用 4~6 层纱布浸透药汁后湿敷患处，5~10 分钟换 1 次，连续湿敷 1 小时，每日 3~4 次。一般用药 5~7

日后可获良效。

【主治】下肢丹毒。

方法 4

【处方】活蚯蚓数十条，白糖适量。

【操作】将蚯蚓洗净后，置于干净玻璃杯中，加白糖搅匀，待糖化出液后，取该液涂敷患处。干后再涂，每日 5~6 次。一般涂敷 5~7 日即愈。

【主治】头面丹毒。

方法 5

【处方】煅石膏 30 克，广丹 1.5 克，冰片 0.3 克，香油适量。

【操作】前 3 味药共研为细末，用香油调为糊，外敷患处，每日 2~3 次，5~7 日为 1 个疗程。一般治疗 5~7 日可获显著疗效。

【主治】下肢丹毒。

方法 6

【处方】赤小豆 50 克，鸡蛋 1 个。

【操作】将赤小豆研为细粉，用鸡蛋清调匀，外敷患处，药干后再换，每日 3~4 次。一般用药 5~7 日即愈或显效。

【主治】丹毒。

六、颈淋巴结结核

颈淋巴结结核（属于疬）是结核杆菌侵入人体而引起的颈部结核性淋巴结炎。主要临床表现为颈部的一侧或两侧，出现一个或多个肿大的淋巴结，不红不热，可移动，无疼痛。晚期淋巴结会发生干酪样坏死、液化，形成寒性脓肿。脓肿破溃后，流出豆渣样或稀米汤样脓液，最后形成一经久不愈的窦道、瘘管或慢性溃疡；溃疡边缘皮肤暗红，肉芽组织苍白水肿。

方法 1

【处方】紫皮大蒜、鲜生姜各 50 克，95% 酒精适量。

【操作】紫皮大蒜、鲜生姜切片捣烂，酒精调搅成稀糊，密封，置阴凉处浸渍 3~5 小时，滤取汁液。取双层纱布浸透药汁，拧挤至半干，敷于清洗后的创面上并固定。每日换药1次，连用2~3次后，1~2日换药1次。如溃疡面有较多臭秽的脓液，可在药液中加入适量呋喃西林粉。

【主治】颈淋巴结结核。

方法2

【处方】蜈蚣5条，生桐油120克。

【操作】将蜈蚣去头、足，焙干研粉，用桐油浸泡5~7日。蘸药油外涂患处，每日2次，7~10日为1个疗程。

【主治】颈淋巴结结核。

方法3

【处方】生半夏100克。

【操作】半夏研末备用。取适量半夏末煮成糊。创面清洗后，将药糊摊于纱布上，外敷患处，并包扎，每日换药1次。一般敷药2~3次即见效。

【主治】颈淋巴结结核。

七、慢性下肢溃疡

慢性下肢溃疡（属于疮）是生于小腿下端外侧的慢性溃疡，呈灰白或暗红色，表面可有脓苔，滋水秽浊，日久边缘隆起，周围皮肤红黯，漫肿可伴湿疹；溃疡收口，但易复发。

方法1

【处方】地骨皮、老枣树皮、榆树皮各15克。

【操作】将上药洗净，微火烤焦，研为细粉。先用过氧化氢溶液清创，再取药粉撒于疮面。每日或隔日换药1次。一般用药10~20日可获良效。

【主治】慢性下肢溃疡。

方法2

【处方】鲜桑根皮、生石膏粉、生桐油各20克。

【操作】将鲜桑根皮捣烂，与生石膏粉、生桐油混合成膏摊贴患处，大小视疮面而定，以覆盖患处为度，用绷带固定。每日换药1次，3~12日为1个疗程。

【主治】下肢慢性溃疡。

方法 3

【处方】乳香、没药、血竭、炉甘石各 30 克。

【操作】上药共研为极细末，清疮后再外敷本药粉，以不高出皮面为限，每日换药 1 次。

【主治】慢性下肢溃疡。

方法 4

【处方】鸡蛋 10 个。

【操作】将鸡蛋煮熟后去壳，蛋黄放入铁锅中文火煎至油出，挑出蛋黄，并放入小块纱布，拌匀后备用。清创后用蛋黄油纱布贴溃疡面，并进行包扎。每日 1 次，10~30 日为 1 个疗程。开始几日还可用炒黄的蛋黄末与油纱条敷之。一般敷药 1 个疗程可获良效。

【主治】慢性下肢溃疡。

方法 5

【处方】蒲公英、野菊花、鱼腥草各 30 克，葱白 10 克。

【操作】将上药共捣烂为膏，外贴敷于患处，每日 3~5 次。一般用药 15~30 日可愈或显效。

【主治】慢性下肢溃疡。

方法 6

【处方】苍耳子 30~40 克，生猪膘油 120~180 克。

【操作】将苍耳子研细末，与生猪膘油一起捣成糊。疮面以生石灰水清洗，取药膏外敷溃疡面，每日换药 1 次。一般用药 1~2 个月可获良效。

【主治】慢性下肢溃疡。

八、压疮

因久着席褥而生的疮称为压疮（旧称褥疮，属于疽）。以局部皮肤暗红、破损、肉腐紫暗，四周皮肤肿势平塌散漫，腐肉脱落，形成溃疡，经久不敛，甚则溃脓味臭、稀薄为特点。

方法 1

【处方】海螵蛸 50 克。

【操作】取大块洁白干净海螵蛸，刮去表面污物，研粉过筛，高压消毒备用。治疗时，先行疮面常规消毒，然后将药粉撒在疮面上，以全部撒满为度，用纱布包好。视分泌物情况，2~3 日换药 1 次。

【主治】浅度溃烂期压疮。

方法 2

【处方】干姜粉 10 克，生姜汁 40 毫升，鸡蛋清 60 毫升，生理盐水 40 毫升。

【操作】干姜粉、生姜汁经高压灭菌消毒，用蛋清、生理盐水和好搅匀，用纱布敷料在配好的溶液里浸泡后，取出敷于疮面，2~4 小时换药 1 次，连续湿敷亦可，10 日为 1 个疗程。

【主治】压疮。

方法 3

【处方】紫草 15 克，香油 100 克。

【操作】将香油煎沸，入紫草浸泡，放置 4~6 小时装瓶备用。将紫草油涂敷创面上，每日 2~6 次。对中期有坏死、感染、渗出的压疮，在皮损处外敷云南白药粉，每日 2~3 次。

【主治】早期、中期压疮。

九、肌内注射后硬结

肌内注射后硬结是指由于长期做肌内注射，或注射不易吸收的药物，从而造成注射部位出现硬块、疼痛为主的临床表现。常常给注射造成困难，影响药物的吸收。

方法 1

【处方】硫酸镁 50 克。

【操作】在瓷缸内加入开水 100 毫升，再加入硫酸镁充分搅拌使之溶解，然后浸入纱布块，稍拧后敷于患处，上放热水袋或热沙袋，每 7 分钟换一块纱布，每次 3 块，每日 3~4 次。一般治疗 2~3 日即获良效。

【主治】肌内注射所致硬结。

方法 2

【处方】三棱、莪术、芒硝各 200 克，食醋、蜂蜜各适量。

【操作】将前 3 味药研末，取食醋加蜂蜜各半调糊，摊于无菌纱布上，贴敷患处，每日 1~2 次。一般用药 7 日后即获良效。

【主治】肌内注射后硬结。

方法 3

【处方】大黄 30 克，食醋 20 毫升。

【操作】将大黄研细粉，用食醋调和成糊，涂敷患处，上用塑料薄膜覆盖，胶布固定，12 小时换药 1 次，连续贴敷。一般治疗 6~7 日后即获良效。

【主治】肌内注射后硬结。

方法 4

【处方】丁香 5 克，鲜鸡蛋 1 个，白酒（或食醋）适量。

【操作】将丁香研成细末，加白酒或食醋调成糊，涂在塑料薄膜上，再敷于硬结部位，外盖纱布，胶布固定，每日 1 次；或用新鲜鸡蛋清倒在消毒的脱脂棉球上，吸附饱满后敷于硬结上，再盖纱布固定，每日 1 次。一般用药 3~5 日即获良效。

【主治】肌内注射后硬结。

方法 5

【处方】鲜柳树叶、食盐各 20 克。

【操作】将柳叶与食盐共捣为糊，外敷于硬结及炎症部位，每日 1~2 次。一般用药 2~3 日即获良效。

【主治】肌内注射后硬结。

方法 6

【处方】白萝卜 1 个。

【操作】将白萝卜洗净，切成约 0.3 厘米厚的薄片，贴敷在硬结上，外盖小块塑料薄膜，再用胶布固定，每日 2 次。一般治疗 3~5 日即获良效。

【主治】肌内注射后硬结。

十、腱鞘炎

腱鞘炎是一种腱鞘损伤性疾病，常发生于肘、腕及手指等部位。主要病变为局部皮肤微红，轻度肿胀疼痛，患肢活动受限等，若发于肘部，用力握举及前臂做旋转动作时，肱骨外上髁等处疼痛加剧；若发生于手指部，当手指伸屈时，其疼痛可向腕部放射，常可发出弹响声。在其病变局部，均可找到压痛点。

方法 1

【处方】桂枝、紫苏叶各 15 克，伸筋草 20 克，透骨草、鲜桑枝各 30 克，麻黄、红花各 8 克。

【操作】上药加水煎煮，熏洗患处，每次 30 分钟，每日 2 次。一般用药 5 日均可获良效。

【主治】腱鞘炎。

方法 2

【处方】药用胶布 2 贴。

【操作】将药用胶布剪成长条块，粘贴于劳宫（手心）、八邪（手背）等穴位上，并且用热水袋敷熨手心，每日 1 次。

【主治】屈指肌腱鞘炎。

十一、鞘膜积液

鞘膜积液是指睾丸鞘膜囊内积聚的浆液多于正常量而形成的囊肿。主要表现为阴囊局部肿物逐渐增大，肿物表面光滑，有波动感，透光试验阳性，阴囊皮肤正常。肿物多为卵圆形，一般不引起疼痛，肿物较大时有下坠感，过大则影响行走。常为一侧病变，亦有两侧发生者。

方法 1

【处方】母丁香 40 克。

【操作】将母丁香研成细粉，用时取 2 克纳入脐中，外以敷料固定，2 日换药 1 次，20 日为 1 个疗程。休息 15 日，再行第二个疗程。

【主治】继发性鞘膜积液。

方法 2

【处方】金银花、蝉蜕各 30 克，紫苏叶 15 克。

【操作】将上药煎水 2 次，去渣取液混合，用纱布蘸药液，外洗或热敷患处，每次 30 分钟，每日 2~3 次。每剂药可用 3 日。

【主治】小儿鞘膜积液。

方法 3

【处方】肉桂 6 克，煅龙骨、五倍子、枯矾各 15 克。

【操作】上药捣碎，加水 700 毫升，煎煮 30 分钟，待药液凉到与皮肤温度相近时，将阴囊浸泡于药液内 30 分钟，每日 2 次，每 2 日 1 剂。一般连续用药 8 剂可获良效。

【主治】鞘膜积液。

十二、静脉炎

静脉炎是指静脉的一种急性非化脓性炎症，可分为浅表性静脉炎和深部静脉炎。多由肢体外伤、感染、长期卧床、心力衰竭异常的血液高凝状态等而引起静脉红、肿、疼痛、沿静脉呈条索状表现，并伴有继发性血管腔内血栓形成的疾病。

方法 1

【处方】山慈姑 15 克，乳香、没药各 15 克，蒲公英 30 克，五灵脂 9 克，大黄 9 克，山蒲黄 9 克，川芎 9 克，当归尾 9 克，赤芍 9 克，食醋适量。

【操作】将前 10 味药共研为细末，用食醋调敷患处，每日 1 次，7 日为 1 个疗程。

【主治】胸腹壁浅表性血栓性静脉炎。

方法 2

【处方】连翘 100 克，大黄 80 克，赤芍、红花、乳香、没药、白芷各 50 克，冰片 1 克。

【操作】将前 7 味药分别研为细末，过筛。用时掺入冰片细末拌匀，加陈醋调为糊，敷于患处。敷药后皮肤发痒，换药时先以香油调青黛成稀糊，涂一薄层，再贴敷上药；患处皮肤发红，可将白芷减半而大黄加倍。隔日换药 1 次。10 日为 1 个疗程，每个疗程间隔 3 日。

【主治】血栓性静脉炎。

方法3

【处方】连翘、水蛭、威灵仙各50克，山豆根10克，凡士林250克，冰片2.5克。

【操作】上药粉碎混匀研细粉，过80目筛。药粉加凡士林加温搅匀，待温度降至60℃左右时，加入冰片再搅匀，冷却。用大于炎症部位的消毒纱布摊药厚1毫米，贴敷于患处。

【主治】输液所致静脉炎。

十三、急性乳腺炎

急性乳腺炎是乳房的急性化脓性感染疾病。以乳房局部有肿块、疼痛，继而发热、发红为其临床表现。如治疗不及时，可形成脓肿、破溃或瘘管。

方法1

【处方】仙人掌90克，鸡蛋清适量。

【操作】将仙人掌剥去外皮，切细，捣烂成泥糊状，加入鸡蛋清调匀，摊于布或敷料上，敷于患处，用胶布固定，每日换药1~2次。如合并发热或腋下淋巴结肿大者，可酌情加用抗生素药物治疗。

【主治】乳腺炎初期。

方法2

【处方】当归、半夏、乳香、没药各25克。

【操作】上药共研为细末，过120目筛。用温开水调成糊，敷于患处。敷药干后，可以换药或喷温水润湿。一般用药1~3日即可获良效。

【主治】急性乳腺炎。

方法3

【处方】鲜蒲公英1把，土豆1个。

【操作】鲜蒲公英、土豆洗净，捣烂敷患处，每日3~5次。一般用药2~4日即获良效。

【主治】乳腺炎初期。

方法 4

【处方】六神丸 30 粒，凡士林适量。

【操作】将六神丸研为细末，用凡士林调匀，外敷患处，每日 1 次。一般敷药 2~3 日即获良效。

【主治】乳腺炎。

方法 5

【处方】生大黄、芒硝各 20 克，凡士林适量。

【操作】将前 2 味药研末，加入凡士林，用开水调匀，摊于纱布上，贴敷于乳房红肿部位，每日换药 3~4 次。一般用药 2~3 日即获良效。

【主治】乳腺炎。

方法 6

【处方】芫花根（或益母草、紫花地丁）适量。

【操作】选取上药任意一种，搓揉成小团，用棉花包裹塞鼻。左侧乳腺炎则塞右侧鼻孔，右侧乳腺炎则塞左侧鼻孔，每 6 小时更换 1 次。一般用药 3~5 日即获良效。

【主治】乳腺炎淤乳期。

十四、乳腺增生病

乳腺增生病是部分乳腺组织增生性疾病，既非肿瘤，亦非炎症，是内分泌功能紊乱致使乳腺结构异常的妇女常见病。临床表现为乳房一侧或两侧同时或相继出现单个或多个大小不等、形状不一、坚实而柔韧性结节或肿块，表面光滑，界线不甚清楚，皮色不变，肿块与皮肤深层组织不粘连，推之可动，乳房内可触及粗条索状肿物。乳房胀痛，月经前 3~4 日疼痛加重，肿块增大，经期后疼痛消失或减轻，肿块可能变小，周而复始。少数患者有持续性或不规律性疼痛。

方法 1

【处方】栝楼、连翘、川芎、红花、大黄、泽兰、芒硝、桑寄生、鸡血藤、丝瓜络各 30 克。

【操作】将上药共装入布袋蒸热后，加酒精热敷患处，每次 30 分钟，每日 2~3 次。一般用药 15~20 日可获理想疗效。

【主治】乳房囊性增生病。

方法 2

【处方】青皮 120 克，米醋 1 000 毫升。

【操作】将青皮浸入米醋一昼夜，然后晾干，烘焦研末，用冷开水调成糊，敷患处，外盖纱布，胶布固定，每日 1~2 次。一般敷药 20~30 日可获良效。

【主治】乳腺增生病。

方法 3

【处方】乳香、没药、黄柏、大黄各 10 克，冰片、鸡蛋清各适量。

【操作】前 4 味药共研为细末，加冰片混合研匀，用鸡蛋清调敷患处，每日更换 1 次。一般用药 3~5 周可获良效。

【主治】乳房囊性增生病。

方法 4

【处方】香附 120 克，陈酒、米醋各 20 毫升。

【操作】将香附研末，陈酒、米醋以拌湿为度，捣烂后制成饼蒸熟，外敷患处，每日 1 次，5 日后换药再敷。一般用药 1~2 个月可获令人满意的效果。

【主治】乳腺增生病。

方法 5

【处方】灵磁石 100 克。

【操作】将灵磁石打碎研末，缝入胸罩内；或选用市售薄磁片，缝在胸罩内层，令患者穿戴之。一般用至显效或痊愈为止。

【主治】乳腺增生病，乳房胀痛。

十五、急性肠梗阻

急性肠梗阻是由多种原因所致的肠内容物通过障碍的常见急腹症之一。其临床特点是腹痛、呕吐、腹胀、排便和排气停止等，可分单纯机械性肠梗阻、绞窄性肠梗阻、麻痹性肠梗阻等。

方法 1

【处方】大黄、芒硝各 10 克，厚朴、枳壳各 6 克，冰片 3 克，藿香正气水适量。

【操作】将前5味药共研为细末，以藿香正气水调成糊，填敷脐部，以麝香壮骨膏固定，并以热水袋敷熨药上，每日换药1次。一般用药2~3日即获良效。

【主治】麻痹性肠梗阻。

方法2

【处方】大黄、枳实各50克，厚朴、芒硝各30克，葱白250克，食盐25克，米醋适量。

【操作】将前4味研末，葱白、食盐捣烂加入药末中，以米醋调匀，炒热后用布包熨敷有包块或疼痛较剧处，直到大便通畅为止，一般于敷得矢气后缓解，排便后获良效。

【主治】急性肠梗阻。

方法3

【处方】吴茱萸10克。

【操作】将吴茱萸研末，加淡盐水调成糊，摊于2层纱布上，将四边折起长、宽各5厘米，敷于肚脐，胶布固定，每12小时更换1次。一般用药1次即可见效，2~3日即可获良效。

【主治】术后麻痹性肠梗阻。

方法4

【处方】细辛3克，皂角7克。

【操作】上药共研为细末，蜂蜜炼至滴水成珠，将两者按3:7混合调匀，制成通便药条，塞入肛门。一般用药后30分钟可排便、排虫。

【主治】蛔虫性肠梗阻。

十六、急性阑尾炎

急性阑尾炎是各种原因引起的阑尾急性化脓性感染。典型的急性阑尾炎表现为突然发作的上腹部或脐周疼痛，其后出现短暂的恶心和呕吐。几小时后疼痛转移至右下腹。右下腹可有压痛和反跳痛，咳嗽时有局限性疼痛、低热。如已形成炎性包块时，则可触及有压痛的包块。

方法1

【处方】生大蒜120克，芒硝60克。

【操作】生大蒜、芒硝共捣为糊，先于患部铺一层纱布，在纱布上均匀地涂一层凡士林以保护皮肤。再于凡士林上加盖一层纱布，然后将大蒜、芒硝糊涂在第二层纱布上，最后于糊剂上加盖一层纱布，并将纱布四周包起来，防止糊剂外流，避免烫伤皮肤。配合内服大黄粉可增强疗效。一般治疗3~5日即可获良效。

【主治】急性阑尾炎。

方法2

【处方】大黄、牡丹皮、桃仁、木香、延胡索各10克，金银花18克，连翘、黄芩、赤芍各12克。

【操作】上方加水煎沸取汁300~400毫升，取药液分2次滴肛。一般治疗3~5日均可获良效。

【主治】急性阑尾炎。

方法3

【处方】冰片、芒硝各适量。

【操作】上方按1∶10的量碾碎混匀，均匀撒在纱布中央，厚约0.5厘米，外敷局部，2~3日换药1次。对体温、血常规偏高者加用抗生素等西药。一般敷药3~7日可获良效。

【主治】阑尾周围脓肿。

十七、直肠脱垂

直肠脱垂（脱肛）是指直肠、肛管和乙状结肠下段的黏膜层或全层脱出于肛门外的疾病。主要表现为排便时，甚则咳嗽或行走时，有物自肛门脱出呈锥形或圆形。严重者脱肛不收，需要用手将直肠托回肛内。

方法1

【处方】煅龙骨40克，蝉蜕20克，白僵蚕15克，冰片3克，生甘草10克，凡士林150克。

【操作】将前5味药分别研为极细末，混合均匀后过100目筛，凡士林加热后，再将药末徐徐加入凡士林中，装入干净瓶内密封备用。用时先将患处用淡盐水洗净，涂以本药膏，再将脱出的直肠缓缓上托，压进肛门内，外盖消毒敷料，胶布粘贴，用丁字带固定。每日换药1次，3次为1个疗程。

【主治】脱肛。

方法2

【处方】石榴皮 90 克，五倍子 30 克，明矾 15 克。

【操作】将上药加水 1 000 毫升，文火煎煮 30 分钟，滤去药渣，趁热先熏后洗，同时将脱出的部分轻轻托上，每日早、晚各 1 次。

【主治】脱肛。

方法3

【处方】熟石灰 50 克。

【操作】取熟石灰炒热后用纱布包裹，趁热敷患处，每日 2 次。一般用药 10~15 日可获良效。

【主治】脱肛。

十八、痔疮

痔疮是肛门直肠下端和肛管皮下的静脉丛发生扩张而形成一个或多个柔软静脉团的一种慢性疾病。按其生成部位不同分为内痔、外痔、混合痔。内痔的临床特征为大便时滴鲜血，不痛，或大便上有鲜血，不与粪便混合。内痔脱出，发炎时则疼痛加重。外痔平常无自觉症状，但大便干燥，排便用力过猛时，肛门口处可见青紫色的肿块，触痛极明显。

方法1

【处方】无花果（根叶亦可）10~20 枚。

【操作】将无花果加水 2 000 毫升，煎至 1 500 毫升。晚睡前取药液熏洗患处 20 分钟。此药为一日量，亦可当日分数次用；也可同时服煮熟的无花果 5 枚。禁用酒类及辛辣刺激性食物。一般用药 3~4 剂即见效。

【主治】痔疮。

方法2

【处方】鱼腥草 100 克（鲜品 250 克）。

【操作】将药煎水，熏洗患处，每日 2~3 次。一般用药 7~10 日即见效。

【主治】内痔嵌顿。

方法 3

【处方】五倍子、明矾各 30 克，白及、花椒各 15 克。

【操作】将上药研为细末，用布包，加水 2 000 毫升，煎 20 分钟，熏洗坐浴 20 分钟，每日 1 剂，熏洗 2 次。一般用药 3~6 日即愈或显效。

【主治】内痔、混合痔。

方法 4

【处方】蜈蚣 4 条，五倍子末 9 克，香油适量。

【操作】将香油煮 1~2 沸，蜈蚣浸入，再入五倍子末，装入瓶内密封，如遇外痔痛不可忍，取药外敷。一般用药 3~5 日即显效。

【主治】外痔。

方法 5

【处方】冰片 3 克，芒硝 30 克，白矾 10 克。

【操作】上药加开水 1 000 毫升溶化，趁热以药棉适量蘸药液敷患处，每次 20~30 分钟。此方效果甚佳，且不易复发。

【主治】外痔。

十九、胆石症

方法 1

【处方】白芷 10 克，花椒 15 克，苦楝子 50 克，葱白、韭菜蔸各 20 克，白醋 50 毫升。

【操作】先将白芷、花椒研成细末，再将葱白、韭菜蔸、苦楝子捣烂如泥，后用白醋将上述药物和匀调成糊。用时取药糊贴敷于上脘处，外用透明薄膜覆盖，然后用胶布加固，24 小时换药 1 次，可连贴 2~4 次。一般贴敷 2~4 日即获显效。

【主治】胆绞痛。

方法 2

【处方】生川乌、生草乌各 20 克，凡士林适量。

【操作】生川乌、生草乌共研为细末，用凡士林调成膏，贴敷于痛处或章门、期门、日月等穴，每日更换 1 次。一般用药 3~5 日即可止痛。

【主治】胆石症。

方法 3

【处方】葱白50克，莱菔子30克。

【操作】上药共捣烂炒热，贴敷痛处，每日1次。一般用药3~5日即显效。

【主治】胆石症。

方法 4

【处方】王不留行1克。

【操作】取耳穴胰、肝、胆、脾、胃、食管、神门、内分泌、皮质下、交感等。将王不留行放置在一块0.6厘米×0.6厘米的橡胶皮膏中央。上述耳穴（单侧）分别各贴置一块，间隔1~2日后揭去；同法贴另一侧耳穴，反复交替。每次饭后用手轻轻揉按各穴，共20分钟，以加强刺激。一般治疗15~20日即见效。

【主治】胆石症。

二十、血栓闭塞性脉管炎

血栓闭塞性脉管炎是指周围血管的慢性闭塞性炎症病变，病变可累及四肢的中、小动脉和静脉。本病多见于青壮年，以四肢末梢多发，一侧或两侧均可发病，症见疼痛发凉，皮肤感觉异常，皮色改变，营养障碍。根据病情发展分为Ⅰ、Ⅱ、Ⅲ三期：Ⅰ期为局部缺血期，患肢趾（指）冷痛，间歇性跛行，足背动脉搏动减弱；Ⅱ期为营养障碍期，疼痛呈持续性，肢端皮肤发凉，抬高则颜色变白，下垂则暗红，趾甲变形增厚，肌肉萎缩，足背动脉搏动消失；Ⅲ期为坏死期，肢端发生干性或湿性坏死，剧痛，伴发热等全身症状。

方法 1

【处方】内服方：水蛭、当归、赤芍、川芎、红花、川牛膝各15克，黄芪30~60克。外敷方：乳香、没香、川芎各15克，冰片少许。

【操作】内服方：每日1剂，水煎分2次服。外敷方：药物研为细末，以开水或醋、酒调成膏，外敷患处，每次30分钟，每日1~2次。

【主治】静脉炎。

方法 2

【处方】如意金黄散50克，凡士林200克。

【操作】如意金黄散加凡士林，制成药膏。患部红肿疼痛，或发黄、变硬、坏死者，每日外敷药膏1次。溃烂、脓液多者，先撒少许金黄散药粉，创面四周敷以金黄膏。溃烂、创口久不愈，无脓液者，以3%过氧化氢溶液洗净创口，再撒少许珍珠八宝丹粉，隔日换药1次。

【主治】静脉炎与干性坏死。

方法3

【处方】口服方：水蛭1克，松香1.2克，全蝎0.8克。外敷方：松香220克，生桐油100毫升。

【操作】口服：将药研末，凉开水送服，每日3次，30日为1个疗程。外敷方：将松香研为细末，以生桐油调成糊，外敷患处，每日1次。

【主治】脉管炎。

方法4

【处方】大黄、芒硝各60克，乳香、没药、紫花地丁各30克，露蜂房、透骨草各20克。

【操作】将上药共研为细末，以猪油调敷患处，每次1小时，早晚各1次。如病属虚寒者，去紫花地丁，加黑附片、樟脑各15克；如有破溃，应局部消毒后外敷。一般敷药1~2个月可获良效。

【主治】脉管炎。

方法5

【处方】桂枝、附子片、伸筋草、苦参各15克。

【操作】上药用水煎后去渣取汁，趁热浸洗患肢，每日2次，10日为1个疗程。一般浸洗2~3个疗程可获良效。

【主治】脉管炎。

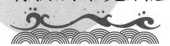

第六章
骨伤科常见病症穴位贴敷疗法

一、颈椎病

颈椎病是发生在颈部的骨关节退行性病变，根据临床表现分为神经根型、脊髓型、椎动脉型、交感神经型四种类型，主要症状为颈痛，颈部僵硬，有时疼痛放射至臂和手。

方法1

【处方】透骨草、伸筋草、千年健、威灵仙、路路通、荆芥、防风、防己、附子、桂枝、羌活、独活、麻黄、红花各30克。

【操作】上药共研为细末，混匀分别装入长布袋中，每袋150克，水煎20~30分钟，取出稍凉后热敷颈肩疼痛处，每日1次，2个月为1个疗程。一般用药2~3个疗程可显效。

【主治】各型颈椎病。

方法2

【处方】王不留行1克。

【操作】选择颈椎的耳穴相应部位对称贴压，3日换贴1次。治疗期间酌情进行耳穴按摩，双耳贴压10次为1个疗程。

【主治】各型颈椎病。

二、肩关节周围炎

肩关节周围炎（肩周炎）是肩周肌肉、肌腱、滑囊和关节囊等软组织的慢性炎症，主要以长期肩部疼痛、关节功能障碍和肌肉萎缩为临床特点。

方法 1

【处方】川乌、草乌、樟脑各 90 克。

【操作】上药研末，装瓶备用。用时根据疼痛部位大小，取药末适量，用醋调成糊。将药糊均匀涂敷于压痛点上，约 0.5 厘米厚，外覆纱布，用热水袋热敷 30 分钟，每日 1 次。

【主治】肩关节周围炎。

方法 2

【处方】桂枝、防风、威灵仙、五加皮各 15 克，荆芥、细辛、没药各 10 克。

【操作】将上药加水煎汁，用药汁趁热熏洗患肩 30 分钟，药渣装入布袋，熏洗后，热熨患肩 30 分钟，每日 1~2 次，每剂药可用 3~5 日。一般用药 10~15 日即获良效。

【主治】肩关节周围炎。

方法 3

【处方】吴茱萸、薏苡仁、莱菔子、菟丝子、紫苏子、食盐各 30 克。

【操作】将食盐炒黄，再加中药炒至微变色，装入布袋内，热熨患肩，同时进行肩关节上举、后伸等活动，每日 3 次。此药袋连用 2 日，煮开放温，取出水煎，洗患肩处 2 次。一般用药 15~20 日显效。

【主治】肩关节周围炎。

方法 4

【处方】丹参、川芎、细辛、附子、羌活、桂枝、桑枝、乳香、没药、红花各 100 克。

【操作】上药共合一处，制成药枕，睡时垫于患部，长期应用效果倍佳。

【主治】肩关节周围炎。

三、腰肌劳损

腰肌劳损是指腰部软组织因慢性损害性病变所引起的腰痛疾病，主要临床表现为长期腰痛，反复发作，腰部酸痛不适，劳累后或寒冷阴雨日加重。

方法 1

【处方】葱白 30 克，大黄 6 克。

【操作】将上药捣烂、炒热，外敷痛处，每日 2 次。一般用药 10~15 日显效。

【主治】腰肌劳损之腰痛。

方法 2

【处方】骨碎补 2 500 克，威灵仙、川杜仲、鸡血藤各 500 克，红花、当归、白芷各 250 克。

【操作】上药烤干，研粉。取 250 克，加少许水湿润，炒热，另加米酒 150 毫升搅匀，装于规格为 30 厘米×20 厘米的布袋内，敷于腰痛部位，再放上热沙袋，每次 2 小时，每日 1 次，7 日为 1 个疗程。每袋药粉可连用 7 日，每日加米酒炒热后再用。

【主治】腰肌劳损之腰腿痛。

方法 3

【处方】干姜 20 克，当归 15 克，苍术 10 克，95% 酒精适量。

【操作】干姜、当归、苍术共研为细末，用酒精调成糊状，外敷患处，然后用 100 瓦白炽灯烘烤 20~40 分钟，每日 1 次。一般用药 15~20 日可取得显著疗效。

【主治】慢性腰肌劳损。

方法 4

【处方】独活、防风、杜仲、牛膝、川断、香附、当归、延胡索、桑寄生、威灵仙各 20 克。

【操作】上药共研粗末，炒热用布包裹，趁热敷患处，每次 30 分钟，每日 1~2 次，每剂药可连用 3~5 日。一般用药 2~3 周可获显效。

【主治】慢性腰肌劳损。

四、急性腰扭伤

急性腰扭伤指以损伤后立即出现剧烈腰痛，腰肌紧张及活动受限为特点的腰部肌肉、筋膜、韧带、椎间小关节及骶髂关节的急性扭挫伤。

方法 1

【处方】大黄 200 克，白芷、姜黄、生乳香、生没药各 60 克，黄酒（或食醋）

适量。

【操作】将前 5 味药研为细末，用黄酒或食醋调成糊，贴敷患处，每日更换1 次。

【主治】腰扭伤。

方法 2

【处方】栀子 40 克，乳香 20 克，黄连、细辛、三七、樟脑各 10 克，黄酒适量。

【操作】上药研末混匀，用黄酒调为糊，贴敷患处，每日 1 次。

【主治】急性腰扭伤。

方法 3

【处方】当归、羌活、乳香、没药各 60 克。

【操作】将上述药物拌匀后分装在宽 13.3 厘米、长 20 厘米的 2 个布包中，上锅蒸约 10 分钟，取出药包，外涂黄酒，趁热敷患处，每日 3 次。

【主治】急性腰扭伤。

方法 4

【处方】茴香 20 克，丁香 10 克，樟脑 6 克，红花 12 克，白酒适量。

【操作】将上药共研为细末，用白酒调拌成糊，外敷腰部，每日 2~3 次。一般用药 2~3 日即获良效。

【主治】急性腰扭伤。

方法 5

【处方】栀子 12 克，大黄 8 克，姜黄 3 克，冰片 3 克，葱白 60 克，白酒适量。

【操作】将前 5 味药研为细末，用白酒调糊，贴敷患处，每日 1~2 次。一般用药 2~3 日即获良效。

【主治】急性腰扭伤。

方法 6

【处方】桃仁 60 克，细辛 15 克，白酒 500 毫升。

【操作】将上药放入白酒浸泡 10 日，备用。用时取适量药酒涂患处，摩擦5~10 分钟，每日 1~2 次。

【主治】急性腰扭伤。

五、肋软骨炎

肋软骨炎主要表现为肋软骨增生，伴有疼痛。可在第二到第十肋近胸骨之肋软骨发病。两侧均可发生。病变常侵犯第2~4肋软骨，尤以第二肋软骨多见。发病局部隆起结节，皮色正常，自感疼痛，压痛明显，严重者甚至屏气，不能举臂。

方法1

【处方】云南白药1克，白酒或75%酒精适量。

【操作】将云南白药用白酒或75%酒精调成糊，外敷患处，用胶布固定。3日换药1次，一般用1~2次，最多4次即获良效。

【主治】肋软骨炎。

方法2

【处方】生大黄、黄连、黄柏各30克，乳香、没药各15克，米醋适量。

【操作】将前5味药共研为细末，加米醋调成糊，每日1剂，分2次外敷患处。一般用药1~2日疼痛消失，4~6日肿胀、压痛消失。

【主治】火热毒邪型肋软骨炎。

方法3

【处方】生蒲黄、五灵脂各20克，米醋适量。

【操作】将前2味药共研为细末，加米醋调成糊，每日1剂，分2次外敷患处。

【主治】瘀血阻滞型肋软骨炎。

方法4

【处方】跌打丸（中成药）2~3丸，白酒（或75%酒精）适量。

【操作】将跌打丸研碎加白酒或酒精加热成不流动的糊状物，外敷患处，用胶布固定，每日换药1次，1周为1个疗程。一般用药1~2个疗程即获良效。

【主治】肋软骨炎。

六、骨质增生

骨质增生是中老年人出现的不同程度、不同部位的骨组织增生性病变，是由骨质退行性变，加之长期站立、行走或长时间处于某姿势，肌肉牵拉或撕脱出血，血肿机化，致骨边缘形成刺状或唇样的骨质增生。具体疼痛部位一般为腰椎、胸椎和颈椎，表现为腰痛，严重时腰伸不直，疼痛难忍，翻身与站立困难，而且会伴有头晕、头痛、颈部活动不便，有僵硬感觉等。

方法 1

【处方】白僵蚕、白芷各 6 克，蜈蚣 2 条，全蝎 3 克。

【操作】上药研末，敷患处，以伤湿止痛膏固定，每日换药 1 次。一般用药 2~4 周见效。

【主治】手足骨质增生。

方法 2

【处方】全当归、白芍各 40 克，川芎、炒艾叶、地龙、炙川乌、五加皮、木通、川花椒、萆薢、防风各 30 克，生姜汁 100 毫升，冰片 5 克，陈醋适量。

【操作】前 11 味药共研为极细末，加入姜汁、陈醋共调成糊，储瓶备用。用时以此药糊敷于患处，每日换药 1 次，1 剂药一般可用 2~3 日，2 剂药为 1 个疗程。一般用药 1~3 个疗程即显效。

【主治】骨质增生。

方法 3

【处方】没食子 40 克，牙皂 20 克，食醋适量。

【操作】将没食子、牙皂焙干，研为极细末，用食醋调成糊。根据疼痛部位，用敷料将药糊贴患处，胶布固定，每日更换 1 次。用药后一日疼痛即可缓解，轻者数次痛止，重者 10 余次疼痛消失。

【主治】足骨质增生。

方法 4

【处方】川芎 45 克。

【操作】将川芎研成细末，分装在薄布缝制的布袋里，每袋装药末 15 克。将药袋放在鞋里，直接与痛处接触，每次用药 1 袋，每日换药 1 次，3 个药袋交替使用，换下的药袋晒干后可再用。一般用药 7 日后疼痛减轻，20 日疼痛消失，可获得令人满意的疗效。

【主治】足跟骨刺。

方法6

【处方】大黄、黄柏、威灵仙、独活、牛膝、透骨草各30克，芒硝5克，陈醋50毫升。

【操作】将前6味药物用纱布包好，加水约3 000毫升，煎约半小时后取出药包，将药液倒入盆内，加入芒硝、陈醋搅匀。熏洗时先以热气熏蒸，并用毛巾蘸药液交替热敷痛处，待水温降至50~60℃时，将患足伸入盆内浸洗。若水温下降，可加温再洗，每次1小时，每日1~2次。一般用药4~5剂即可见效。

【主治】各种原因引起的足跟痛。

方法7

【处方】当归20克，川芎、乳香、栀子各15克。

【操作】将上药研末，撒入棉纱布间缝制成鞋垫数只。每日1只垫患足，1个月为1个疗程。一般2~3个疗程可获良效。

【主治】足跟骨刺。

七、骨髓炎

方法1

【处方】黄连65克。

【操作】将黄连捣碎成粉，置烧瓶中，加水至2 000毫升，煮沸3次，每次15分钟，冷却备用，不去渣，不加防腐剂。同时注药液于小瓷杯，患指除去敷料后伸入浸泡，每日1次，每次1~3小时（视病情轻重而定）。浸浴毕，按常规换药，根据病灶情况选用不同纱条。在治疗过程中，估计创口能很快愈合时，可停止浸浴，仅换药。否则应继续浸浴，直至痊愈。在浸浴治疗的同时，一般无须其他特殊治疗。

【主治】手指骨髓炎。

方法2

【处方】纯艾绒20克。

【操作】将艾绒放入熏灸器（市售或自制均可）内点燃，把出烟口对准患处1~2寸，距离以患指有湿热感为宜。熏灸30分钟后创面皮层盖一层薄黄的艾叶油，然后用消毒纱布包扎，每日1次，10次为1个疗程。

【主治】手指骨髓炎。

方法 3

【处方】蜈蚣 5 条，全蝎、乳香、没药、白鲜皮、甲珠各 20 克，香油 500 克，樟脑 250 克。

【操作】将前 6 味药研为细粉，放入熬沸的香油内，文火熬炼，再加入樟脑拌匀，冷却成膏。根据创口面积，取药膏摊于牛皮纸或布上，外敷创口。亦可配合引流术，术后 3 日外贴膏药。

【主治】骨髓炎。

方法 4

【处方】蜈蚣粉 20 克，生桐油 250 毫升。

【操作】将蜈蚣粉加入生桐油内浸泡 10 日即成外用膏。用时取药膏外搽患处。同时口服蜈蚣粉，每次 1 克，每日 3 次。

【主治】骨髓炎。

八、踝关节扭伤

踝关节扭伤指踝关节过度内、外翻，导致以踝部肿胀、剧痛及功能受限为特点的踝部软组织损伤。

方法 1

【处方】荆芥、防风、紫苏叶、刘寄奴各 10 克，羌活、独活各 8 克，桑枝、松节、桂枝、伸筋草各 15 克，细辛 4 克。

【操作】上药共粉碎，过 140 目筛，每剂装纱布袋 1 袋，用开水浸泡，熏洗患处，每次 1~2 小时，每日 1~2 次，7 日为 1 个疗程。一般用药 1 个疗程即效。

【主治】踝关节扭伤。

方法 2

【处方】大葱 100~200 克。

【操作】将大葱捣烂，炒热后敷患处，凉则换，每次 20~40 分钟，每日 1~2 次，3~5 次为 1 个疗程。一般用药 1~2 个疗程即获良效。

【主治】踝关节扭伤。

方法 3

【处方】木瓜 60 克，栀子 30 克，大黄 150 克，蒲公英 60 克，土鳖虫、黄柏、乳香、没药各 30 克，凡士林适量。

【操作】将前 8 味药共研为细末，凡士林调膏，外敷患处，每日 1 次，3~5 次为 1 个疗程。一般治疗 1~2 个疗程即获良效。

【主治】踝关节扭伤。

方法 4

【处方】生栀子 20 克，乳香 15 克，桃仁、大黄各 6 克，鸡蛋清（或陈醋）适量。

【操作】将前 4 味药共研为细末，急性期用鸡蛋清调成药糊取药敷患处，伤后超过 1 个月用陈醋调敷患处，每日 1 次。一般用药 7~10 日即获良效。

【主治】踝关节扭伤。

方法 5

【处方】新鲜韭菜 250 克，食盐 3 克，白酒 30 毫升。

【操作】将新鲜韭菜切碎，加入食盐拌匀，用小木槌将韭菜捣成菜泥，外敷于软组织损伤表面，以清洁纱布包住并固定，再将白酒分次倒于纱布上，保持纱布湿润。敷 3~4 小时后去药，第二天再敷 1 次。一般用药 2~3 次即获良效。

【主治】足踝部软组织损伤。

方法 6

【处方】五倍子（炒黄）50 克，栀子（微炒）30 克，石膏 20 克，蜂蜜 30 克，食醋 30 毫升，白酒适量。

【操作】将前 3 味药研成细末，用蜂蜜、食醋、白酒调成糊备用。将药糊涂于患处，再覆盖铝箔纸，绷带固定，隔日或 3 日换药 1 次。

【主治】踝关节损伤。

九、软组织损伤

软组织损伤是一种无骨折、无脱臼、无皮肤破损的常见外伤疾患。

方法 1

【处方】樟脑 9 克，冰片 0.5 克，白芷、当归、大黄、黄芩各 40 克，乳香、没药、红花、续断各 30 克，木香 20 克，蜂蜜适量。

【操作】先将樟脑、冰片研细另放，再将余药（除蜂蜜外）共研为细末。用时取诸药适量，加蜂蜜调成糊，摊在伤湿止痛膏上，敷于患处，包扎固定，2 日换药 1 次。

【主治】软组织损伤。

方法 2

【处方】大黄 50 克，黄药子 30 克，栀子、红花各 10 克。

【操作】上药粉碎成末备用。视损伤范围适量取药，加白酒调成稠糊，涂敷患处，并覆塑料薄膜，外用绷带包扎。每日换药 1 次，换药前局部按摩。一般敷药 2~6 小时疼痛锐减，2~3 日完全消失。

【主治】软组织损伤。

方法 3

【处方】赤小豆粉适量。

【操作】将赤小豆粉凉水调糊，涂敷受伤部位，厚 2~10 毫米，外用纱布包扎，24 小时后解除，未愈者以上法再次涂敷。

【主治】血肿与损伤。

十、落枕

落枕是指多因睡眠姿势不正确而导致以颈项部强直酸痛不适，转动不灵活为特点的痛症。

方法 1

【处方】生姜、葱白各 50 克。

【操作】上药捣烂炒热，布包敷熨患处，每次 30 分钟，每日 2~3 次。一般用药 1~4 次即愈。

【主治】落枕。

方法 2

【处方】木瓜、土鳖虫、蒲公英各 60 克，大黄 150 克，栀子 30 克，乳香、没药各 15 克，凡士林适量。

【操作】将前 7 味药共研为细末备用。用时取凡士林调糊敷患处，每日 1 次，3 日为 1 个疗程。一般治疗 1~2 个疗程即愈。

【主治】落枕。

方法 3

【处方】鲜蓖麻叶 100~150 克。

【操作】取鲜蓖麻叶捣烂贴敷患处，每日更换 1 次。一般用药 2~3 日即愈。

【主治】风寒侵袭引起的落枕。

方法 4

【处方】药用胶布 2~3 贴。

【操作】取天柱、肩井、悬钟、后溪等穴。用药用胶布裁成 2 厘米 × 2 厘米的小方块粘贴在穴位上，10 小时后取下，每日 1 次。一般治疗 2~3 次即愈。

【主治】落枕。

方法 5

【处方】川芎、羌活、独活、晚蚕沙各 30 克。若为气血瘀阻不畅者，加丹参、延胡索、急性子、玫瑰花各 50 克；风寒入络者，加细辛、石菖蒲各 50 克。

【操作】将上药装入枕套内，让患者睡卧时枕之。

【主治】经常反复之落枕。

十一、骨折

骨折是指由于外力作用破坏了骨的完整性和连续性，以局部肿胀、畸形、异常活动及功能障碍为临床特点。治疗骨折，要在复位的基础上敷药，并且要明确贴敷位置。

方法 1

【处方】大黄 200 克，血竭、骨碎补、川断各 150 克，自然铜 200 克，冰片 80 克。

【操作】上药共研为细末，用白布做成大小不等的药垫。遇有骨折时，将骨折复位后（不含开放性骨折），根据损伤部位，取相应大小的药垫，敷于骨折处，用布带固定，每周换药1次。一般用药3~5周可获得显著疗效。

【主治】闭合性骨折。

方法2

【处方】降香、荔枝核各50克，75%酒精适量。

【操作】降香、荔枝核研粉过筛，混合均匀后装瓶备用。临用时，用酒精调药粉为糊，直接敷在骨折处，外面包扎固定。一般用药3~5周可获良效。

【主治】闭合性骨折。

方法3

【处方】乳香12克，白梢瓜种120克，五加皮30克，没药12克，公鸡肉500~1 000克。

【操作】上药共捣烂如泥，敷患处，每日1次。一般用药20~30日可获良效。

【主治】闭合性骨折。

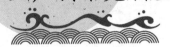

第七章
妇产科常见病症穴位贴敷疗法

一、带下病

带下病指白带量过多，色、质、味异常，或伴有腰痛、小腹痛者。

方法 1

【处方】冰硼散（成药）1 瓶。

【操作】月经净后 3~5 日，常规消毒会阴部，用窥器暴露宫颈，以灭菌棉球拭净阴道及宫颈分泌物，继用 1% 苯扎溴铵液冲洗阴道，根据病变程度将一带尾线无菌棉球，视糜烂面积大小蘸取不同量的冰硼散，敷于患处，每日 1 次，6~7 日为 1 个疗程。

【主治】宫颈柱状上皮异位之带下。

方法 2

【处方】六神丸（成药）15 粒。

【操作】洗净外阴，取上药塞入阴道内，每晚 1 次，经期停用。6 日为 1 个疗程，一般 2 个疗程可治愈。

【主治】滴虫所致带下病。

方法 3

【处方】党参 12 克，白术 15 克，干姜 10 克，炙甘草 3 克，炮附子 10 克，补骨脂 12 克。

【操作】上药研为细末备用。将肚脐用温水洗净擦干，把药粉适量放入脐中，上盖软纸片，再加棉花，最后以胶布固定，5日换药1次。

【主治】带下病，属脾肾两虚型。

方法4

【处方】芡实30克，桑螵蛸30克，白芷20克。

【操作】上药共研为细末，用米醋调成糊，取适量敷于脐内，胶布固定，每日更换1次，连用5~7日。

【主治】肾气不足所致带下病。

方法5

【处方】炒白芥子、白鸡冠花、白果仁、白胡椒、白术各3克，灶心土30克，车前子15克。

【操作】先将灶心土炒为褐黑色，诸药研末后倒入灶心土同炒片刻，注入适量白酒，做成2个药饼，湿敷于神阙、隐白上，用纱布覆盖，胶布固定，24小时后去药，7日贴药1次。

【主治】带下病。

方法6

【处方】川椒、大茴香、乳香、没药、降香各10克，面粉、白酒各适量。

【操作】将前5味药共研为细末，以面粉、白酒调糊，摊铺于纱布上，敷于痛处局部，以热水袋热熨，每日2次。一般用药5~7日即显效。

【主治】带下病。

二、痛经

妇女在行经期间或行经前后，出现周期性腰腹疼痛难忍或伴其他不适，以致影响生活和工作，甚或痛剧昏厥者称为痛经。分为原发性痛经和继发性痛经两种。

方法1

【处方】肉桂10克，吴茱萸、茴香各20克，白酒适量。

【操作】肉桂、吴茱萸、茴香共研为细末，用白酒炒热，敷于脐部，冷后复炒再敷，以不烫伤为度，用胶布固定，连敷3日。下次月经之前再敷3日。一般治疗2~3个月经周期可愈或显效。

【主治】痛经。

方法 2

【处方】生姜 120 克，花椒 60 克。

【操作】将上药共研为细末，炒热，包敷痛处，每日 1~2 次。一般治疗 1~5 次即可止痛。

【主治】痛经。

方法 3

【处方】荜茇、高良姜各 10 克。

【操作】将上药共研为极细末，搐入鼻孔。一般用药 30 分钟后即可止痛或好转。

【主治】原发性痛经。

方法 4

【处方】香附、延胡索各 12 克，桂枝、肉桂各 8 克，木香 6 克，鸡血藤 20 克。

【操作】将上药捣烂，炒热后外敷丹田，然后按揉或温灸，每日 1~2 次，每次 30~40 分钟。一般用药 2~3 次即可止痛。

【主治】痛经。

三、闭经

凡年满 18 岁月经尚未来潮，或行经后又中断 3 个月以上，称为闭经。前者为原发性闭经，后者为继发性闭经。

方法 1

【处方】蜣螂（焙干）1 只，威灵仙（烤干）10 克。

【操作】将上药共研为细末，填敷神阙。用膏药或胶布贴盖，约 1 小时后去药。每日 1~2 次，连续用药至痊愈。

【主治】血瘀型闭经。

方法 2

【处方】益母草 125 克，蚕沙适量。

【操作】益母草加水 1 000 毫升，煎水先温洗小腹部，再取蚕沙炒热，用布包蚕沙敷小腹，每日 1~2 次。一般用药 1~2 周即获良效。

【主治】各种闭经。

方法3

【处方】胡椒、丁香粉、肉桂粉各10克。

【操作】将胡椒研成末，用水调做成饼，加丁香粉、肉桂粉。混合后，取3克置于关元穴上，然后以艾炷灸之，共6壮，每日1次，7次为1个疗程。

【主治】寒实型闭经、虚寒型闭经。

方法4

【处方】山楂（鲜品）10个，赤芍3克，生姜15克。

【操作】上药共捣如泥膏，放锅中炒热，趁热敷于脐部，每次热敷30分钟，每日1次，连用3~5日。一般治疗3~5次可获良效。

【主治】闭经。

四、月经不调

月经不调泛指月经的周期、经量、经色和经质异常的病症。临床包括以月经周期改变为主的月经先期、月经后期、月经先后不定期、经期延长和月经量改变为主的月经过多、月经过少等。常伴有小腹胀满、腰酸痛、心烦易怒、头晕、心悸、夜寐不安、精神疲乏等症状。

方法1

【处方】桃仁、红花、当归、香附、白芍、肉桂、吴茱萸、小茴香、郁金、枳壳、五灵脂、蚕沙、蒲黄、熟地黄各10克。

【操作】将上药共研为细末，用酒调敷神阙穴，外用纱布覆盖，胶布固定，2日换药1次。一般用药7~10次即显效。

【主治】月经不调，月经减少。

方法2

【处方】红蓖麻仁15克。

【操作】将红蓖麻仁捣烂成膏，敷百会穴（剪去头发），用绷带包扎，血止后洗去。一般敷药1次即见效。

【主治】月经过多。

方法 3

【处方】益母草 60 克，夏枯草 30 克。

【操作】上药共捣烂炒热，外敷丹田。

【主治】月经不调。

方法 4

【处方】乳香、没药、白芍、川牛膝、丹参、山楂、广木香各 15 克，冰片（另研）1 克，姜汁（或黄酒）适量。

【操作】将以上前 8 味药共研为细末，以姜汁或黄酒调糊，分贴于神阙、子宫穴上，外用纱布覆盖，胶布固定，2 日换药 1 次。

【主治】月经不调，腹痛。

方法 5

【处方】当归 30 克，川芎 15 克，白芍、五灵脂、延胡索（醋浸）、肉苁蓉、苍术、白术、乌药、小茴香、陈皮、半夏各 9 克，柴胡 6 克，黄连、吴茱萸各 3 克。月经先期者，加黄芩、丹参、地骨皮各 6 克；月经后期者，加干姜、艾叶各 6 克；血瘀者，加桃仁、红花、大黄、生姜、大枣各 6 克。

【操作】将上药烘干，研为细末，过筛装瓶备用。临证取药粉适量，用醋或酒调成膏，纱布包裹，敷于神阙、关元，外覆塑料薄膜、纱布，胶布固定，再加热水袋熨，每次 30 分钟，每日 2~3 次。一般敷药 5~7 日即见效。

【主治】各型月经不调。

方法 6

【处方】王不留行 1 克。

【操作】耳穴主穴：肾、子宫、附件、盆腔、内分泌、肾上腺、皮质下、卵巢。配穴：膈、心、肝、脾、腰痛点。以王不留行用胶布贴压穴位，主穴必贴，配穴随症选取，左右交替贴压，每日按压 3~4 次，每次 15~20 分钟。隔日 1 次，15 次为 1 个疗程。连贴 2 个疗程，前后疗程间隔 15 日。

【主治】月经过多。

五、宫颈炎

宫颈炎是指妇女子宫颈发生的炎症性病变，可分为急性、慢性两种。急性宫颈炎较为少见，但如不及时治疗，就可能转变成慢性宫颈炎，主要临床表现为宫颈部位红、肿、疼痛、柱状上皮异位、肥大、息肉及宫颈腺体囊肿、宫颈管炎等。

方法 1

【处方】黄药子 500 克，黄酒 2 000 毫升。

【操作】将黄药子洗净，晾干，浸泡于黄酒中，纳入罐中密封，加微火蒸 2 小时后取出，保持密封并置避光处 7 日待用。用时先擦净宫颈分泌物，然后将带尾线消毒棉球浸湿本药后紧贴于宫颈口表面，尾线留于阴道口外，24 小时后取出，隔日 1 次。一般用药 1~2 周即可获良效。

【主治】宫颈炎。

方法 2

【处方】苍术、百部、蛇床子、黄柏、苦参、连翘、土槿皮各 15 克，荆芥 10 克，枯矾 5 克。

【操作】将上药共煎，浓缩成 250 毫升，做阴道冲洗，每日 1~2 次，6 日为 1 个疗程。本方结合内服及于冲洗后阴道局部上药，效果甚佳。

【主治】宫颈炎。

方法 3

【处方】金银花、甘草各 20 克。

【操作】将上药研为细粉，用消毒棉球蘸药粉塞入阴道，第二天取出，连用 7 日；或单用金银花制成流浸膏涂敷宫颈口。用药 7~14 次即获良效。

【主治】宫颈炎。

六、功能性子宫出血

功能性子宫出血是指妇女非行经期的阴道出血。临床分为无排卵型和排卵型两类。无排卵型子宫出血多由子宫内膜增生或萎缩引起，排卵型子宫出血则由黄体不健或萎缩所引起。主要表现为子宫不规则出血，月经量多，经期延长，经血淋漓不断，月经先期，先后不定期，经间出血，连续发病 3 个月经周期以上。

方法 1

【处方】益智仁、沙苑子各 20 克，艾叶 30 克。

【操作】益智仁、沙苑子研末，以艾叶煎汁后调敷脐上，每6小时换药1次，5日为1个疗程。

【主治】功能性子宫出血。

方法2

【处方】栀子炭、棕榈炭、地榆各6克，鲜小蓟、鲜鸡冠花各15克。

【操作】将前3味药研为细末，后2味捣烂与药粉混合敷于脐部，用塑料布覆盖，外用胶布固定，每日换药1~4次。

【主治】功能性子宫出血。

方法3

【处方】食盐、蒲黄炭各10克，艾炷适量。

【操作】将食盐和蒲黄炭混合拌匀，储存备用。取上药物适量，填满患者脐孔，令高出皮肤少许，继之把艾炷置于药面之上，点燃灸之，一般二到五炷，至阴道出血停止方可停灸。一般灸1~2次方可奏效。

【主治】功能性子宫出血。

方法4

【处方】烟叶10克，生盐少许。

【操作】将烟叶捣烂如泥，放入生盐拌匀，用纱布包好，敷于脐上，胶布固定，每日换药1次，连敷3~5日为1个疗程。

【主治】功能性子宫出血。

七、子宫脱垂

子宫从正常位置沿阴道下脱，超出一定范围，甚则挺出阴道之外，称为子宫脱垂。主要症状有下腹下坠感，腰背酸痛，阴道有肿物脱出感，阴道分泌物增多。此外，可有尿路刺激症状，大便困难，影响正常性生活等。

方法1

【处方】白胡椒、附子、白芍、肉桂、党参各20克，五倍子、椿根皮各100克。

【操作】上药共煎汤熏洗，每日2次，10日为1个疗程。

【主治】子宫脱垂。

方法 2

【处方】附子片 1 块，艾绒若干。

【操作】取直径 2 厘米、厚 0.4 厘米的附子片 1 块，上置 7 分长艾条，隔附片灸百会穴 3~4 壮，至头昏脑涨，再卧床休息片刻。每日 1 次，10 次为 1 个疗程。该方取药物、穴位双重作用，效果较好，用之立感轻松。

【主治】Ⅰ度子宫脱垂。

方法 3

【处方】蜗牛 100 克，猪油（或桐油）适量。

【操作】将蜗牛去壳洗净，焙干，研细粉，用猪油（或桐油）调成糊。先用 1% 过氧化氢溶液清洗子宫脱出部位，取药糊涂于宫体及韧带周围，并用消毒纱布将子宫纳入阴道内，以"T"形带固定，每日敷 1 次，4 次为 1 个疗程。

【主治】Ⅱ度、Ⅲ度子宫脱垂。

方法 4

【处方】红蓖麻子 250 克，硫黄粉 6 克，五倍子 30 克，生油少许。

【操作】先用五倍子煎汤，洗净患处，用消毒纱布拭净，再用生油敷阴挺部；将红蓖麻子、硫黄粉共捣烂，煨热，敷百会，热熨脐部，令患者躺下，头低足高，待子宫微收缩后，迅速将药除去。愈后可口服补中益气丸以巩固疗效。

【主治】子宫脱垂。

方法 5

【处方】蓖麻子仁 10 克，醋、热米饭各适量。

【操作】将蓖麻子仁醋炒，研细，等量热米饭加入共捣和成饼，贴于脐部，用纱布固定，每日 1 次，以子宫复位，疗效巩固为度。

【主治】子宫脱垂。

方法 6

【处方】蛇床子 20 克，乌梅 40 克，枳壳 20 克，艾叶 30 克。

【操作】将上药共捣碎，装入兜袋中，长期固定在肚腹上，10~15 日换药 1 次。

【主治】肾虚子宫脱垂。

八、妊娠呕吐

妊娠呕吐是指妇女怀孕 5~6 周后，出现晨起恶心、呕吐或一日内呕吐数次，并伴倦怠喜卧、食欲缺乏，严重者呕吐频繁，不能进食进水，可引起脱水、酸中毒及电解质紊乱等。

方法 1

【处方】丁香 15 克，半夏 20 克，生姜 30 克。

【操作】将前 2 味药研为细末，生姜煎浓汁，共调为糊。取适量涂敷脐部，盖以纱布，并用胶布固定，每日 1 次，一般用药 3~5 日即见良效。

【主治】妊娠呕吐。

方法 2

【处方】生姜 6 克。

【操作】将生姜烘干，研为细末，以水调为糊，敷于内关，每日 1~2 次。一般用药 3~5 日即获良效。

【主治】妊娠呕吐。

方法 3

【处方】炒白术 2 克，砂仁、半夏各 1 克，生姜 30 克。

【操作】将前 3 味药研为细末，用药末与生姜共捣如膏，贴于脐部，外用胶布固定。2~3 日换药 1 次，每日用热水袋热敷 20 分钟。一般治疗 7~10 日即获良效。

【主治】妊娠呕吐。

九、产后腹痛

产妇分娩后出现的胃脘部和小腹部疼痛，多见于产后 2~3 日出现腹痛，恶露量多或量少淋漓不净等。

方法 1

【处方】当归 20 克，生姜、川芎各 12 克，桃仁 8 克，乳香 12 克，凡士林适量。

【操作】将前 5 味药研成细末或煎后取汁，调拌凡士林或熬炼成膏，贴敷小腹部。

【主治】产后腹痛。

方法 2

【处方】陈蕲艾 600 克。

【操作】将陈蕲艾焙干，研末，用温水将药末调成膏状，取药膏，敷脐上，以纱布覆盖，上用热水袋热敷，痛则自止。

【主治】产后腹痛。

十、产后缺乳

缺乳是指妇女产后或哺乳期乳汁不下或分泌量少，不能满足婴儿需要的疾患。

方法 1

【处方】三棱 15 克。

【操作】三棱水煎后，去渣，以布浸药液外敷于乳房上，同时熏洗乳房，每日 2 次，3 日为 1 个疗程。一般治疗 1~2 个疗程即获良效。

【主治】乳房瘀滞不通之缺乳。

方法 2

【处方】金银花 30 克，通草 20 克，当归 6 克，芙蓉叶 60 克。

【操作】将上药共捣如泥膏，贴敷患处或乳房胀痛之部位，每日 2 次，3 日为 1 个疗程。一般用药 1~2 个疗程即可获得令人满意的疗效。

【主治】产后缺乳。

方法 3

【处方】鲜蓖麻叶 250 克。

【操作】鲜蓖麻叶加水 500 毫升，煎煮 1 小时，趁温用干净纱布浸药液，贴敷于乳房上，每日 1~2 次，3 日为 1 个疗程。一般贴敷 2~3 个疗程即显效。

【主治】乳汁过少。

十一、回乳

产妇由于疾病或其他原因需要人为断乳，称回乳。

方法 1

【处方】芒硝 200 克。

【操作】芒硝用纱布包裹,分别敷于两侧乳房上,用胸带固定,经 24 小时(热天 12 小时)取下。如 1 次无效,可继续敷 1~2 次。一般敷药 2~3 日可显效。

【主治】回乳。

方法 2

【处方】胆南星 10 克,米醋适量。

【操作】胆南星研为细末,用米醋调成糊状后敷乳房上(勿涂乳头上),过一昼夜洗去。无效再用,至退乳为止。一般敷药 2~3 日即显效。

【主治】回乳。

方法 3

【处方】明矾 6 克。

【操作】将明矾溶于 1 500 毫升开水中。用此水温洗乳房,并热敷乳房 20 分钟,每晚 1 次。连用 3 次即可见效。

【主治】回乳。

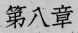

第八章
内科常见病症穴位贴敷疗法

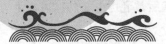

一、感冒

感冒临床主要表现为鼻塞、流清涕、咽部干痛、声重、咳嗽、打喷嚏等。其上呼吸道局部症状较为明显，而发冷、发热等全身症状较轻。

方法 1

【处方】麻黄 3 克，杏仁 5 克，生石膏 4.5 克，甘草 3.5 克，竹沥适量。

【操作】将前 4 味药共研为细末，用竹沥适量调成膏，敷于脐上，外用纱布包扎固定，12 小时换药 1 次。一般用药 3~4 日即见效。

【主治】小儿夹痰感冒。

方法 2

【处方】白芥子 100 克，鸡蛋 1~2 个。

【操作】将白芥子粉碎为末，过筛，用蛋清与药末混合调如糊，贴敷于神阙、涌泉、大椎等穴上，盖以纱布，胶布固定。令患者盖被睡卧，取微汗。一般用药 1 次即见效。

【主治】风寒感冒。

方法 3

【处方】橘叶 30 克，老姜 12 克，葱头 10 克，薄荷 20 克。

【操作】将上药共捣烂，外贴大椎、印堂、太阳等穴，每日 1~2 次。用药 3~4 日即见效。

【主治】感冒。

方法 4

【处方】胡椒 15 克，丁香 9 克，葱白适量。

【操作】将前 2 味药研末，入葱白捣如膏，取适量敷于大椎，胶布固定；另取药膏涂于两侧劳宫，双手合掌放于两大腿内侧夹定，屈膝侧卧，盖被取汗。每次 45~60 分钟，早、晚各 1 次，连用 2~3 日或病愈为止。用药 3~5 日可见效。

【主治】风寒型感冒。

方法 5

【处方】白芷 6 克，生姜适量。

【操作】将白芷研末，生姜榨汁。以姜汁调白芷末成糊，涂敷于太阳，每次 15~30 分钟，每日数次，1~3 日为 1 个疗程。一般用药 2 日可见效。

【主治】风寒感冒初起轻症。

方法 6

【处方】金银花、连翘各 4 克，桔梗 2.4 克，荆芥 1.6 克，薄荷、牛蒡子各 2.4 克，淡豆豉 2 克，甘草 2 克，淡竹叶 1.6 克。

【操作】上药共研为细末，过筛。取药粉适量，纱布包裹，敷于神阙，包扎固定。每次贴 4~6 小时，每日 2 次。连贴 3~4 日为 1 个疗程。一般 1 个疗程即见效。

【主治】风热型感冒。

方法 7

【处方】鲜地龙 10 条，白糖、面粉各适量。

【操作】将地龙置于碗内，撒上白糖，片刻后地龙体液外渗而死，加入面粉调和成膏，制成直径约 3 厘米的药饼 2 个，分贴囟门和神阙。每次贴 4~6 小时，每日 2 次，连贴 2~3 日。一般用药 2~3 日即见效。

【主治】风热型感冒。尤适宜于小儿。

方法 8

【处方】羌活 10 克，苍术 6 克，白矾 6 克。

【操作】将上药共研为细末，取药末适量外敷脐部，上盖纱布，胶布固定。每次 4~6 小时，每日 2 次，3~4 日为 1 个疗程。用药 1 个疗程即见效。

【主治】风寒型感冒。

二、咳嗽

咳嗽是肺系疾病的主要证候之一。有声无痰为咳，有痰无声为嗽。咳嗽见于急性支气管炎、慢性支气管炎、支气管扩张、感冒，以及部分以咳嗽为主的肺部疾病，临床表现以咳嗽为主，伴见其他症状不突出。须排除肺结核、肺脓肿、支气管哮喘等引起的咳嗽。

方法1

【处方】麻黄1克，杏仁2克，细辛1克，五味子1克，甘草1克，生姜适量。

【操作】将前5味药烘干研为细末，与生姜捣成膏，敷于脐上，外用胶布固定。上用热水袋热敷15~30分钟。

【主治】风寒咳嗽。症见咳嗽声重，痰稀色白或伴鼻塞、恶寒，流鼻涕等。

方法2

【处方】大蒜5克，醋少许。

【操作】将蒜捣成泥，加醋调成糊，涂抹在纱布上，外面再包一层纱布，敷在胸口即可。

【主治】咳嗽。

方法3

【处方】罂粟壳30克，五味子30克，蜂蜜适量。

【操作】将前2味药研为极细末，储瓶备用。用时以蜂蜜调膏，脐部消毒，将药膏放入脐内，用纱布覆盖，胶布固定。每日换药1次，直至痊愈。一般用药3~5日即显效。

【主治】久咳不愈。

方法4

【处方】吴茱萸15克，肉桂30克，丁香15克，冰片1克。

【操作】将上药共研为细末，装入有色瓶内密封备用。北方患者于白露前后，南方患者于寒露前后，取药粉适量填入脐中，以脐满为度，外用胶布封贴。2~3日换药1次，10次为1个疗程。每个疗程间隔5~7日，连贴4~6个疗程，直至次年春暖花开。急性发作时可配合内服药物疗法。一般用药3~5个疗程即可获显著疗效。

【主治】肺胃虚寒所致痰湿咳嗽。

方法 5

【处方】鱼腥草 15 克，青黛 10 克，蛤壳 10 克，葱白 3 根，冰片 0.3 克。

【操作】将前 3 味药研为末，葱白、冰片与药末共捣成糊，将脐部消毒后，取药糊纳入脐内，用胶布固定。每日换药 1 次，直至痊愈停药。一般用药 3~5 日即显效。

【主治】风热及火热咳嗽。

方法 6

【处方】全栝楼 1 枚，贝母 50 克，青黛 15 克，蜂蜜 120 克。

【操作】先将贝母、青黛混合研为细末，再将全栝楼捣蓉（干者研细末）；放蜂蜜入锅内加热，除去浮沫，入以上 3 味药搅拌如膏。用时将药膏贴在肺俞、大杼、后溪等穴上，盖以纱布，胶布固定。1~2 日换药 1 次。一般用药 7~10 日即显效。

【主治】久咳、热咳、干咳、虚劳咳嗽。

方法 7

【处方】白芥子 5 克，半夏 3 克，麻黄 5 克，肉桂 5 克，细辛 3 克，丁香 0.5 克。

【操作】上药共研为细末，将患者脐部用 75% 酒精消毒后，取药末纳入脐内，用胶布密封固定，每日换药 1 次，直至病愈停用。一般用药 3~5 日即显效。

【主治】风寒咳嗽。

三、支气管炎

支气管炎有急、慢性之分，急性支气管炎是由病毒、细菌感染或物理与化学刺激所引起的支气管和气管的炎症；疲劳、受凉、上呼吸道感染等，是本病的诱因。慢性支气管炎多由急性支气管炎反复发作转变而来，主要临床症状为咳嗽、咳痰，有的患者有喘息哮鸣音；常伴胸骨后痛、疲劳、头痛、全身酸痛。

方法 1

【处方】杏仁 3 克，桃仁 6 克，山栀子 8 克，白胡椒 8 粒，鸡蛋清适量。

【操作】上药前 4 味共研为细末，用鸡蛋清调匀，敷于足心，以纱布覆盖，胶布固定，每日更换 1 次，连续贴敷 1 周。用药 1 周即可获良效。

【主治】急性支气管炎。

方法 2

【处方】冰片 3 克。

【操作】将冰片研成细末，用等量凡士林调匀，涂在油纸上，贴于膻中，用纱布固定，持续热敷。每 12 小时换药 1 次，5~10 日为 1 个疗程。用药 1~3 个疗程可痊愈或好转。

【主治】支气管炎。

四、支气管哮喘

支气管哮喘是指由气候、化学物质、食物、精神、内分泌或内在炎症等原因的刺激，引起支气管痉挛而出现的阵发性喘息性呼吸困难。一般有季节性或季节性加重。常先有咻咻作响、咽喉发痒、胸闷等先兆症状。发作时胸闷、出汗、喉鸣、呼吸困难，不能仰卧，张口抬肩。发作终了时咳出透明黏液痰。

方法 1

【处方】炒白芥子、炙麻黄各 4 克，炙款冬花、桔梗、延胡索、细辛各 3 克，甘遂 2 克，冠心苏合胶囊 6.1 克，姜汁适量。

【操作】以上前 7 味药共研为细末，加入冠心苏合胶囊中药粉调匀，用姜汁调成膏状。以上为 1 人 1 次用量。先用艾条在背部两侧定喘至肾俞之间进行温灸，然后将药膏贴于定喘、肺俞、膈俞等穴上，用胶布固定。每日 1 次，4 次为 1 个疗程。一般用药 3~5 个疗程即获良效。

【主治】支气管哮喘。

方法 2

【处方】巴豆 1 克，鲜姜汁适量。

【操作】巴豆去油，用鲜姜汁调成糊，做成枣核大栓剂，中间留一小孔，外裹一层薄棉。用时塞入一侧或两侧鼻腔内（根据病情轻重而定，不可塞入过深），每次放 1~2 小时，每日 1 次，7 日为 1 个疗程。一般用药 1~3 个疗程即可治愈或显效。

【主治】支气管哮喘。

方法 3

【处方】白芥子、延胡索各 33 克，细辛、甘遂各 17 克，六神丸 2 支（60 粒），生姜汁适量。

【操作】将上药前 4 味共研为细末，生姜捣烂取汁。用姜汁将药末调匀，摊在油纸上。做成直径 4 厘米、厚 0.8 厘米的小圆饼，再将六神丸粉末（每次用 20 粒）压在药饼中心处，然后将药饼贴在两侧的定喘、肺俞、膏肓俞和膻中等穴位上，胶布固定。在每年初、中、末伏日各贴药 1 次为 1 个疗程。每次贴药 3~6 小时，均贴 3 个疗程。痰多者，加贴丰隆（双）；肾虚者，加贴肾俞（双）；脾虚者加贴脾俞（双）、足三里（双）。连续贴敷 3 个疗程可痊愈或显效。

【主治】支气管哮喘。

方法 4

【处方】桑皮、杏仁、黄芩各 10 克，石膏 30 克。

【操作】上药共研为细末过筛，用凉开水调和制成直径约 2.5 厘米的药饼 8 个，分贴于华盖、膻中、膈俞、肺俞等穴上，包扎固定。每次贴 4~5 小时，每日 1 次，连贴 10 日为 1 个疗程。一般用药 2~3 个疗程可获得令人满意的疗效。

【主治】热哮症。

方法 5

【处方】鲜姜 5 000 克。

【操作】将鲜姜捣烂，用纱布包裹，挤取姜汁。以姜汁浸棉花，晒干做成背心。令患者穿之，日夜护住胸背，或每日使用 8 小时以上。长穿效良。

【主治】风寒咳嗽及支气管哮喘。

五、肺结核

肺结核是由结核杆菌感染的肺部慢性传染病。以午后低热（个别可有高热）、乏力、食欲缺乏、体重减轻、盗汗、咳嗽、咯血、胸痛、呼吸困难为其临床特征。

方法 1

【处方】五灵脂、白芥子各 60 克，生甘草 30 克。

【操作】上药共研为细末，过筛后与食醋调成糊，蒸 5 分钟，趁热敷于背部。每晚睡前敷，12 小时后取下，连用 3 日。第一日临睡前将热药糊沿第一胸椎向下涂布宽 10 厘米，长 25 厘米。第二日从尾骨向上敷，第三日敷于脊椎中央。一般用药 3 日后即显效。

【主治】肺结核。

方法 2

【处方】桂心、干姜各 30 克，巴豆仁 60 克。

【操作】将上药共研为细末，调和如泥，敷于痛处。一般用药 1 次即可显效。

【主治】肺结核之刺痛难忍。

方法 3

【处方】白芥子 5 克，陈米醋适量。

【操作】将白芥子研成细末，加米醋调成糊备用。取阿是穴、肺俞、风门、心俞、肾俞等穴，每次选 3 穴，轮流贴敷。将药糊适量贴于穴位上，贴后 3 小时局部皮肤烧灼、充血、起疱，按常规处理。一般 4~5 日贴 1 次，3 个月为 1 个疗程。一般治疗 2~3 个疗程可获得显著疗效。

【主治】肺结核。

方法 4

【处方】五倍子、辰砂各 2 克。

【操作】上药共研为细末，水调为糊，贴敷脐上，盖以塑料薄膜，胶布固定，24 小时换药 1 次。一般用药 2~3 周可获良效。

【主治】肺结核之盗汗。

方法 5

【处方】五倍子、黄柏各 15 克。

【操作】上药共研为细末，以水调为糊，涂敷脐部，外盖纱布，胶布固定，每日 1~2 次。一般用药 1~2 周显效。

【主治】肺结核之潮热盗汗。

方法6

【处方】地骨皮 15 克，六神丸 200 粒，异烟肼 20 克，五倍子 20 克，蜂蜜适量。

【操作】上药共研为细末，用时每次取药末 2 克加入蜂蜜，调和成膏贴肚脐，外盖纱布，胶布固定。每日换药 1 次，连用 30 日为 1 个疗程。一般治疗 3~5 个疗程可获得令人满意的疗效。

【主治】肺结核。

六、咯血

咯血常由于肺结核、支气管扩张、肺脓肿、肺部肿瘤、心脏病及血液病等引起。主要临床表现为血自肺部而来，经气道咳嗽而出，间夹泡沫，或痰血相兼，或痰中带血。

方法1

【处方】大蓟、小蓟各 15 克，侧柏叶 9 克，荷叶 15 克，白茅根 30 克，茜草根、牡丹皮、棕榈皮各 9 克，大黄 15 克，栀子 9 克，藕汁 90 毫升，莱菔子 90 克。

【操作】将前 10 味药烧灰，莱菔子研细末，然后用藕汁调和，外敷膻中，每日 1 次，3 次为 1 个疗程。一般用药 1 个疗程即可显效。

【主治】血瘀型咯血。

方法2

【处方】生大黄 10 克，食醋适量。

【操作】将生大黄烘干研末，用食醋调成膏，纱布包裹，敷于神阙，再用胶布固定。2~3 日换药 1 次，3 次为 1 个疗程。一般用药 1~3 个疗程即愈或好转。

【主治】血热咯血。

七、呃逆

呃逆是因迷走神经受刺激而引起膈肌痉挛所致。典型症状有呃声频作，连续或间断发生，不能自制。

方法1

【处方】丁香 10 克，姜汁、蜂蜜各适量。

【操作】上药混合捣如膏，贴敷于中脘、阴都等穴位上。盖以纱布，胶布固定，每日换药 1 次。一般治疗 1~3 日即可见效。

【主治】久病呃逆。

方法 2

【处方】肉桂、沉香、母丁香、食盐各 15 克。

【操作】上药混合研末，过筛备用。取药末 15 克，撒于 5 平方厘米的胶布中央，贴于脐上，盖以纱布。再取麦麸 90 克炒热，布包，熨脐。一般治疗 1 次即可有效。

【主治】各种呃逆。

方法 3

【处方】乌附子、小茴香、广木香、羌活、干姜、母丁香、食盐各 20 克。

【操作】将上药混合研碎为末，取药粉 15 克，撒于 5 平方厘米的胶布中间，分别制作 3 张，贴于中脘、阴都、肾俞等穴上。盖以纱布，用麦麸炒热，布包，轮换熨敷 3 穴。贴药 1~2 次即获良效。

【主治】呃逆。

方法 4

【处方】鲜生姜 10 克。

【操作】将鲜生姜捣成泥糊，敷于内关上，外用油纸覆盖，包扎固定。一般用药 1 次即显效。

【主治】呃逆。

方法 5

【处方】丁香、郁金各 20 克。

【操作】上药共研为细末。取药末适量，敷于膻中，包扎固定，8 小时换药 1 次。一般用药 1~2 次即显效。

【主治】呃逆。

方法 6

【处方】药用胶布。

【操作】将药用胶布剪成 2 平方厘米的方块，分别粘贴于印堂、天突、膻中、中脘、劳宫、足三里、地仓等穴上，10小时以后取下。一般贴治1~2次即显效。

【主治】呃逆。

八、胃痛

胃痛是胃脘部经常疼痛的病症，包括急性胃炎、慢性胃炎、胃溃疡、十二指肠溃疡、胃神经官能症等，以上腹部疼痛为主症。

方法1

【处方】郁金12克，大黄8克，元明粉、栀子、香附、黄芩各6克。

【操作】将上药共研为细末，贴敷胃脘处，绷带包扎固定，每日换药1次。一般用药3~5日即见效。

【主治】胃脘痛。

方法2

【处方】防风、白芷、龙涎香、细辛、薄荷脑各10克。

【操作】上药共研为细末。用时取适量调为糊，敷于肚脐上，以塑料薄膜或胶布固定。痛止药去。一般用药1次即可止痛。

【主治】胃痛。

方法3

【处方】当归30克，丹参20克，乳香、没药各15克。

【操作】将诸药研碎为末，加姜汁调成糊状。取药糊分别贴敷于上脘、中脘、足三里等穴上，每日3~5次。一般用药1~2日即可取得良效。

【主治】胃痛。

方法4

【处方】大黄、栀子、郁金、香附、延胡索各30克。

【操作】将上药共研为细末，用姜汁调和成糊，敷于胃脘痛处。每日1~2次，痛止则停用。一般用药1~2日即可止痛。

【主治】脾胃气滞痛。

方法5

【处方】栀子20克，生姜5克。

【操作】将上药捣碎研烂,加白酒调和成糊,取适量敷于疼痛部位,每日 1 次,3~5 次为 1 个疗程。一般用药 1 个疗程可获得令人满意的疗效。

【主治】胃热型胃脘痛。

方法 6

【处方】荜茇、延胡索、丁香、肉桂各 15 克。

【操作】上药共研为细末,储瓶备用。用时每次取药末 20~30 克,加入黄酒调和成糊,涂敷患者脐部及中脘上,盖以纱布,以胶布固定。每日 1 次,敷至症状消除为止。一般用药 5~10 日即见效。

【主治】虚寒型胃痛。症见胃脘疼痛,畏寒喜暖,口不渴,喜热饮。

方法 7

【处方】川椒、公丁香、吴茱萸、细辛各 5 克,青盐 250 克。

【操作】前 4 味药共研为细末,纳入脐中;再取青盐炒烫,分装若干布袋,热熨脐周及疼痛处,盐袋凉则更换。若疼痛剧烈,出冷汗者,加熨膻中、气海及背部腧穴。

【主治】胃脘痛。

九、呕吐

呕吐是胃或部分小肠的内容物经口腔排出体外的现象,呕吐是机体保护性反应。频繁剧烈的呕吐可引起水、电解质紊乱及营养障碍。常见于神经性呕吐、胃炎、幽门痉挛或梗阻、胰腺炎及某些急性传染病等。

方法 1

【处方】吴茱萸 20 克,醋适量。

【操作】将吴茱萸研为细末,加醋调糊,外敷于涌泉,盖上纱布,胶布固定。1~4 小时后去掉药物。一般用药 1~2 次即见效。

【主治】呕吐。

方法 2

【处方】大黄、丁香、甘草各 30 克。

【操作】上药共研为细末,过筛。取药末 30 克,分别撒布于 3 张黑膏药中间,分别贴敷于神阙、中脘、胃俞等穴上,每日 1 次。用药 2 日即见效。

【主治】胃中有热，食后即呕吐。

方法 3

【处方】胡椒 10 克，绿茶 3 克，酒曲 2 个，葱白 20 克。

【操作】将上药共捣烂成糊，分别摊于 4 块直径为 3 厘米的圆形塑料布或油纸上，分别贴敷于中脘、膻中、期门（双）等穴处，以胶布固定。每次贴敷 6~12 小时，每日 1 次。本药对皮肤有刺激性，贴敷后个别患者局部可出现丘疹、瘙痒，重复贴敷时可有轻微灼痛，停止贴敷即消失。一般用药 1~5 次即可获效。

【主治】肝气犯胃所致的呕吐。

方法 4

【处方】伤湿止痛膏 1 贴。

【操作】将伤湿止痛膏于乘车、乘船前 30 分钟贴敷于肚脐上。一般贴敷 1 次即显效。乘坐长途车船则每日换药 1 次。

【主治】预防晕车、晕船所致的呕吐。

方法 5

【处方】生姜 12 克，半夏 10 克。

【操作】将上药捣如泥，炒热，布包外敷胃脘、脐中，一般 30 分钟后见效。通常治疗 1~2 次即获显效。

【主治】胃寒呕吐。

方法 6

【处方】绿豆粉 30 克，鸡蛋 2 个。

【操作】将绿豆粉用鸡蛋清调成泥状，分别贴敷于双足涌泉，用纱布包扎，每日 1 次。一般治疗 1 次即获显效。

【主治】热性呕吐。

方法 7

【处方】白芍（酒炒）9 克，胡椒 1.5 克，葱白 60 克。

【操作】将白芍、胡椒共研为细末，加入葱白共捣成膏，贴敷于心窝处，用纱布覆盖，胶布固定，每日 1 次。一般用药 1~2 次即获良效。

【主治】寒湿所致呕吐。

方法 8

【处方】吴茱萸 30 克，葱、姜各少许。

【操作】炒吴茱萸，与葱、姜共捣如糊，贴敷于脐部，纱布覆盖，胶布固定，每日 1 次。一般用药 1~2 次可见效。

【主治】呕吐。

十、胃下垂

胃下垂是胃体下降至生理最低线以下的位置，多因长期饮食失节，或劳倦过度，致中气下陷，升降失常所致。腹胀、嗳气、胃痛、便秘、腹泻等为其主要临床特征。

方法 1

【处方】蓖麻子仁 10 克，升麻粉 2 克。

【操作】将蓖麻子仁捣烂如泥，拌入升麻粉，制成直径 2 厘米、厚 1 厘米的圆药饼。剃去患者百会周围 2 平方厘米内的头发，敷以药饼，加以固定。患者仰卧，放松裤带，用装有 80℃热水的瓶子熨烫药饼 30 分钟（避免烫伤），每日 3 次。每块药饼可连用 5 日。10 日为 1 个疗程，共治疗 3 个疗程。一般治疗 2~3 个疗程可痊愈或显效。

【主治】胃下垂。

方法 2

【处方】附子 20 克，蓖麻子仁 30 克，五倍子 18 克。

【操作】上药共捣烂，贴敷于百会、鸠尾等穴上，每日 1 次。一般治疗 1~2 个月可获得令人满意的疗效。

【主治】气虚下陷、胃肠停饮之胃下垂。

方法 3

【处方】蓖麻子仁 20 克，五倍子 10 克。

【操作】上药共捣烂，用纱布包裹，贴敷于肚脐上。每日早、中、晚各用热水袋热敷 1 次，隔 4 日换药 1 次，为 1 个疗程。休息 1 日，如法进行第 2 个疗程。一般用药 3~4 周可痊愈或显效。

【主治】各种类型胃下垂。

方法 4

【处方】三棱、莪术各 15 克，肉桂 10 克，陈艾 45 克，草果、公丁香各 10 克，水仙子、红花各 15 克，高良姜 12 克，砂仁 6 克。

【操作】上药共研为细末，将长为 3 尺的布折成双层，内铺棉花。将棉布铺于药末之外，用棉花将药末包好，用线缝住，防止药末堆积和漏出。日夜兜在胃脘部，于胃痛易发季节开始使用，连用半年或至病愈，每个月换药 1 次。

【主治】治疗肝胃不和，胃肠停饮之胃下垂、胃痛。

十一、腹痛

腹痛是指腹部发生的疼痛症状，临床上常见。多由慢性胰腺炎、急慢性腹膜炎、急慢性肠炎、肠痉挛、胃肠神经官能症等引起。

方法 1

【处方】小茴香、花椒、延胡索、乳香、枳实、厚朴各 10 克，十滴水适量。

【操作】将前 6 味药共研末备用。每次取药末 1~2 克，纳脐中，点十滴水，外盖纱布，胶布固定，每日换药 1 次。一般用药 1~2 日即获良效。

【主治】气滞腹痛。

方法 2

【处方】艾绒 10 克，食盐 3 克。

【操作】将上药共炒热透，待温度适宜后填满脐眼，外加纱布包扎固定，2 日 1 次。一般用药 1~2 次即可显效。

【主治】痧证所致腹中绞痛，以及一切风寒所致的腹中冷痛等。

方法 3

【处方】盐制附子 10 克。

【操作】附子研末备用。用时将药末填脐内，外用纱布包扎，并用暖水袋热敷，24 小时后去药或以痛消为度。一般敷药后 2~5 小时痛消泻止。

【主治】寒泻腹痛。

方法 4

【处方】大黄、黄柏、姜黄、白芷各 60 克，天南星、陈皮、厚朴、甘草各 25 克，天花粉 120 克，香油或醋适量。

【操作】上药共研为细末，用香油或醋调成糊，贴敷腹痛局部，每日 1 次。一般用药 2~3 日即可显效。

【主治】热毒腹痛。

方法 5

【处方】赤芍 20 克，桃仁 10 克，红花、木香各 6 克，延胡索 12 克，香附、官桂、乌药各 6 克，生姜 3 克。

【操作】将上药研为细末或煎后取药汁，调拌凡士林或面粉制成药饼，加热后贴敷腹部，每日 1 次。一般用药 1~3 日即获显效。

【主治】腹痛。

方法 6

【处方】大黄、栀子、芒硝各 10 克，75% 酒精 10 毫升，蓖麻油 30 毫升。

【操作】前 3 味药共研为细末，加入酒精、蓖麻油调成糊，平摊于 2 层纱布的夹层中，中心处稍厚，将四边缝合，贴敷痛处，外用胶布固定，上盖塑料薄膜，以防药物渗出，每日 1 次。一般用药 1~3 日即显效。

【主治】腹痛。

方法 7

【处方】白芷、川芎、徐长卿、花椒各 100 克。

【操作】上药共研为细末，制成 1 个兜肚，装入药末，盖于脐部。为防止中药气味走漏，兜肚可用软草做外皮。

【主治】慢性肠炎、肠粘连、盆腔炎引起的腹部疼痛。

十二、腹胀

腹胀是指脘腹及脘腹以下的整个腹部胀满无疼痛的一种症状。急慢性胃肠炎、胃肠神经官能症、消化不良、腹腔手术后多易出现腹胀。

方法 1

【处方】厚朴、枳实各 50 克。肝胃不和者，加香附 50 克；脾胃不和者，加生姜汁 50 毫升；寒邪腹胀者，加葱汁 50 毫升；郁症腹胀者，加柴胡 50 克。

【操作】将上药混合研为细末，用 60% 酒精与姜汁、葱汁混合浸泡 1~2 日，滤过后，再用蒸馏法去除酒精即得有效成分。取适量纳脐中，外用胶布固定，7 日换药 1 次。一般用药 4~6 次皆可见效。

【主治】腹胀。

方法 2

【处方】白芥子、苏子、萝卜子、香附子、山楂子各 10 克。

【操作】将以上诸药炒后研为细末，调匀，敷于脐部，覆以纱布，胶布固定，每日换药 1 次。用药 3~5 日即可获良效。

【主治】腹胀。

方法 3

【处方】大黄 30 克，醋适量。

【操作】将大黄研为细末，用醋调和成膏，贴敷于双侧涌泉上，用绷带包扎，每日 1 次。一般用药 1~2 次即有效。

【主治】气滞腹胀。

方法 4

【处方】吴茱萸 15 克，皂角 7 枚，大蒜、大葱各 30 克。

【操作】前 2 味研为细末；后 2 味放在砂锅内煎煮，去渣后再熬成稠膏。取药膏适量摊于布上，再取药末 10 克置于药膏上，贴敷于脐部或膻中上，贴 6~8 小时，隔日 1 次，至愈为度。局部发痒即可揭去。一般贴药 5~8 次即可显效。

【主治】气臌。

方法 5

【处方】冰片 1 克，葱白、生姜各 50 克。

【操作】将冰片碾为碎末，纳于脐孔内，葱白、生姜捣烂炒热，用布包裹，敷于脐上。一般用药 1~2 次即可显效。

【主治】小儿中毒性肠麻痹之腹胀。

方法 6

【处方】白芥子 30 克，公丁香、肉桂各 10 克，白胡椒 30 克。

【操作】上药共研为细末，将药末分为 3 份，每次取 1 份，用醋调和，外敷脐上，2 小时换药 1 次。一般用药 3~4 次即可有效。

【主治】腹胀。

方法 7

【处方】肉桂、吴茱萸各 10 克。

【操作】将上药共研为细末，用凡士林调为膏。用时取适量药膏涂于纱布中央，涂的范围长、宽各 2 厘米，稍加热后，贴敷于脐上，24 小时换药 1 次。

【主治】阑尾切除术后之腹胀。

十三、腹泻

腹泻是排便次数增多，粪便稀薄或伴有黏液、脓血、未消化食物。腹泻常由胃肠、肝胆、胰腺等某些病变（如急慢性肠炎、肠结核、胃肠神经官能症等）或食物中毒等引起。

方法 1

【处方】吴茱萸 50 克，食盐 100 克。

【操作】将上药共捣碎，放锅内炒热，用布包裹趁热敷脐，凉则再炒再敷。每次 30~50 分钟，每日 1~2 次，3~5 日为 1 个疗程。一般用药 1 个疗程即可痊愈或好转。

【主治】寒性腹泻。

方法 2

【处方】吴茱萸 30 克，丁香 6 克，胡椒 30 粒。

【操作】上药共研为细末，装瓶备用。每次用药粉 1~2 克，与凡士林调成膏，敷于脐上，每日换药 1 次。一般治疗 3~5 日可获得显著疗效。

【主治】脾胃虚寒所致腹泻。

方法 3

【处方】胡椒粉 1 克，大米饭 25 克。

【操作】用刚蒸熟的大米饭捏成 1 厘米厚的圆饼，将胡椒粉撒于圆饼上，待不烫手时贴于脐上，外敷纱布，胶布固定，4~6 小时去除。一般贴药 3 次即可治愈。

【主治】婴幼儿单纯消化不良、泄泻。

方法 4

【处方】大蒜 1~2 头。

【操作】上药放灰火中煨熟，去皮捣烂如泥，温敷脐上，纱布覆盖，胶布固定，每日 1 次。一般用药 2 日后均可显效。

【主治】腹泻。

方法 5

【处方】乌梅、川椒、黄柏各 5 克，鲜姜适量。

【操作】前 3 味药共研为细末，鲜姜洗净捣成糊，以姜糊和药末调成膏，外敷神阙，用胶布固定。偶见局部潮红、瘙痒，停药即愈。用药 30 分钟见效，一般 1 次即可治愈。

【主治】饮冷、触冷而致肠鸣腹泻。

方法 6

【处方】车前子、肉桂各 10 克。

【操作】将车前子、肉桂共研为细末，放入肚脐，用胶布固定，每日换药 1 次。一般治疗 3~5 日即可获得令人满意的疗效。

【主治】寒性腹泻。

十四、溃疡性结肠炎

本病是以溃疡为主的慢性结肠炎症。以腹泻、腹痛及粪便中有脓血、黏液，并反复发作为特点。常伴有消瘦、乏力、发热、贫血等症状。

方法 1

【处方】煨肉豆蔻 15 克，附子、肉桂、炮姜、吴茱萸、五味子各 10 克。

【操作】上药共研为细末，制成药物热泥，外敷腹部，每日 1~2 次，10 日为 1 个疗程。一般用药 3~5 个疗程可痊愈或显效。

【主治】溃疡性结肠炎，属脾肾两虚证。

方法 2

【处方】干姜 45 克，肉桂 20 克，吴茱萸、补骨脂各 15 克，大葱适量。

【操作】上药除大葱外共研为细末，加大葱共同捣烂，分别敷于神阙、关元、气海等穴，分别用热水袋温熨 10 分钟。每晚 1 次，15 次为 1 个疗程。一般用药 2~3 个疗程可获良效。

【主治】溃疡性结肠炎，属虚证者。

方法 3

【处方】车前子 30 克，肉桂、川椒各 15 克，公丁香 10 克。

【操作】上药共研为细末，用食醋调制成饼，烘热敷脐。每日 1 次，15 日为 1 个疗程。一般用药 3~5 个疗程可获显效。

【主治】溃疡性结肠炎。

十五、便秘

便秘是指大便秘结不通，排便困难。便秘的病因复杂，主要有饮食性、精神性、内分泌性、机械性和功能性等。多见于习惯性便秘、肠道炎症恢复期、手术后排便困难、产后排便困难及药物引起的便秘等。

方法 1

【处方】葱白（连须）50 克，生姜 30 克，食盐 15 克，淡豆豉 37 粒。

【操作】将上药混合捣融，制成小圆饼，放火上烘热，敷于神阙上，用绷带固定，冷后再换，一般用药 12~24 小时气通自愈。

【主治】便秘。

方法 2

【处方】当归 60 克，大黄 30 克，芒硝、甘草各 15 克。

【操作】将上药熬成膏，贴敷于肚脐上，或煎汤摩腹，每日 1 次。一般用药 3~5 日后即可显效。

【主治】便秘。

方法 3

【处方】甘薯叶 60 克，红糖适量。

【操作】将甘薯叶捣烂，加红糖调匀，敷于脐上，每日1次。一般用药5~7次可获良效。

【主治】便秘。

方法4

【处方】大黄、玄明粉、生地黄、当归、枳实各1克，厚朴、陈皮各0.5克。

【操作】上药共研为细末，用香油调和成糊，贴敷于脐上，外以纱布覆盖，胶布固定，每日1次。一般治疗3~5日即显效。

【主治】便秘。

十六、细菌性痢疾

细菌性痢疾是由痢疾杆菌引起的急性肠道传染病。全年可有散发，夏季较多。以腹痛、里急后重、泻下赤白脓血为其特征。

方法1

【处方】滑石、车前子各50克，黄连10克。

【操作】上药共研为末，每次取1~2克填敷脐中，外贴宽3厘米、长30厘米左右的胶布。每日换药1次，重者每日2次。一般用药3~5日即见效。

【主治】急性细菌性痢疾。

方法2

【处方】苦参10克。

【操作】将苦参研末，用温开水调成糊，制成药饼敷于脐上，以塑料薄膜覆盖，用绷带包扎固定，每日1~2次。一般用药3~5日即获显效。

【主治】细菌性痢疾。

方法3

【处方】苍术、藿香、陈皮、半夏、青皮、桔梗、枳壳、紫苏叶、厚朴、甘草各15克，生姜、葱白各9克，晚蚕沙60克。

【操作】将上药捣碎和匀，炒热后装入布袋扎紧口，趁热将药袋置于肚脐上，凉则更换。每次30分钟，每日2次，5~7日为1个疗程。一般1个疗程即可显效。

【主治】虚寒性痢疾、寒湿痢、休息痢。

方法 4

【处方】艾绒 2 克，十滴水适量。

【操作】取艾绒加十滴水，搅拌均匀，继之加热 1~2 分钟，以不烫手为宜，放置于肚脐上，然后用胶布固定，24 小时后取下，每日 1 次。一般敷药 3~5 日可显效。

【主治】细菌性痢疾。

方法 5

【处方】赤小豆 30 克，白酒或植物油适量。

【操作】将赤小豆研末，用白酒或植物油调和，敷于两足心，每日 3 次。一般用药 3~5 日见效，5~7 日痊愈。

【主治】热痢。

十七、蛲虫病

蛲虫病是由蛲虫寄生于人体肠道的寄生虫病。以肛门周围、会阴部位夜间瘙痒难忍为特点。患者为传染源，各年龄段均可发病，以儿童多见。

方法 1

【处方】雄黄、苦参各 3 克，樟脑少许。

【操作】上药共研为细粉，用布包裹成一小团，浸蘸香油或食醋，于晚间睡觉时塞于肛门处，每晚 1 次。一般用药 2~3 次即显效。

【主治】蛲虫病。

方法 2

【处方】甘草末 10 克，蜂蜜适量。

【操作】将蜂蜜熬至滴水成珠，加入甘草末搅拌均匀，制成 1 寸长、上尖下圆的栓剂，每晚塞入肛门内 1 个。一般用药 3 次即显效。

【主治】蛲虫病。

方法 3

【处方】使君子、雷丸、蛇床子、鹤虱各 10 克。

【操作】上药共研为细粉，用蜂蜜调和均匀制成丸，如枣核大，临睡前纳入肛门1丸。一般用药1~2次即显效。

【主治】蛲虫病。

方法4

【处方】苦楝子1枚。

【操作】将成熟苦楝子洗净、泡软，每晚临睡前取苦楝子1枚去皮，塞入肛门，连用5日。

【主治】蛲虫病。

十八、水肿

水肿是指体内水液代谢功能障碍，水液潴留，泛溢于肌肤引起局部或全身水肿的一种病症。急性肾炎、慢性肾炎、充血性心力衰竭、肝硬化、内分泌失调及营养障碍等疾病均可出现水肿。

方法1

【处方】蓖麻子仁70粒，石蒜1个。

【操作】将上药捣烂，敷于双足涌泉，上盖纱布，胶布固定，约8小时后去掉。每日1次，1周为1个疗程。一般用药2个疗程可见效。

【主治】急、慢性肾炎水肿而体质较差者。

方法2

【处方】结子大葱（鲜）5棵，白矾30克。

【操作】上药共捣烂如泥，敷于脐上，以纱布覆盖，胶布固定，每日1次。一般用药7~10日即可显效。

【主治】水肿。

方法3

【处方】蝼蛄5个。

【操作】将蝼蛄捣烂，用纱布包裹，敷于神阙上，用胶布固定，2日换药1次。一般用药2~10日即可显效。

【主治】水肿。

方法 4

【处方】煅牡蛎粉 60 克，炮干姜 30 克。

【操作】上药共研为细末，冷水调糊敷于腹部，干则更敷，小便通利即愈。一般用药 1~2 次即可显效。

【主治】水肿。

方法 5

【处方】酒糟 1 500 克。

【操作】将酒糟蒸热（50~70℃），趁热包在脚上，外裹纱布，以汗出为度，每日 1~3 次。一般敷药 2~3 日即显效。

【主治】各型水肿。

方法 6

【处方】白芥子 6 克，白酒适量。

【操作】白芥子研末，用白酒调成糊，摊敷于小腹上，见起疱为度。一般用药 1 次即效。

【主治】水肿。

方法 7

【处方】大葱 500 克。

【操作】将大葱捣烂如泥，用纱布包裹，制成坐垫，令患者坐其上。

【主治】小便不利、水肿。

十九、肝硬化

肝硬化是多种肝脏损害的终末期，并以肝纤维化为其最初特征。慢性肝炎及长期酗酒是发病的最常见病因。主要临床表现有肝大、质地坚硬，肝区不适、疼痛，全身虚弱，厌食，倦怠和体重减轻，也可以多年没有症状。晚期可出现明显腹胀，并可见面黑、消瘦、腹水、黄疸等症状，严重者可出血及出现肝性脑病。

方法 1

【处方】肉桂粉 6 克，皮硝 60 克。

【操作】将上药和匀敷脐，外盖纱布，用胶布固定，每日 1 次，10 日为 1 个疗程。一般用药 2~3 个疗程可显效。

【主治】肝硬化腹水。

方法 2

【处方】葱白 10 根，芒硝 10 克。

【操作】上方共捣成泥膏，用时先用酒精棉球擦净脐部，然后用药泥外敷神阙，天冷时药膏需加温后再敷，上盖塑料薄膜和纱布，用胶布固定，每日 1 次。

【主治】肝硬化腹水。

方法 3

【处方】豆豉、生姜皮、韭菜根、大葱、白糖各 5 克。

【操作】将上药共捣成膏，贴敷于神阙上，外以纱布覆盖，胶布固定，每日 1~2 次。一般敷药 3~5 日即显效。

【主治】肝硬化腹水。

方法 4

【处方】阿魏 30 克，硼砂 30 克，白酒适量。

【操作】将阿魏、硼砂共研为细末，以白酒调为糊，敷于脐部，外以纱布覆盖，胶布固定，每日换药 1 次。敷药后不久，尿量即开始增多。

【主治】肝硬化腹水。

二十、胆囊炎

方法 1

【处方】栀子、大黄、芒硝各 10 克，冰片 1 克，乳香 3 克，蓖麻油 30 毫升，75% 酒精 10 毫升，蜂蜜适量。

【操作】栀子、大黄、芒硝、冰片、乳香共研为细末，为 1 次量。用时加入蓖麻油、酒精及蜂蜜调为糊状，敷于胆囊区，每日 1 次，可保持 8~12 小时。用至胁肋疼痛缓解而不拒按为止。一般用药 5~8 日即显效。

【主治】胆囊炎。

方法 2

【处方】白芷 10 克，花椒 15 克，苦楝子 50 克，葱白、韭菜蔸各 20 个，白醋 50 毫升。

【操作】将上方前 3 味药研为细末，再将葱白、韭菜蔸洗净捣为泥糊，加入白醋搅拌均匀，加入药末混合调成膏，贴敷于中脘周围处，24 小时换药 1 次，可连贴 2~4 次。一般敷药 2~4 日即获显著疗效。

【主治】胆囊炎所致的绞痛。

方法 3

【处方】三棱 12 克，莪术 10 克，凡士林适量。

【操作】三棱、莪术共研为细末，用凡士林调和成膏，贴敷痛处，每日 1 次。一般用药 3~5 日即显效。

【主治】胆囊炎所致的胁痛。

方法 4

【处方】白芥子、吴茱萸各 15 克。

【操作】上药共研为细末，过筛，水调成糊，取药糊涂敷于章门、京门等穴，干后换药，每日数次。用药 2~3 日即可获得显著疗效。

【主治】胆囊炎所致的胁肋痛。

方法 5

【处方】枳壳、茴香、青盐各 25 克。

【操作】将前 2 味药打碎，加入青盐炒烫，装入布袋，热敷痛处，冷则更换，每次 30 分钟，每日 3 次。一般用药 3~5 日可获得令人满意的疗效。

【主治】胆囊炎所致的右肋沿下痛。

方法 6

【处方】莱菔子 6 克，葱白 12 克。

【操作】上药捣烂后炒热，贴敷痛处，凉则更换，每次 1~2 小时，每日 2 次。一般用药 3~5 次即显效。

【主治】胆囊炎所致的右胁痛。

二十一、高血压病

高血压病是一种以动脉血压持续升高为主要临床表现的慢性疾病，常引起心、脑、肾等重要器官的病变。世界卫生组织使用的血压标准是：凡成年人收缩压≥140 毫米汞柱，舒张压≥90 毫米汞柱即诊为高血压。轻者仅表现为血压波动，无明显症状或仅有头痛、头晕、头胀、颈硬、耳鸣等；严重者可出现心、脑、肾损害。

方法1

【处方】桃仁、杏仁各12克，栀子3克，胡椒7粒，糯米14粒，鸡蛋清适量。

【操作】将前5味药共研为细末，加鸡蛋清调成糊，分3次用。每晚睡前敷于涌泉，每次贴敷一足，晨起去除。双足交替使用，6日为一个疗程。用药2~4个疗程可获得显著疗效。

【主治】高血压病。

方法2

【处方】蓖麻子仁50克，吴茱萸、附子各20克，生姜150克，冰片10克。

【操作】将前3味药研末，生姜捣如泥，加入药末和冰片调成膏。每晚贴敷双足涌泉，晨起去除。7日为1个疗程，连用3~4个疗程。多于用药后2~7日起效。

【主治】高血压病。

方法3

【处方】吴茱萸60克，食醋适量。

【操作】将吴茱萸研为细末。每次取15~30克，加食醋调成糊，于睡前敷于双足心涌泉，用纱布包扎，胶布固定。每日换药1次，轻症敷一次即可，重症可连用3~5次。一般用药1~5次即可显效。

【主治】肝阳上亢型高血压病。

方法4

【处方】肉桂、磁石、吴茱萸各等份。

【操作】将上药共研为细末，装瓶备用。每次用药末5克，加蜂蜜调为药饼，敷于涌泉。阳亢者，加太冲；阴阳不足者，配足三里，每次各贴一穴，轮流使用。每晚于睡前换药1次，贴药后用胶布固定，同时用艾条悬灸20分钟。用药1~5次即可取得良好效果。

【主治】高血压病。

方法 5

【处方】槐花、珍珠母、吴茱萸各 30 克。

【操作】将上药研为末，过筛后储瓶备用。用时每次取药末 20 克，以米醋调为糊，分为两份。取一份贴敷于脐孔上，另一份贴敷于足底涌泉上，以纱布包扎固定。每日 1 次，10 次为 1 个疗程。一般用药 1 个疗程即见效。

【主治】各型高血压病。

方法 6

【处方】吴茱萸、菊花、肉桂各 20 克，鸡蛋 1 个。

【操作】前 3 味药研为细末备用。于睡前洗脚后，取药末 10 克，以鸡蛋清调和，敷于双足涌泉，外用纱布包扎固定，翌晨去药。连用 5~10 次显效。

【主治】肝阳上亢型高血压病。

方法 7

【处方】吴茱萸、川芎、白芷各 30 克。

【操作】将上药研末过筛备用。取药末 15 克，以脱脂棉薄裹成小球，填入脐孔，用手压紧，外盖纱布，胶布固定。每日换药 1 次，10 次为 1 个疗程。一般用药 2~3 个疗程可显效。

【主治】原发性高血压病。

方法 8

【处方】茺蔚子、桑白皮、桑叶各 10~15 克。

【操作】上药煎汤 1 500 毫升，稍凉至不烫脚时，倒入盆中，把双脚放入盆内浸泡 30 分钟。一般泡后 30 分钟开始降压。1 小时后作用最强，可维持 4~6 小时。一般浸泡 1~2 次后即可见效。

【主治】高血压病。

方法 9

【处方】吴茱萸、川芎各 30 克。

【操作】上药共研为细末，取神阙消毒后，纳入药粉 5~10 克，用麝香止痛膏固定，3 日换药 1 次，1 个月为 1 个疗程。

【主治】高血压病。

方法 10

【处方】王不留行 1 克。

【操作】取单侧耳穴降压沟、降压点，神门，内分泌，脑，肾。将王不留行置于菱形胶布上，压于耳穴上，每穴压 1 粒，每次按摩各穴 3~5 分钟，每日 3 次。隔 3 日换压对侧耳穴，1 个月为 1 个疗程。一般贴压 1~2 个疗程可显效。

【主治】各种原因引起的高血压。

方法 11

【处方】野菊花、淡竹叶、冬桑叶、生石膏、白芍、川芎、磁石、蔓荆子、青木香、晚蚕沙、薄荷各 50 克。

【操作】将上药装入布袋，制成枕头，每昼夜使用不得少于 6 小时，3 个月为 1 个疗程。一般用药 1~2 个疗程可获得令人满意的疗效。

【主治】高血压病。

方法 12

【处方】冬桑叶、杭菊花、野菊花、辛夷花各 500 克，薄荷 200 克，红花 100 克，冰片 50 克。

【操作】冬桑叶、杭菊花、野菊花、辛夷花、薄荷、红花粉碎后，拌入冰片，装入布袋做成枕头，每日枕之。使用此枕半年可获得令人满意的疗效。

【主治】高血压、动脉硬化、脑震荡、脑血栓后遗症引起的头部不适和头痛等。

二十二、冠心病

冠心病是冠状动脉粥样硬化性心脏病的简称，是指冠状动脉因发生粥样硬化而产生了管腔狭窄或闭塞，导致心肌缺血、缺氧而引起的心脏病，主要表现为心绞痛、心肌梗死、心律失常、心力衰竭或猝死等，发病以中老年人居多。

方法 1

【处方】檀香、细辛各 15 克。

【操作】将上 2 味药研粉，用酒调糊，贴敷于肚脐部，每日 1 次，10 日为 1 个疗程。一般用药 2~3 个疗程显效。

【主治】冠心病心绞痛。

方法 2

【处方】丹参、红花各 250 克。

【操作】将上药制成流浸膏，涂于布面上备用。心绞痛发作时，将药膏贴敷于患者心前区，24 小时更换 1 次，14 日为 1 个疗程。一般用药 1~2 个疗程可获得显著疗效。

【主治】冠心病心绞痛。

方法 3

【处方】栀子、桃仁各 12 克，蜂蜜 30 克。

【操作】将栀子、桃仁研为细末，加蜂蜜调成糊状。将药摊在心前区，敷药范围为右侧至胸骨右缘第 3~5 肋间，左侧达心尖搏动处，其面积约长 7 厘米、宽 15 厘米。外盖纱布，胶布固定。开始 3 日换药 1 次，贴敷 2 次后改为 7 日换药 1 次。6 次为 1 个疗程。一般用药 1 个疗程即开始显效。

【主治】冠心病心绞痛。

方法 4

【处方】王不留行 1 克。

【操作】取耳穴心、冠状动脉后（位于三角窝内侧和耳轮脚末端）、小肠、前列腺后穴。取王不留行置于菱形胶布上，分别贴一侧耳穴，每次每穴按压 40 次，每日按压 4 次，5 日贴按另一侧耳穴，10 日为 1 个疗程。

【主治】冠心病、心包炎、胸膜炎等引起的心前区疼痛。

方法 5

【处方】磁珠 5~10 个。

【操作】取心俞、脾俞、内关、神门、膻中、足三里、三阴交、阳陵泉、至阳等穴，每次选 3~4 个穴位，轮流使用。以小号磁珠置于穴位，外用胶布固定，7 日更换 1 次。

【主治】冠心病。

方法 6

【处方】硝石 10 克，雄黄、冰片各 2 克。

【操作】上药共研为细末，加黄蜡、香油调制成膏，贴敷至阳，每日换药 1 次，

10 日为 1 个疗程。一般用药 2~3 个疗程可显效。

【主治】冠心病心绞痛。

二十三、泌尿系统感染

方法 1

【处方】地龙 1 条，蜗牛 1 只。

【操作】将地龙、蜗牛共捣如膏，用温水洗净脐部，取药膏敷于脐孔，每日换药 1 次，10 次为 1 个疗程。一般用药 1~3 个疗程可获显著疗效。

【主治】膏淋，血淋。

方法 2

【处方】葱白 3~5 根，白盐少许。

【操作】将葱白、白盐混合捣如膏。取一块药膏如枣大，放胶布中间，贴敷在神阙、小肠俞、膀胱俞等穴上，每日换药 1 次。一般治疗 5~7 日可获显著疗效。

【主治】石淋。

方法 3

【处方】莴苣一把。

【操作】将莴苣捣烂如膏，贴敷于神阙，用纱布和胶布固定，每日 1 次。如用鲜品治疗本病更佳。一般敷药 7~10 日可取得显著疗效。

【主治】血淋。

方法 4

【处方】鲜绞股蓝 10 克。

【操作】将鲜绞股蓝捣如糊，贴敷于神阙，用纱布和胶布固定，每日 3 次换药。一般用药 3~5 日即愈或显效。

【主治】尿道炎。

方法 5

【处方】鲜车前草 90 克，葱白（带须）60 克，食盐 15 克。

【操作】上药共捣烂如糊，炒热敷于脐部，凉了换热药糊再敷，至小便通利为度。

【主治】尿道炎。

方法 6

【处方】莴苣菜 1 握，黄柏 100 克。

【操作】将莴苣菜拭去泥土，不用水洗，同黄柏混合，捣烂如膏。取一块药膏如枣核大，放于 6~8 平方厘米的胶布中间，贴敷于神阙、小肠俞、膀胱俞等穴。每日换药 1 次。一般用药 5~7 日可获得令人满意的疗效。

【主治】血淋。

方法 7

【处方】芒硝 30 克，冰片 10 克。

【操作】上药共研为细末，装入纱布袋内，外敷神阙、关元等穴，每日 1 次。一般用药 5~8 日可显效。

【主治】尿道炎。

方法 8

【处方】小茴香、白盐、大葱各 15 克。

【操作】将葱炒热放于肚脐上，小茴香和白盐炒热放在肚脐周围热敷或熨。一般用药 3~5 次即显效。

【主治】小便不利，肚腹胀痛。

方法 9

【处方】王不留行 1 克。

【操作】取耳穴肾、膀胱、输尿管、尿道、三焦、外生殖器点，于穴点处放置王不留行，每穴 1 粒，用胶布固定，3 日换药 1 次。每日压迫 5 次，以按压处出现微痛为度，每次按压 30 分钟。并嘱患者于耳压前 20 分钟饮水 250~500 毫升。并适当增加活动量，以促进结石排出。一般治疗 15~20 日显效。

【主治】石淋。

二十四、尿频

尿频是指小便次数增多，每日 10 次以上，不伴有尿急、尿痛，且小便排出通畅。

方法 1

【处方】丁香、肉桂各 10 克。

【操作】上药焙干，共研为细末，过筛，同时以黄酒或水调成糊，纱布包裹，敷于脐部，外用胶布固定。寒甚者，丁香、肉桂比例改为 1∶3。每日 1 次，5 次为 1 个疗程。一般用药 2~3 个疗程即显效。

【主治】尿频。

方法 2

【处方】白芥子 10 克，肉桂、细辛各 8 克，冰片 12 克，葱、姜、大蒜各适量。

【操作】前 4 味药共研为细末，后 3 味药共捣成糊，拌入药粉，取药膏贴敷于膀胱俞、肾俞、三阴交、涌泉等穴上，以纱布覆盖，胶布固定。6~8 小时取下，每日 1 次，7 次为 1 个疗程。一般用药 2 周即有效。

【主治】尿频。

方法 3

【处方】大盐、艾炷各适量。

【操作】主穴：关元。配穴：中极、肾俞、太溪。先在穴位上铺一层大盐糊，然后将艾炷置盐上燃灸。每次灸 3~5 壮，每日 1 次，7 日为 1 个疗程。间隔 3 日再行第二个疗程；也可用艾条施温和灸，以患者感觉既发热又舒适为宜。一般治疗 1~2 个疗程即可获良效。

【主治】尿频、尿失禁。

二十五、尿潴留

尿潴留是膀胱被尿液充胀却不能排出。其主要发病原因为神经性尿闭、前列腺疾病、尿路肿瘤、尿道狭窄、尿路损伤及肾衰竭等，主要临床表现为小便淋漓不爽、点滴而下或尿如细线，尿流中断；甚则小便闭塞，点滴不通。常伴有少腹拘急、胀满疼痛、烦躁不安等。

方法 1

【处方】麝香壮骨膏 2 张。

【操作】取神阙、气海、关元、命门、肾俞、三焦俞、膀胱俞、三阴交等穴，每次选用 3~4 个穴位。先将麝香壮骨膏剪成 3 厘米 ×3 厘米的小方块，贴在所选穴位上。48 小时换贴 1 次，可连贴 2 周左右。

【主治】尿潴留。

方法 2

【处方】大蒜 3 瓣，蝼蛄 5 只。

【操作】将大蒜、蝼蛄共捣如膏，贴敷于肚脐中。

【主治】尿潴留。

方法 3

【处方】青蒿 200~300 克。

【操作】将青蒿捣烂如泥，随即敷于肚脐，上盖塑料薄膜及棉垫各 1 块，胶布固定。待排尿后即可去药。本方多在敷药后 20~30 分钟排尿。本方对老年性前列腺肥大所致梗阻性尿潴留无效。

【主治】急性尿潴留。症见尿意紧迫，下腹胀痛；或经针灸、热敷、按摩膀胱区等治疗而无效者。

方法 4

【处方】葱白（约 10 厘米）1 根，白胡椒 7 粒。

【操作】葱白、白胡椒共捣如泥，敷于肚脐上，胶布固定。一般敷药 3~4 小时即显效。

【主治】尿潴留。

方法 5

【处方】食盐 500 克，大葱 250 克。

【操作】将大葱切碎，连同食盐一起入锅内炒热，然后取出，用布包裹，待温度不烫皮肤时，即熨敷脐周围及小腹，冷则换之。一次热熨 2~4 小时。如有效，可连用 2~3 日。

【主治】尿潴留。

方法 6

【处方】芒硝、冰片各 2 克。

【操作】上药共研为末，撒在黑膏药上，贴敷肚脐 1 小时，每日 1 次。一般用药 2~3 次即显效。

【主治】尿潴留。

方法 7

【处方】大蒜 1 枚，栀子 8 个。

【操作】将上药共捣烂如泥，外敷于肚脐 30 分钟。一般用药 1 次即显效。

【主治】尿潴留。

方法 8

【处方】大葱 3 棵，白矾 15 克。

【操作】上药共捣烂，贴敷脐部，外以纱布覆盖，胶布固定，每日 1~2 次。一般用药 5~7 日即愈或好转。

【主治】尿潴留。

方法 9

【处方】滑石 30 克，鲜车前草 3 棵，大葱 2 棵。

【操作】上药共捣如膏，敷于脐及脐周围，外用纱布覆盖，胶布固定。每日 1 次，每次 4~6 小时，以小便排出为度。

【主治】尿潴留。

方法 10

【处方】鲜生姜 250 克。

【操作】将鲜生姜捣烂，炒烫，装入布袋，热熨脐及小腹，药冷即更换，每日用 2 次，至小便通为度。一般用药 1~2 日即显效。

【主治】尿潴留。

方法 11

【处方】葱白 3 根，食盐 20 克，艾绒适量。

【操作】先将食盐炒热备用。再将葱白洗净，捣成泥糊状，用手压成 0.3 厘米厚的葱饼 1 块，把艾绒搓成上尖下宽底平的 1 厘米高圆锥状，备 1~4 壮，艾炷不宜搓得太大，以免灼伤皮肤。治疗时先把盐填入脐孔，葱饼置于盐上，再将艾炷置于葱饼上，锥尖朝上点燃，使火力由小至大，慢慢深入，皮肤有灼痛感时，再换 1 壮，待有热气入腹难忍，即有便意感，此时为中病。小便自排之后，可隔日再灸 1~2 壮，以巩固疗效。

【主治】产后尿潴留。

方法 12

【处方】白矾 5 克。

【操作】白矾用温开水溶化，滴入脐窝，每次 7~8 滴。用药 1 次即可见效。

【主治】尿潴留。

方法 13

【处方】鲜生姜 2 片。

【操作】将鲜生姜捣烂后放入脐中，外用纱布覆盖，胶布固定，每日 1~2 次。一般用药 1~2 日即效。

【主治】尿潴留。

二十六、风湿性关节炎

风湿性关节炎有急性和慢性两种。急性风湿性关节炎临床表现为发热及膝、肘、踝、腕等大关节红、肿、热、痛，多为对称游走性，常在关节附近出现皮下结节、环形红斑。慢性风湿性关节炎多无急性发作的经过，关节外部无明显炎症表现，只有各大关节呈游走性固定性的疼痛，阴雨天或受凉时疼痛加重。

方法 1

【处方】白芥子 6 克，鸡蛋清适量。

【操作】白芥子研末，用鸡蛋清调成糊，摊于布上，贴敷在患处。一般用药 1~2 次即显效。

【主治】风湿性关节炎。

方法 2

【处方】川芎 100 克，食醋适量。

【操作】将川芎研为细末，用食醋调涂患处。痛减后再以温水调之，外敷，连用 30 日。再发作时，依法敷用。

【主治】风湿性关节炎。

方法 3

【处方】生半夏 30 克，栀子 60 克，生大黄、黄柏各 15 克，桃仁、红花各 10 克。

【操作】将上药共研为细末，用醋调敷患处，干则加醋调湿。一般用药 5~7 日即显效。

【主治】风湿性关节炎。

方法 4

【处方】吴茱萸 30 克。

【操作】将吴茱萸研成细末，根据疼痛部位大小，取药末适量，以黄酒拌匀炒热，摊油纸上，敷于患处，用布包扎，药冷后再炒再敷。一般治疗 5~7 日即好转。

【主治】风湿性关节炎。

方法 5

【处方】向日葵花盘（开花时采下）2 个。

【操作】将向日葵花盘煎成糊，外敷患处，2 日换药 1 次，5~7 日为 1 个疗程。一般敷药 2~3 日见效，2~3 个疗程痊愈或显效。

【主治】风湿性关节炎、肩周炎及各种肿毒。

方法 6

【处方】川椒、木香、补骨脂、大茴香、升麻、川楝子、肉桂各 30 克，附子、丁香各 15 克，艾绒 30 克。

【操作】上药和匀，缝制成腰围，围敷腰痛处。一般围敷 5~10 日即见效。

【主治】风湿性关节炎。

方法 7

【处方】威灵仙、鸡血藤、秦艽、花椒各 6 克，生姜汁适量。

【操作】威灵仙、鸡血藤、秦艽、花椒共研为细末，用生姜汁调糊。取黄豆大小药糊，分别贴敷于风池、大椎、肾俞、合谷、内关、足三里等穴位处，覆盖消毒纱布，胶布固定，每日 1 次，10 日为 1 个疗程。一般用药 2~3 个疗程显效。

【主治】风湿性关节炎。

二十七、类风湿关节炎

类风湿关节炎是一种以关节和关节周围组织的非感染性炎症为主的全身性疾

病。一般临床表现是先有乏力、低热、体重减轻等症状，几周或几个月后出现关节痛，呈游走性、对称性，多从四肢远端小关节开始，病变可扩展至肘、膝等关节；受累关节呈梭形肿胀，清晨僵硬，活动受限，逐渐功能丧失，出现类风湿结节、关节畸形等。

方法1

【处方】生川乌、生草乌、生天南星、生半夏各15克。

【操作】上药共研为细末，用酒蜜调和，加热敷患处，每日1~2次。一般敷药10~15日即可明显见效。

【主治】寒性痹痛。

方法2

【处方】湿热阻络：桑枝500克，红藤60克，豨莶草、海风藤各100克，海桐皮、忍冬藤、鸡血藤各60克。寒湿阻络：牛藤150克，续断120克，防风、独活、狗脊、桂枝、巴戟天、葫芦巴各100克，赤芍60克，鸡血藤40克，川芎30克，当归15克。

【操作】根据病情选取其中1方，将药加水煎煮30分钟，待温度适宜后浴身，每日1次，10次为1个疗程。一般治疗1~2个疗程后即获显效。

【主治】类风湿关节炎。

二十八、痛风

痛风是嘌呤代谢障碍性疼痛，血清尿酸水平升高，尿酸盐以结晶形式沉积于组织，表现有急性和慢性痛风性关节炎、关节畸形、痛风石、肾结石和肾脏病变。多发于中年男性，女性发病率极低，症状不明显。急性痛风性关节炎是最常见的首发症状，其起病急，疼痛剧烈，多于半夜发作，关节周围有红、肿、热、痛表现。急性发作数日至数周可自行缓解。急性炎症反复发作可导致关节僵硬、畸形。

方法1

【处方】大黄、侧柏叶各30克，泽兰、黄柏、薄荷各15克。

【操作】上药共研为细末，用水、蜂蜜各半调成糊，贴敷患处，每日1次，10日为1个疗程。一般用药1~2个疗程可获显效。

【主治】湿热蕴壅之痛风。

方法 2

【处方】芙蓉叶、生大黄、赤小豆各 30 克，凡士林适量。

【操作】芙蓉叶、生大黄、赤小豆共研为细末，按 4∶6 的比例将药末加入凡士林，调和成膏。取药膏敷于患处，每日 1 次，10 次为 1 个疗程。一般用药 2~3 个疗程可取得良好效果。

【主治】痛风性关节炎。

方法 3

【处方】草乌、炮姜各 30 克，天南星、赤芍各 10 克，肉桂 5 克。

【操作】上药共研为细末，用凡士林调成膏，贴敷患处，每日更换 1 次，7 日为 1 个疗程。一般敷药 1~2 个疗程即可获良效。

【主治】痰瘀痹阻之痛风。

二十九、中暑

中暑常发生于夏季或长时间从事高温作业人员。轻者主要表现为头痛、头晕、胸闷、恶心、呕吐、口渴、发热不出汗、烦躁不安、全身疲乏、自觉肢体酸痛等。重者除有上述症状外，还可出现肢体发冷、面色苍白、心慌气短、全身冷汗，更严重者可出现神志不清、腓肠肌痉挛及四肢抽搐等。

方法 1

【处方】地龙、吴茱萸各 10 克，面粉及醋各适量。

【操作】将地龙、吴茱萸共研为细末，与面粉混合，用醋调成饼，贴于涌泉（双），外用纱布包扎固定。每日 1 次，7 日为 1 个疗程。

【主治】中暑。

方法 2

【处方】鲜荷花或鲜荷叶 50 克。

【操作】将鲜荷花或鲜荷叶捣烂如泥，敷于脐部及天枢，干后另换不间断。一般用药后 3~5 小时见效。

【主治】中暑。

方法 3

【处方】青蒿 20 克，薄荷油适量。

【操作】将青蒿捣烂如泥，用薄荷油拌匀，敷于患者脐部及周围，干后另换，直至症状减轻或消失。一般用药2小时后见效。

【主治】中暑。

方法4

【处方】伤湿止痛膏2贴。

【操作】将伤湿止痛膏裁成3厘米×3厘米方块，粘贴于太阳、神阙、天枢、气海、关元等穴位，10小时以后取下。

【主治】中暑。

三十、脑血管意外

脑血管意外又称脑卒中，包括短暂性脑缺血发作、脑血栓形成、脑栓塞、脑出血、蛛网膜下隙出血、脑血管痉挛及面神经麻痹等疾病。主要临床表现为突然昏厥，不省人事，并伴有口眼㖞斜，舌强语謇，半身瘫痪、牙关紧闭或目合口张、手撒肢冷、肢体软瘫等。重者可突然摔倒、意识丧失、陷入昏迷、大小便失禁等。

方法1

【处方】麻黄60克，杏仁30克，甘草、肉桂各15克。

【操作】将上药共研为细末，用酒调和制成药饼，贴敷于膻中、心俞等穴。每日1次，5~7日为1个疗程。一般用药2~3个疗程可获良效。

【主治】脑卒中。

方法2

【处方】桃仁、栀子仁各7枚，麝香0.3克。

【操作】上药共研为细末，以白酒适量调成糊，外敷手心（劳宫穴），用胶布固定。贴药要求为男左手心、女右手心，7日换药1次。一般用药1~2次即获得令人满意的疗效。

【主治】脑卒中。

方法3

【处方】皂角6克，细辛1.5克。

【操作】将上药共研为细末。取药末少许，吹入鼻孔，即醒。如无细辛，皂角一味亦可。

【主治】脑卒中不省人事、牙关紧闭、痰涎壅盛。

方法4

【处方】乌梅 6 克，冰片 3 克。

【操作】上药加水少许捣烂，搽牙龈即可。一般用药 1~2 次即显效。

【主治】中风口噤不开、牙关紧闭、不省人事。

三十一、头痛

头痛是临床常见的一种症状，发病原因比较复杂。常见的类型有偏头痛、颅内压变化引起的头痛、脑膜炎症引起的头痛、头部损伤引起的头痛、癫痫性头痛、颈椎及颞颌关节疾病引起的头痛、神经官能症头痛、面部疾病扩散性头痛及紧张性头痛等。

方法1

【处方】川芎、细辛、羌活、薄荷脑、茶叶、桔梗、荆芥、防风各 10 克。

【操作】上药研为细末，过 80 目筛。取药 0.1 克，置头痛侧鼻孔前吸入，一般 4~6 分钟可显效，用至痛止。

【主治】风寒头痛。

方法2

【处方】白胡椒 30 克，黑豆 7 粒，鲜姜 120 克，大枣 7 枚，葱白 7 根。

【操作】前 2 味药共研为细末，加鲜姜、大枣（去核）、葱白捣烂，和匀用纱布包好，用鼻嗅之，每次 3~5 分钟，每日 3~4 次。2 日换药 1 次，3 剂药为 1 个疗程。用药 1 个疗程即显效。

【主治】偏头痛。

方法3

【处方】吴茱萸 10 克，食醋 10 毫升。

【操作】将吴茱萸研末，用食醋调糊，敷足心，每日换药 1 次，7 日为 1 个疗程。一般敷药 2~3 个疗程即愈或好转。

【主治】肝阳头痛。

方法 4

【处方】羌活、独活各 45 克，赤芍 30 克，白芷 20 克，石菖蒲 18 克，大葱头 5 个。

【操作】将前 5 味药混合粉碎过筛后，以葱头加水煎浓汁，入药末调和成膏。取药膏贴敷于太阳、风池、风府等穴上，胶布固定，每日换药 1 次。一般用药 7~10 日即获得良好疗效。

【主治】头痛、遇风痛甚者。

方法 5

【处方】酒制大黄 100 克，冰片 30 克。

【操作】将上药共研为细末装瓶备用。头痛时用消毒药棉蘸药粉，塞入鼻内；亦可将药粉用水调成糊，贴敷两侧太阳穴。一般用药 3~5 次即显效。

【主治】热证头痛。

方法 6

【处方】当归 12 克，川芎 6 克，香附 6 克，食盐 20 克。

【操作】上药共研为粗末后炒热，布包贴敷头痛处，每日 1~2 次，7 日为 1 个疗程。一般敷药 2~3 个疗程即愈或显效。

【主治】头痛。

方法 7

【处方】乳香、蓖麻子仁各 10 克。

【操作】上药捣烂制成饼，贴敷两侧太阳穴，每日 1 次。一般用药 20 分钟即显效。

【主治】头额部疼痛。

方法 8

【处方】川芎、红花、全蝎各 6 克，白芷、冰片各 5 克。

【操作】将上药研为细末，用纱布包好塞鼻孔，或将药末撒于伤湿止痛膏上贴太阳穴。用药 2 小时即可好转，当日便能痛除。

【主治】内伤头痛。

方法 9

【处方】麻黄（去节）、杏仁各 10 克。

【操作】上药捣烂如膏，贴敷于两侧太阳穴。一般用药 20 分钟后见效。

【主治】风寒头痛。

方法 10

【处方】牙皂、鹅不食草各 3 克，青黛 2 克，细辛 2 克。

【操作】上药共研成末，吹鼻取嚏，每日 3 次，5~7 日为 1 个疗程。一般用药 2~3 个疗程即获良效。

【主治】风热头痛。

方法 11

【处方】药用胶布 3~5 贴。

【操作】取印堂、太阳、合谷、劳宫、神门、涌泉、足三里等穴。将药用胶布剪成 2 厘米 × 2 厘米的小方块，分别贴于穴位上，12 小时后取下，间隔 12 小时再贴 1~2 次。一般贴敷 3~5 次即可痊愈或显效。

【主治】头痛。

方法 12

【处方】菊花、薄荷叶、桑叶、绿豆各适量。

【操作】上药任选 1 味装入枕头内，睡时枕之，每日用枕时间不少于 8 小时，1 个月为 1 个疗程。一般用药 2~4 个疗程即可见效，要连续用之，直至痊愈。

【主治】各种头痛。

三十二、失眠

失眠是指难以入睡或睡眠不久即醒，醒即难眠，甚至彻夜不眠。患者常伴有头昏脑涨，四肢乏力，精神不振，食欲缺乏，记忆力下降等症状。

方法 1

【处方】吴茱萸 9 克，米醋适量。

【操作】将吴茱萸研成细末，用米醋调成糊，敷于两足涌泉，以纱布覆盖，胶布固定。每晚敷药 1 次，次晨除去。一般用药 8~10 次即显效。

【主治】失眠。

方法 2

【处方】黄连 15 克，阿胶、白芍、黄芩各 9 克，鸡蛋黄 1 个。

【操作】将黄连煎汤，入阿胶化开或加白芍、黄芩、鸡蛋黄搅匀摊贴胸部。一般用药 5~10 次即显效。

【主治】失眠。

方法 3

【处方】朱砂安神丸、归脾丸或补心丹、醋各适量。

【操作】每次取朱砂安神丸、归脾丸或补心丹 10 克或 1 丸研末或捻碎，加醋调成糊，睡前敷于脐部，外用胶布封贴，每晚 1 次。一般用药 5~10 次即获显效。

【主治】神经衰弱引起的顽固性失眠。

方法 4

【处方】吴茱萸、肉桂各 15 克。

【操作】取吴茱萸、肉桂共研末，密封备用。临睡前取药末 10 克，调酒炒热敷于双足涌泉；也可取此药 5 克，调蜂蜜为软膏，贴敷于一侧神门、三阴交等穴，每日换药 1 次，左右两侧穴位交替使用。一般敷药 10~15 日即愈或好转。

【主治】失眠。

方法 5

【处方】药用胶布 2~3 贴。

【操作】将药用胶布剪成 1 厘米 ×3 厘米的小块。取胶布块每晚睡前贴敷于十宣、神门等穴，早晨醒来时取下。一般贴敷 1 次可见效。

【主治】失眠。

方法 6

【处方】王不留行 1 克。

【操作】取耳穴，主穴：神门、皮质下、枕、垂前、失眠。配穴：心、肝、脾、肾、胆、胃。先用 75% 酒精局部消毒，然后取王不留行贴在 0.5 厘米见方胶布的中间，对准穴位贴敷。并用手指按压，每次 3 分钟，每日 3~5 次。贴敷 1 次持续 3~5 日。一般贴敷 5~6 次即可痊愈或显效。

【主治】顽固性失眠。

方法7

【处方】菊花1 000克，川芎400克，牡丹皮200克，白芷200克。

【操作】用洁净布缝制一枕头，将上药装入，睡眠时枕用，3个月换药1次。一般枕用3~6个月即可获得令人满意的疗效。

【主治】失眠。

三十三、三叉神经痛

三叉神经痛是一种发生于三叉神经分布区域内的短暂的、反复发作的剧烈疼痛，主要临床表现为三叉神经分布区域骤然发生剧烈疼痛，呈刀割样、针刺样。一次发作持续数秒钟或数分钟，可连续多次发作。发作时伴有同侧面肌抽搐，面部潮红、流泪、流涎等症状。疼痛多因面部动作或触及面、鼻、口腔前部而诱发。

方法

【处方】细辛、胡椒（或川椒）各10克，干姜6克，白酒15~30毫升。

【操作】上方共合一处加水煮沸，用喇叭形纸筒将蒸汽吸入鼻腔，每次10分钟，每日2次。用药5~7日即可痊愈或好转。

【主治】三叉神经痛。

三十四、面神经麻痹

面神经麻痹又称面神经炎，是颞骨内面神经管内段的面神经急性非化脓性炎症，造成患侧面部肌肉瘫痪和口眼㖞斜的一种急性周围神经病变。其主要临床表现为急性起病，可先出现同侧耳区或面部疼痛，随后数小时内面肌轻瘫，可进一步发展成为完全性面肌瘫痪。患侧面肌平坦松弛，前额皱纹消失，眼裂增宽，鼻唇沟变浅，口角及面部向健侧歪斜。

方法1

【处方】蓖麻子25克，冰片3克。

【操作】上药共捣成膏，外敷患处，每日1次，5~7日为1个疗程。一般敷药1~2个疗程可获良效。

【主治】面神经麻痹，口眼㖞斜。

方法 2

【处方】白芥子 10~20 克。

【操作】取白芥子研末,用温水调成糊,摊在消毒纱布上,芥子糊面积约为 4 厘米 ×4 厘米,厚约 0.5 厘米,敷患侧地仓、下关、颊车等穴之间部位,胶布固定,24 小时后取下。局部或有烧灼感及轻微不适,去除敷药后可见红肿或少许散在水疱,换药 2~3 次即可,3~5 日红肿消退,25 日左右皮肤色泽复原。一般敷药 1 次即获显效。

【主治】面神经麻痹。

方法 3

【处方】白附子、白僵蚕、全蝎 20 克,冰片 10 克,松节油适量。

【操作】将前 3 味药共研为细末,再加冰片慢研均匀,装瓶备用。将上药 1/4 加松节油调成块状,用干净白纱布包成大约 0.6 厘米厚的片状包,置于患侧耳垂后下,用暖水袋在药包上热敷。每次 1 小时,每日换药 1 次,热敷数次。一般敷药 3~5 日即获得显著疗效。

【主治】血管神经功能紊乱所致的面瘫。

方法 4

【处方】熟附子、制何首乌各 90 克,乳香 10 克,生姜末适量。

【操作】前 3 味药研末,分为 10 包,每日外敷 1 包。用前取生姜末 3 克与 1 包药粉混匀,以开水调成糊,敷于患侧太阳、地仓等穴,每日换药 1 次,可用热水袋热敷。一般连敷 5~10 日可获愈或显效。

【主治】面神经麻痹。

方法 5

【处方】大皂角(去皮、子)6 克,食醋 30 毫升。

【操作】将大皂角研成细末,置铜锅或勺(忌铁器)内,微火炒至焦黄,加食醋制成膏,摊于敷料上厚约 3 毫米,贴于患侧口角处。每日换药 1 次,敷药 2 日后改为隔日敷药 1 次,直至痊愈。

【主治】面神经炎。

方法 6

【处方】鹅不食草 10 克，冰片（另研）1 克。

【操作】将鹅不食草研为细末，过筛（鲜品捣烂），加冰片调拌均匀，以药粉适量包于纱布内，塞入患侧鼻孔中，24 小时去除，左右交替，至病愈为止。一般用药 7~10 日可显效。

【主治】青壮年面神经炎。

三十五、癫痫

癫痫是由于神经元异常放电所致反复突然发作性短暂脑功能紊乱的慢性疾病。主要临床表现为突然跌倒、昏不知人，口吐白沫，两目上视，四肢抽搐，或口中如猪羊叫，不久渐渐苏醒，醒后一如常人，有的仅表现为反复眨眼、吞咽；有的仅有局部肌肉抽搐。

方法 1

【处方】熟附子 9 克，面粉适量。

【操作】熟附子研为细末，用面粉、水调和做成饼，贴敷在气海上，并可用艾炷灸数次。一般治疗 8~15 次即见效。

【主治】癫痫。

方法 2

【处方】吴茱萸 10 克。

【操作】研为细末，填敷脐孔内，外膏药固定，7~10 日换 1 次。一般治疗 1~2 个月可显效或好转。

【主治】癫痫。

三十六、坐骨神经痛

坐骨神经痛是一种周围性神经疾病，为组成坐骨神经的神经根、神经丛或神经干受各种原因的影响，引起坐骨神经通路及其分布区域疼痛的一种疾病。常见症状有腰、背、臀、大腿后及小腿外侧引至足部的疼痛。疼痛呈放射性牵拉痛，小腿外侧及足背部疼痛过于敏感或感觉减退，患侧小腿皮肤温度下降，少汗、少毛，趾甲薄而无光泽。任何使坐骨神经紧张的姿势皆可使疼痛加剧。

方法 1

【处方】生乌头 150 克，醋适量。

【操作】生乌头加醋磨成糊，入砂锅内煮至酱色为度，摊于布上厚约 0.5 厘米，贴敷痛处，每日换药 1 次，至愈为止。一般用药 7~10 日即可见效。

【主治】寒性坐骨神经痛。

方法 2

【处方】鲜姜片 3~5 片，正红花油 1 瓶，艾炷适量。

【操作】在压痛点隔鲜姜片置艾炷灸 3 壮，约 6 分钟。灸毕，用正红花油涂局部。每日 1~2 次，10 次为 1 个疗程。

【主治】坐骨神经痛。

方法 3

【处方】川乌、草乌各 20 克，透骨草 5 克，延胡索 15 克，红花、威灵仙各 10 克，肉桂、吴茱萸各 5 克，松香 200 克，樟脑 50 克。

【操作】将松香、樟脑用水浴法溶化；余药研为极细粉末，加入加热的樟脑、松香水溶液中，搅拌均匀成为膏，趁热摊于布上。用时微烘药膏，外贴患处，1~2 日觉皮肤发痒时将药取下。隔 1 日再贴，7 贴为 1 个疗程。

【主治】寒凝血瘀型坐骨神经痛。

方法 4

【处方】肉桂末、细辛末各 20 克，鲜姜汁 500 毫升，黄明胶 120 克。

【操作】将鲜姜汁、黄明胶用文火同熬成稀膏，摊涂布上，临用时将肉桂末、细辛末掺于膏药中，外敷环跳、委中、承山等穴，每日换药 1 次。

【主治】坐骨神经痛。

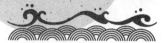

第九章
皮肤科常见病症穴位贴敷疗法

一、寻常疣

寻常疣是由人类乳头状瘤病毒所引起的表皮肿瘤。好发于手背、足背、足趾缘与甲缘，数目为几个至数十个不等，无自觉症状。其形态初发时呈丘疹状，渐大至圆形或多角形，疣体粗糙不平，挤压有疼痛感，碰撞或摩擦后易出血。形状如花蕊，触之坚硬。

方法 1

【处方】冰片 3 克，鲜荸荠 12 克。

【操作】将荸荠洗净，去皮，加冰片捣成泥膏，贴敷于患部，用胶布固定。群生疣，只涂母疣，母疣消失，子疣亦消失，每日 1 次。一般用药 3~8 次即可显效。

【主治】寻常疣。

方法 2

【处方】生石灰块 100~200 克。

【操作】取生石灰块放入治疗盘内，加少许水后使之产生热化作用，变成干燥粉末备用。使用时，局部消毒，医者用左手拇指和示指固定疣周围皮肤，以右手拇指和示指取石灰粉放于疣体上，并用示指尖揉摩，经反复多次，可使疣体逐步脱落。揉摩时间为：小疣 2~3 分钟，大疣 5~7 分钟。有时大疣可能有少许渗血，但只要有足够的石灰粉揉摩，渗血即止。一般要求疣根部有明显的石灰粉围着为好，然后用酒精棉球擦干，以敷料纱布包扎。在揉擦过程中，患者除感觉轻度的局部隐痛外，别无不适。上述石灰粉必须临用时配制，否则影响疗效。一般治疗后 2~3 日局部呈灰样沉着，结成硬痂，5~7 日硬痂脱落，表面光滑，不留瘢痕。

【主治】寻常疣。

方法 3

【处方】木贼、香附各 30 克。

【操作】将上药共研为细末，用温开水调和成膏，取药膏敷于患处，每日 3~5 次。一般用药 5~7 日即显效。

【主治】寻常疣、扁平疣。

方法 4

【处方】鸦胆子 3 克。

【操作】将局部消毒后，用白胶布 1 块，中间剪洞粘上，使疣体从洞中露出，用消毒过的三棱针划破疣体，再用已去壳后洗净晾干、捣碎成膏的鸦胆子外敷，用胶布固定，每日 1 次，一般 3 次即可，疣体烂后自行愈合。

【主治】寻常疣、扁平疣。

方法 5

【处方】天南星 5 克，醋适量。

【操作】将天南星研末，用醋调为糊，贴敷于患处，每日 1~2 次。一般用药后 5~10 日即显效。

【主治】寻常疣。

方法 6

【处方】补骨脂 30 克，70% 酒精 100 毫升。

【操作】将补骨脂压碎，放入酒精中浸泡 1 周，过滤备用。用棉签蘸少许药液涂患处，每日数次，至愈为止。

【主治】寻常疣。

方法 7

【处方】六神丸 1 瓶。

【操作】局部消毒，用手术刀将疣体表面角质层刮破，取药丸数粒研碎，敷于患处，胶布固定。一般用药后 5~7 日即可脱落结痂而愈。

【主治】寻常疣。

方法 8

【处方】鲜艾叶 20 克。

【操作】取鲜艾叶捣烂，取汁，反复涂搽疣体表面至微红，每日 2 次。一般治疗 3~7 次即可显效。

【主治】寻常疣、扁平疣。

方法 9

【处方】鸡内金 1 只。

【操作】取鲜品或用水浸软，摩擦患处，以不擦破表皮为宜，每次用 1 只。一般用药后 2~5 日即显效。

【主治】寻常疣、扁平疣。

方法 10

【处方】鲜半夏一小块。

【操作】先用温水浸泡疣体 10~20 分钟，用刀片刮去表面角质层。取 7~9 月间采挖的鲜半夏洗净，去皮，摩擦疣体 1~2 分钟，每日 3~4 次。

【主治】寻常疣。

二、传染性软疣

传染性软疣是一种病毒性皮肤病。以儿童及青年人多见。其主要临床表现为初起米粒大的半球形丘疹，渐增至豌豆大小，表面有蜡样光泽，中心凹陷如脐窝，呈正常皮色或灰白色，早期质硬，后逐渐变软，挑破后可挤出白色乳酪样物质，数目不定，集中或散发，可发生于全身任何部位；轻度瘙痒，病程缓慢，可持续数月或数年，愈后不留瘢痕。

方法

【处方】板蓝根 30 克，紫草、香附各 15 克，桃仁 9 克。

【操作】将上药加水 1 000 毫升，煎汤擦洗疣体，每日 3 次，每剂可洗 1~3 日。一般用药 7~10 日即显效。

【主治】传染性软疣。

三、头癣

头癣是生于头部毛发中及皮肤的一种真菌病，儿童多见，传染性强，一般分为黄癣、白癣、黑癣3种。

方法1

【处方】露蜂房1个，蜈蚣2条，明矾、香油各适量。

【操作】将明矾研末，放入露蜂房孔中，连同蜈蚣置瓦上文火烤焦，共研为细末，香油调匀，贴敷患处。一般用10~15日即可显效。

【主治】头癣。

方法2

【处方】苦楝子60克，熟猪油适量。

【操作】将苦楝子剥去皮，入锅内炒黄，研末，用熟猪油调成膏备用。先剃光头发，每日在头癣处涂药一遍，几天后头发长出时，再剃光后敷药，直至痊愈。一般用药5~7日即显效。

【主治】头癣。

方法3

【处方】藜芦、黄连、雄黄、黄芩、松脂各90克，猪油250克，枯矾150克。

【操作】将上6味中药研末，猪油煎后与药末调和，先以温盐水洗患处，擦干再敷药膏，每日1次。一般用药10~15日即获良效。

【主治】头癣。

方法4

【处方】川椒25克，紫皮大蒜100克。

【操作】先将川椒研粉，再与大蒜泥混合，捣成膏，装瓶备用。用温水浸泡，洗净、擦干患处，再用棉签蘸上一层药膏反复揉搓，使药物渗入皮肤，每日1~2次，10日为1个疗程。一般敷药1~2个疗程可显效。

【主治】头癣、手癣、足癣、甲癣等。

方法5

【处方】紫皮独头大蒜30克。

【操作】洗净大蒜并去皮，捣烂成浆，压榨取汁备用。患者剃头后，用温肥皂水洗头，擦干从癣区的四周向内涂搽大蒜汁，每日早、晚各 1 次，15 日为 1 个疗程。一般用药 1~2 个疗程可痊愈或显效。

【主治】头皮白癣。

方法6

【处方】野菊花、乌梅各 30 克，香油适量。

【操作】野菊花、乌梅共研为细末，用香油调成糊。用药前，患者用温盐水将患处洗净、擦干，涂抹药糊，每日 1~2 次。一般用药 10~15 日即显效。

【主治】头癣。

方法7

【处方】老南瓜 1 500 克，青黛 30 克。

【操作】将南瓜捣烂，加入青黛，调如膏。将患部洗净擦干后，取上药适量涂敷患处，每日 2 次。一般用药 15~20 日可好转。

【主治】头癣。

方法8

【处方】山豆根粉 30 克，鸡蛋清适量。

【操作】将山豆根粉用鸡蛋清调如膏。患者洗头擦干后，取本药敷患处，每日 2 次。一般用药 10~15 日即获良效。

【主治】头癣。

方法9

【处方】蔓荆子 50 克，食醋适量。

【操作】将蔓荆子捣成细末，用食醋调糊。患者将头洗净擦干，取药糊涂敷患处，每日 2~3 次。一般用药 10~15 日即可获得满意疗效。

【主治】头癣。

四、手癣

手癣又称"鹅掌风"，是由于真菌侵犯手部表皮所引起的浅部真菌病。初起皮下有针尖至粟粒大小半透明水疱，日久干涸、脱屑，伴有瘙痒；或初起即迭起白皮，纹理宽深，触之粗糙。皮损轮廓鲜明，逐渐浸淫蔓延。起病缓慢，易于反复发作。

方法 1

【处方】地骨皮 30 克，甘草 15 克。

【操作】上药加水煎煮，取药液清洗患手，每次 20~30 分钟，每日 2~3 次，每日 1 剂。一般用药 3~5 日即可获良效。

【主治】手癣。

方法 2

【处方】侧柏叶 250 克，蕲艾 60 克。

【操作】取上药加水 3 000 毫升，煮数沸。患手用桐油涂抹，再用桐油燃纸烤之，稍后用药液熏洗，每日 1 次。轻者 1 次即可显效，重者 3~5 次可显效。

【主治】手癣。

方法 3

【处方】白矾、皂矾各 30 克，儿茶 15 克，侧柏叶 12 克。

【操作】将上药加水煎汤，趁热熏洗患手，每次 15~30 分钟，每日 2 次。1 剂可洗 3~4 次，若无皂矾用五倍子 50 克代之。

【主治】鹅掌风。

方法 4

【处方】明矾 50 克。

【操作】用开水将明矾配成 10% 明矾液，趁热浸泡患部，每晚睡前浸泡 15~20 分钟；或用明矾擦患部，每日 2~3 次。一般 3~5 日即显效。

【主治】鹅掌风。

方法 5

【处方】侧柏叶 150 克，儿茶 10 克，明矾 12 克。

【操作】将上药加水煎数沸，取汁液浸患处，每次 10~20 分钟，每日数次。一般用药 7~10 日即愈或好转。

【主治】鹅掌风。

方法 6

【处方】公丁香 20 克，地肤子 20 克。

【操作】将上药加水 3 000 毫升，煮沸 20~30 分钟，待温后浸泡患处，每次

20~30 分钟，每日 1~2 次。

【主治】手癣。

五、体癣

体癣是指发生于人体除毛发、指（趾）甲、手足以外任何部位光滑皮肤上的浅部真菌病。皮损初为针头至绿豆大小的红色丘疹、斑疹，逐渐向周围扩展，中间有自愈倾向，呈环形或多环形，环周为针头大小的丘疹、水疱或鳞屑，微高出皮面的狭窄边缘，自觉甚痒。

方法1

【处方】独头蒜、红糖各 150 克。

【操作】先将独头大蒜去皮，捣烂，再加入红糖搅拌均匀备用。用时将药膏外敷患处，30~40 分钟后去掉。每日早、晚各用药 1 次。

【主治】股癣。

方法2

【处方】鲜生半夏 10 克。

【操作】将鲜生半夏剥去外皮，用醋 3~4 滴置碗底内，磨汁敷患处，每日 3 次。

【主治】股癣。

方法3

【处方】土槿皮 30 克，米醋适量。

【操作】土槿皮研为细末，用米醋调，文火炖如胶。贴敷患处，每日 1 次。

【主治】体癣。

方法4

【处方】桑皮汁 1~2 毫升。

【操作】用桑皮汁均匀地涂在患处，用药后勿冲洗，每日 1~2 次，10 日为 1 个疗程。

【主治】各种癣症。

方法5

【处方】丁香 15 克，70% 酒精 100 毫升。

【操作】将丁香浸泡于酒精中 24 小时，涂擦患处，每日 3 次，连用至愈。一般用药 10~15 日可获良效。

【主治】体癣。

六、皮炎

常见的皮炎有接触性皮炎、稻田皮炎等。接触性皮炎因接触某种物质后几分钟到几日内突然发病，被接触部位的皮肤发红，起丘疹、水疱，接着糜烂流水，感到局部灼热、剧痒；稻田皮炎则是先接触水田的皮肤开始发痒、灼热，接着出现点状红斑、丘疹，严重者发生水疱、红肿，甚至腐烂化脓；植物—日光性皮炎是食入或直接接触光敏性植物后，身体暴露部位很快肿胀，常使眼睛不能睁开，手不能握举，肿胀部位发紧、刺痒、灼痛、麻木。

方法 1

【处方】黄柏、紫草、青黛、滑石粉各 15 克，香油适量。

【操作】先将紫草、黄柏研成极细末，再将青黛置乳钵内，边研边依次加入黄柏、紫草和滑石粉，过筛混合，药粉与香油 1:3 的比例浸泡 5~7 日，滤取油液，涂搽患处。如局部已溃烂，可直接将上药撒于患处，每日 1 次。一般用药 3~5 日即显效。

【主治】急性皮炎。

方法 2

【处方】艾叶、徐长卿、路路通各 30 克，蚕沙 60 克。

【操作】将上药共煎汁，以纱布蘸药液湿敷痒处，每日 2 次，也可连续应用，次数不限，一般用药后 7~10 日显效。

【主治】夏季皮炎。

方法 3

【处方】五倍子、生炉甘石各 9 克，蜂蜜 18~24 克。

【操作】将前 2 味药分别研末，蜂蜜放入烧杯内，置火上加热至沸腾，取下立即加入五倍子粉和炉甘石粉，搅拌成膏。用此膏涂敷患处，再以胶布固定，每日 1 次。一般用药 7~10 日即愈或显效。

【主治】强酸、强碱等灼伤的原发刺激性接触性皮炎。

方法 4

【处方】生地榆、马齿苋各 30 克。

【操作】生地榆、马齿苋加水煎沸，待药液温度适宜后，用纱布蘸药水湿敷患处，每次 20~30 分钟，每日 3~4 次。一般治疗 3~5 日即愈或取得良效。

【主治】日光性皮炎，伴水疱、红肿、轻度糜烂者。

方法 5

【处方】小蓟、韭菜、马齿苋、大蓟各 30 克。

【操作】将上药共捣如泥膏，敷于患处，每日 1~2 次。一般用药 3~7 日即获良效。

【主治】稻田皮炎。

方法 6

【处方】生大黄 100 克，川黄连、苦参、白鲜皮各 50 克，冰片 20 克，食醋 600 毫升。

【操作】将前 5 味药分别研为极细末，加入食醋中浸泡 1 周后备用。治疗时，先按常规消毒皮肤，再涂上药液，每日 3~4 次。一般用药 5~7 日即获良效。

【主治】脂溢性皮炎。

七、带状疱疹

带状疱疹是一种神经和皮肤同时受累的皮肤病。临床表现为局部皮肤神经痛，出现红斑及大小水疱，皮疹沿周围神经分布延伸，呈带状。可发生于任何部位，多见于腰部。

方法 1

【处方】鲜马齿苋 50 克。

【操作】将鲜马齿苋洗净，捣成糊，敷于皮损处，每日 2 次。一般用药 2 日后即显效。

【主治】带状疱疹。

方法 2

【处方】王不留行 50 克，鸡蛋清适量。

【操作】将王不留行焙至黄褐色不焦为度，研成细末，以鸡蛋清调成糊，涂敷皮损处，每日2次。一般用药3~15日即可显效。

【主治】带状疱疹。

方法3

【处方】桑螵蛸50克，香油适量。

【操作】将桑螵蛸烧焦，研为细末，以香油调成糊，外涂患处，每日3~4次。用药1~2日即可显效。

【主治】带状疱疹。

方法4

【处方】六神丸5粒，醋1毫升。

【操作】根据所需药量多少，按上述比例配制，研末调和，以干净毛笔蘸药液涂搽患处，每日3次；同时内服六神丸，每次5~10粒，每日3次。一般在用药后3~7日可显效。

【主治】带状疱疹。

方法5

【处方】生大黄、黄柏各20克，五倍子、芒硝各10克，凡士林适量。

【操作】将前4味药共研为细末，过120目筛，加凡士林配制成3%软膏，按皮损大小将膏药摊在麻纸上，厚约0.2厘米，贴敷患处，隔日换药1次。一般用药3~7日即显效。

【主治】带状疱疹。

方法6

【处方】云南白药、白酒（或香油）各适量。

【操作】根据皮损面积大小，取云南白药药粉用白酒或香油调为糊，涂敷患处，每日3~5次。同时口服云南白药，每次0.3克，每日3~5次。一般用药3~5日即显效。

【主治】带状疱疹。

方法7

【处方】生大黄、黄柏、黄连、明矾、雄黄、大枣各20克，食醋适量。

【操作】将前 6 味药共研为细末，用食醋调成糊，外敷患处，每日 2 次。一般用药 3~5 日即可获得令人满意的效果。

【主治】带状疱疹。

方法 8

【处方】鲜韭菜根 30 克，活地龙 20 克，香油适量。

【操作】将鲜韭菜根、活地龙捣烂，加香油和匀，涂敷患处，外用纱布固定，每日 2 次。一般用药 4~6 日即获良效。

【主治】带状疱疹。

八、银屑病

银屑病又称牛皮癣，是以红斑、鳞屑为特征的慢性皮肤病。全身任何部位均可发病，以头皮、背、骶部、肘关节伸面及四肢外侧居多。皮损部位呈红色或棕红色斑块，表面覆盖很厚的银白色鳞屑，抓去脱屑可见到淡红色半透明薄膜，刮去此层薄膜，可见到露水珠样出血点。临床分异常型、关节型、脓疱型及红皮症型。

方法 1

【处方】槟榔 9 克，全蝎、斑蝥各 3 克，蝉蜕 2 克，五味子、冰片各 2.5 克，白酒 150 毫升。

【操作】将前 6 味药入白酒浸泡 1 周。取药酒涂患处，早、晚各 1 次。忌食腥辣物。一般用药 7~10 日显效。

【主治】银屑病、神经性皮炎及慢性湿疹。

方法 2

【处方】雪花膏 1 盒，轻粉、红粉各 0.5 克。

【操作】将上药一起调拌均匀备用。除血燥型先用梅花针点刺患部，微见出血点敷本药外，其余各型均可直接敷用，隔日 1 次，时间不超过 1 个月。可同时配中药煎汤服。一般用药 3~4 周可获得令人满意的效果。

【主治】银屑病。

九、荨麻疹

荨麻疹是皮肤、黏膜的暂时性血管通透性增加和水肿的反应，临床表现为突然发病，瘙痒剧烈，出现红色或苍白色大小不等的风团，境界清楚，皮损因搔抓而增多、增大。

方法 1

【处方】蒺藜根、苍耳根各 6 克。

【操作】将上药加水煎沸，取药汁浸纱布，湿敷患处，每日数次。一般用药即见效。

【主治】荨麻疹。

方法 2

【处方】桃仁、红花、杏仁、生栀子各 10 克。

【操作】以上诸药共研为细末，用时取适量，以蜂蜜或凡士林调成糊。取药糊敷脐，用塑料纸覆盖，胶布固定。每日换药 1 次，至愈为止。一般用药 3~5 日即显效。

【主治】荨麻疹。

方法 3

【处方】凡士林 2 克，小颗粒青盐 3 克，艾绒 10 克。

【操作】先用凡士林涂神阙，再用麻纸盖于穴上，纸中央放 6 毫米厚的小颗粒青盐，压平后，放置如蚕豆大小、用艾绒做成的大艾炷，点燃灸之，每次 5~7 壮，每日 1 次，至愈为止。

【主治】荨麻疹。

方法 4

【处方】败酱草 30 克。

【操作】败酱草水煎浸纱布，湿敷患处，每日数次。一般用药后即见效。

【主治】荨麻疹。

方法 5

【处方】荆芥穗 30 克。

【操作】荆芥穗研成细粉，用纱布包裹，扑撒在患处皮肤上，并用手来回搓擦，至皮肤发热为止。一般用药后即见效。

【主治】风热型荨麻疹。

方法 6

【处方】蛇床子、百部各 25 克，50% 酒精 100 毫升。

【操作】将蛇床子、百部放入酒精中浸泡 24 小时，过滤装瓶备用。每日涂擦患处 3~5 次。用药后即见效。

【主治】荨麻疹。

十、湿疹

湿疹是一种常见的变态反应性皮肤病。其临床表现为多形性损害，有红斑、丘疹、水疱、糜烂、渗液、结痂、浸润或脱屑。其特点为多形性皮疹，倾向湿润，对称分布，易复发和慢性化，自觉剧烈瘙痒。

方法 1

【处方】藁本、花椒、龙胆草各 60 克，虎杖、冰片各 30 克。

【操作】将前 4 味药共研为细末，过 100 目筛，再与冰片共研匀，置棕色瓶中密封备用。先将患处用九里光或茶叶煎水洗净，取青砖 1 块，置火中煨至砖将红后离火。将患处靠近砖块，以能耐受为度；另取少许冰片置砖上（即放出浓烟），让其熏烤患处，待烟毕，离开；再用香油少许调上药搽患处，不用包扎。1~2 日按上法换药 1 次。一般用药 7~10 日即痊愈或显效。

【主治】顽固性湿疹。

方法 2

【处方】生大黄、苦参、炉甘石、氧化锌各 10 克，泼尼松 25 毫克，磺胺嘧啶 5 克。

【操作】上述诸药混合研为极细末，装瓶备用。如皮损渗出液较多或伴感染者，以干粉撒于皮损部，待渗液和脓水干燥后，改用凡士林、香油或其他食用油调药粉成糊状外搽，每日 3 次。

【主治】湿疹。

方法 3

【处方】苦参、芒硝、威灵仙各 60 克，黄柏、金银花、薄荷、生大黄各 30 克，花椒 15 克。

【操作】上药煎水，外洗患处，每日 2 次。一般用药 7~10 日即获良效。

【主治】湿疹。

方法 4

【处方】诃子 100 克，米醋 500 毫升。

【操作】将诃子打烂，加水 1 500 毫升，文火煎至 500 毫升，再加入米醋煮沸即可。取药液用纱布湿敷，略加压，使之与皮损面紧贴，干后再加药液。每日 1~2 次，每次 20~30 分钟。一般用药 7~10 日即愈或显效。

【主治】急性、慢性湿疹。

方法 5

【处方】龙胆草 30 克，黄柏 12 克，龙葵 6 克，紫花地丁 6 克。

【操作】将上药洗净后捣烂如膏，取药膏贴敷患处，每日 1~2 次。一般用药 10~15 日显效。

【主治】湿疹。

方法 6

【处方】蜈蚣 3 条，猪胆汁适量。

【操作】将蜈蚣焙干研末，用猪胆汁调敷患处，每日 1 次。一般用药 7~10 日即愈或显效。

【主治】顽固性湿疹。

十一、硬皮病

硬皮病是一种以皮肤肿胀、硬化，小血管痉挛、狭窄为特征的结缔组织疾病。一般分为局限性和系统性两种。局限性硬皮病皮损为硬化性斑疹，表面光滑如蜡，消退后可呈菲薄萎缩、色素沉着或脱失等，其形态、大小、数目不等，躯干部多为斑片状，在头、面、颈、胸及四肢者多呈带状或点滴状；系统性硬皮病初起皮损呈实质性水肿，以后渐变硬化而干燥，有蜡样光泽，伴以色素增加或脱失，最终皮肤、皮下组织和皮肤附属器均呈萎缩，以至于皮肤紧贴骨骼如木板样硬化，毛发脱落，出汗障碍，早期多见于肢端，后期可侵犯身体各部而出现各种相应症状。

方法 1

【处方】豆腐 100 克。

【操作】按病变部位将豆腐切成 1 厘米厚的薄片（每次需 2 片）放置砂锅内加热，待温度降至患者能耐受时敷患处（2 片豆腐轮番热敷，豆腐可反复加热，使用至无浆析出后弃去），每次 15 分钟，每日 1 次。热敷中出现紫疱无须处理。一般治疗 7~10 日即获良效。

【主治】硬皮病。

方法 2

【处方】黄药子 250 克。

【操作】将黄药子加水煎沸 10 分钟，趁热熏洗患处，每次 20~30 分钟，每日 1~2 次。用药 10~15 日即显效。

【主治】局限性硬皮病。

方法 3

【处方】川楝子 60 克，花椒 30 克，食盐适量。

【操作】川楝子、花椒加食盐炒后布包，趁热敷患处，每日 2~3 次，10 日为 1 个疗程。一般用药 2~3 个疗程可愈或有效。

【主治】硬皮病。

十二、毛囊炎

毛囊炎是由化脓性球菌所引起的毛囊或部分毛囊周围组织的化脓性炎症。本病初起为毛囊口发生红色炎性丘疹，很快发展为小脓疱，自觉微痒或疼痛。有的脓疱破溃后创口经久不愈，形成慢性毛囊炎。

方法 1

【处方】黄柏、黄芩、黄连各 100 克，樟丹 20 克，冰片 6 克，蓖麻子仁 100 克，香油适量。

【操作】将前 3 味药焙干研细末，樟丹、冰片研为细末，蓖麻子仁捣烂，以上 6 味药用香油调成糊，以适量敷于患处，每日 3 次。一般用药 3~5 日即愈。

【主治】毛囊炎。

方法 2

【处方】枫蜡、松香各 10 克，凡士林适量。

【操作】枫蜡、松香共研为细末,加凡士林调成软膏。用时外敷患处,每日 1 次。一般用药 3~5 日即获良效。

【主治】发际毛囊炎。

方法 3

【处方】黄柏 12 克，大黄、雄黄、硫黄各 9 克，香油适量。

【操作】将前 4 味药共研为细末，用香油调为糊，外敷患处，每日 1~2 次。一般用药 7~10 日即获良效。

【主治】毛囊炎。

方法 4

【处方】侧柏果（炒炭）3 克，槐角炭 3 克，松香 2 克，香油适量。

【操作】将前 3 味药共研为细末，用香油调敷患处。每日 1~2 次。一般治疗 7~10 日即获良效。

【主治】须疮。

方法 5

【处方】大青叶 15 克。

【操作】大青叶捣碎成末，用温开水调敷患处，每日 3~6 次。

【主治】毛囊炎。

方法 6

【处方】苍耳子 60 克，明矾 30 克，雄黄 10 克。

【操作】上药水煎取液,剪短患处毛发,反复洗头,每次 15 分钟,每日 2~3 次。一般用药 10~15 日获良效。

【主治】毛囊炎。

方法 7

【处方】青黛 30 克，海螵蛸末 90 克，煅石膏末 370 克，冰片 3 克。

【操作】先将青黛研为细末，与海螵蛸末调和，冰片研细，加入上药末少许研匀后，再加全部药末研细调匀，直接以药末扑患处。

【主治】毛囊炎。

十三、瘢痕疙瘩

瘢痕疙瘩是指皮肤出现的瘢痕高出正常皮肤，形成的瘢痕增生，多发生于皮肤外伤或手术后，由结缔组织大量增生所致。其特点为皮损处高出皮肤，表面不平，形状各异，触之较正常皮肤硬，颜色浅红或与皮肤相似，一般无自觉症状。

方法 1

【处方】大黄、芒硝、乳香、没药各 10 克。

【操作】将上药共研为细末，水和为膏，敷于术后患处，2 日换药 1 次，3 周为 1 个疗程。

【主治】瘢痕疙瘩，术后痛结节。

方法 2

【处方】山楂粉 20 克，黄酒适量。

【操作】将山楂粉加黄酒调为糊，敷于患处，每日 1~2 次。

【主治】术后瘢痕，疮疖瘢痕。

方法 3

【处方】芙蓉叶不拘量。

【操作】于端午日采芙蓉叶，不拘量，阴干，研为细末，以茶水调糊涂于患部，每日数次。少数涂药 3~24 小时局部渗出淡黄色黏液，可用棉球擦净，不影响用药。

【主治】瘢痕疙瘩。

方法 4

【处方】生山药 30 克，麻仁 10 粒。

【操作】将生山药去皮，与麻仁一起捣烂成膏，外敷患处，每日 1 次。

【主治】瘢痕疙瘩。

十四、神经性皮炎

神经性皮炎是一种神经功能障碍性皮肤病，主要特征为皮肤苔藓样变和剧烈瘙痒，多发生于颈项两侧、四肢伸侧、股部、臀部、外阴部等易受摩擦的部位。病损处通常有皮肤干燥、增厚、粗糙、苔藓样变、斑片状浸润及剧烈瘙痒等症状。

方法 1

【处方】樟脑、冰片各 15 克，75% 酒精适量。

【操作】樟脑、冰片共研碎，加入酒精中溶解。用棉球蘸药液搽患处，干后患部用伤湿止痛膏贴敷，3~4 日上药一次。

【主治】颈部局灶性神经性皮炎。

方法 2

【处方】新鲜鸡蛋 2 个，醋 250 毫升。

【操作】取新鲜鸡蛋用醋浸泡 4~7 日后去壳，蛋清、蛋黄混匀，涂搽患部，再以 4~6 层纱布浸醋外敷，每日 3 次。

【主治】神经性皮炎。

方法 3

【处方】苦参、独头蒜各 150 克，陈醋 500 毫升。

【操作】将苦参研为细末，独头蒜捣烂，均加入陈醋内浸泡 10 日后备用。用时以此液外搽患处，每日早、晚各 1 次。一般用药 6~10 次即可获良效。

【主治】神经性皮炎。

十五、尖锐湿疣

尖锐湿疣是由病毒引起的性传播疾病，主要表现为柔软红肿样突起的肉状赘生物，形态大小不一，多种多样，如细小沙粒状、乳头状、丝状、鸡冠花状或巨大的椰花菜状，并伴有瘙痒。多发生于男、女外生殖器及肛门等处。

方法 1

【处方】板蓝根、苦参、生香附、木贼、露蜂房各 250 克，陈醋 500 毫升。

【操作】将上药加水煎至浓缩，加陈醋后外搽患处，每日 3~5 次。

【主治】尖锐湿疣。

方法 2

【处方】马齿苋 30 克，败酱草、土茯苓、板蓝根、萹蓄、芒硝各 20 克。

【操作】上药加水煎取药液 500 毫升，倒入干净盆中，擦洗患处，然后坐浴 10 分钟，每日早、晚各 1 次，1 周为 1 个疗程。

【主治】尖锐湿疣。

十六、皮肤瘙痒症

皮肤瘙痒症是指皮肤无原发性损害，只有瘙痒及因瘙痒引起的继发性损害的一种皮肤病。临床上可分全身性皮肤瘙痒症和局限性皮肤瘙痒症两种，前者周身皆可发痒，部位不定，此起彼伏，常为阵发性，以夜间为重，患者因痒而搔抓不止，皮肤常有抓痕、血痂、色素沉着等；后者瘙痒仅局限于某一部位，常见于肛门、外阴、头部、四肢等。

方法 1

【处方】蛇床子、地肤子、苦参各 20~30 克，花椒、黄柏各 12 克，苍术、防风各 15 克。

【操作】上药纱布包扎，加水 2 000 毫升，煎至 1 500 毫升，待温热适度时先熏后洗患部，每日 2 次，10 次为 1 个疗程。一般用药 1~2 个疗程即愈或显效。

【主治】各种阴部瘙痒。

方法 2

【处方】红花、桃仁、生栀子各 10 克，冰片少许，凡士林或蜂蜜适量。

【操作】将前 3 味药研成细末，加入冰片，再用凡士林或蜂蜜调和，外敷脐部，用胶布固定，每日换药 1 次，至痊愈为止。一般用药 4 次即见效。

【主治】皮肤瘙痒症。

方法 3

【处方】苍术、黄柏、栀子、苦参、桃仁各 10 克，冰片 6 克，鲜茵陈（鲜桃树叶）10 克。

【操作】将前 6 味药研为细末后备用。临证每取药末 10 克，与鲜茵陈或鲜桃树叶共捣成糊，敷于脐部，外用塑料薄膜覆盖，胶布固定，2 日换药 1 次，至愈为止。

【主治】湿热蕴积于皮肤瘙痒者。

十七、酒渣鼻

酒渣鼻是发生于鼻部、两颊、前额部的慢性皮肤病，主要特征为鼻色紫红如酒渣，好发于中年人。可见弥漫性皮肤潮红，伴有丘疹、脓疱、毛细血管扩张，甚则鼻头增大变厚，状如赘瘤。

方法 1

【处方】硫黄粉、大黄粉各 15 克。

【操作】将上药加蒸馏水 100 毫升，搅匀，密封浸泡 1 周。取药液搽患处，每日早、晚各 1 次。

【主治】酒渣鼻。

方法 2

【处方】百部 50 克，95% 酒精 100 毫升。

【操作】将百部浸泡于酒精中，5~7 日即可启用，每日外搽患处 2~3 次，30 日为 1 个疗程。一般用药 1~2 个疗程可获良效。

【主治】酒渣鼻。

方法 3

【处方】生石膏、生石灰各 10 克，白酒适量。

【操作】将生石膏、生石灰共研为细粉，再用乳钵研匀。取药粉加白酒调成糊，外敷患处，每日 1 次，连用 2~3 次。破溃者禁用。用药 2~3 次可显效。

【主治】酒渣鼻。

十八、腋臭

腋臭是腋窝部大汗腺所分泌的汗液的臭味，为一种常见的臭汗症。本病轻者仅在运动出汗时双腋散发出臭味。少数人不仅有腋臭，在乳晕、外阴、肛门等部位也可闻到异臭味，可伴有色汗，以黄色多见。

方法 1

【处方】轻粉、滑石粉各 5 克。

【操作】将轻粉研细，过 180~200 目筛，加滑石粉混匀。开始每晚涂擦腋窝 1 次。数日后隔日擦 1 次。1 个月后可数日擦 1 次。

【主治】腋臭。

方法 2

【处方】枯矾 30 克，轻粉 10 克。

【操作】将上药共研为细末，混合均匀装瓶备用。出汗时将药粉涂于腋窝处揉擦片刻，每日数次，不出汗时每日早、晚 1 次。20 日为 1 个疗程，每个疗程需间隔 3~5 日。

【主治】腋臭。

方法 3

【处方】胡椒粉、牛脂各 30 克。

【操作】将胡椒粉调入牛脂中，搅拌和匀，调敷患处（腋窝），每日 1 次，连用 1 周。

【主治】腋臭。

方法 4

【处方】冰片 3 克，50% 酒精 20 毫升。

【操作】将上药混合溶化，洗净腋部后外搽药液，10 日为 1 个疗程。一般用药 1~2 个疗程即显效。

【主治】腋臭。

方法 5

【处方】白芷、薄荷各 10 克。

【操作】上药研为极细末备用。将腋窝用温水洗净擦干后，取药末撒敷患处，反复搓擦 3~5 分钟，每日 1~2 次。10 日为 1 个疗程。

【主治】腋臭。

十九、痤疮

痤疮是一种毛囊、皮脂腺疾病，好发于青春发育期的男女，以面部、胸、背等处多见。初起为细小丘疹如刺，可挤出白色碎米样粉汁，常有皮脂溢出，并发细菌感染可伴有小脓疱、囊肿，形成结节、瘢痕等。

方法 1

【处方】白果仁 1~2 个。

【操作】睡前洗净面部，用数块白果仁的切面反复擦患部，边擦边削去用过的部分，以利于药汁渗出。每晚用白果仁擦遍患部即可。

【主治】痤疮。

方法 2

【处方】白花蛇舌草 50 克。

【操作】白花蛇舌草煎水服，每日 1 剂。药渣煎水洗患处，每日 3 次。一般用药 3 日皮疹开始消退。

【主治】痤疮。

方法 3

【处方】紫皮大蒜 10 瓣，葱白 10 根。

【操作】将紫皮大蒜、葱白捣烂如膏，取药膏如痤疮大若干粒，分别贴敷于痤疮上，纱布覆盖，胶布固定。24 小时后揭去，局部发疱，痤疮即浮离皮肤，5~7 日后可自行结痂脱落。

【主治】痤疮。

二十、斑秃

斑秃是一种头皮非炎症的局限性斑状脱发的慢性皮肤病，特点为头发突然成片脱落，脱发区呈圆形或不规则形、光滑的鲜红斑片。一般发生于头部，亦可累及眉毛、腋毛及阴毛。无自觉症状。

方法 1

【处方】墨旱莲 20 克，75% 酒精 200 毫升。

【操作】将墨旱莲上锅蒸 20 分钟，加酒精浸泡 2~3 日。外涂患处，轻轻叩打脱发处，使其潮红为度。开始每日 3 次，新发增多后改为每日 2 次。一般用药 4~7 日可见效。

【主治】斑秃。

方法 2

【处方】生地黄、何首乌各 30 克，黑芝麻梗、柳树枝各 50 克。

【操作】将上药煎水，熏洗患处，每日 3 次，每日 1 剂，5 日为 1 个疗程。一般用药 3~5 个疗程可获良效。

【主治】斑秃。

方法 3

【处方】生姜 50 克。

【操作】将鲜生姜捣烂如泥，加温水敷于脱发处，每日 1 次。

【主治】斑秃。

二十一、脓疱疮

脓疱疮是一种以皮肤起脓疱、浸淫成疮为特征的皮肤病，主要临床表现为最初皮肤上出现小片红斑，后变成水疱，继而逐渐混浊而成脓疱。疱容易破裂，破后露出鲜红色疮面，并有黄水渗出，黄水流到之处即发新疮。

方法 1

【处方】大黄 15 克，枯矾 5 克，冰片 1.5 克，青黛 3 克。

【操作】将上药共研为细末备用。流黄水者敷以散剂，不流黄水者加香油调药末外敷，每日 2~3 次。

【主治】脓疱疮。

方法 2

【处方】松香 12 克，枯矾 9 克，猪油、飞罗面各适量。

【操作】将松香、枯矾共研为细末，加飞罗面及猪油混合，用火烤出油或晒出油。取油敷患处，每日 1~3 次。

【主治】脓疱疮。

方法 3

【处方】鲜灯笼草、鲜马齿苋各 30 克。

【操作】将上 2 味药洗净，晾干水分捣烂，纱布包绞取鲜汁装瓶备用。临证用棉球蘸药液涂患处，每日不拘次数。

【主治】脓疱疮。

方法 4

【处方】生黄豆 13 粒，生杏仁 7 个，香油适量。

【操作】将生黄豆、生杏仁焙干，共研细粉，用香油调敷患处，每日 1~2 次。

【主治】脓疱疮。

方法 5

【处方】苦杏仁 30 克,香油（或豆油）适量。

【操作】将苦杏仁炙炭存性,研成细末,用香油（或豆油）调成稀糊备用。先用淡盐水将污痂洗净,然后将药糊调涂患处薄薄一层,可用干净纱布或软布覆盖,以防药物脱落或污染衣服。一般每日或隔日涂抹 1 次。

【主治】脓疱疮。

方法 6

【处方】生大黄、黄连、黄柏各 30 克,乳香、没药各 15 克,香油适量。

【操作】将前 5 味药共研为细末,用香油调成糊,外敷患处,每日 2~3 次。

【主治】脓疱疮。

二十二、疥疮

疥疮是人接触疥螨后而引起的一种传染性皮肤病,多发于皮肤细嫩、皱褶处,奇痒难忍,传染性极强,蔓延迅速,常为集体流行。病损为红色丘疹、水疱,并可看到条状黑线,病久全身抓痕遍布、黑斑点点,甚至引起脓疱。遇热及夜间更甚,妨碍睡眠。

方法 1

【处方】硫黄 60 克,金银花、花椒各 10 克,苦参、蛇床子、赤芍各 15 克,甘草 3 克。

【操作】上药加水 3 000 毫升,外洗患处,每日早、晚各 1 次,每次 30 分钟,3 日为 1 个疗程。一般连用 2~3 个疗程即可显效。

【主治】疥疮。

方法 2

【处方】硫黄 30 克,花椒 15 克,胡萝卜 11 个。

【操作】将硫黄、花椒共研为细末,与胡萝卜共同捣烂,外敷患处,每日 1~2 次。一般用药 3~5 日即显效。

【主治】疥疮。

二十三、鸡眼

鸡眼是一种多见于足底及足趾的角质增生物，呈灰黄色或蜡黄色，系足上较突出部分的皮肤长期受压或摩擦，发生局限性角质层增厚，其尖端渐深入表层，圆形基底裸露皮外，坚硬如硬刺，行走时因鞋过紧，或脚部先天性畸形，长期重心固定，使尖端压迫神经末梢，产生疼痛。

方法1

【处方】生半夏100克。

【操作】将生半夏晒干后，研为极细末，装瓶密封备用。用时先将鸡眼处泡软，削去角化组织，以有渗血为度，放上生半夏粉，并用胶布贴上，1周内即可脱落。如未脱落者，如前法再用1次。

【主治】鸡眼。

方法2

【处方】大蒜头1个，葱白10厘米，花椒3~5粒。

【操作】将上药共捣烂如泥。视鸡眼大小，取不同量药泥敷于鸡眼上，用卫生纸搓一细条围绕药泥，纱布包扎，密封，勿使漏气，24小时后去掉纱布及药泥。3日后鸡眼变黑，逐渐脱落，最多半个月即完全脱落。1次未愈，可再使用。

【主治】鸡眼。

方法3

【处方】红花3克，地骨皮6克，香油、面粉各适量。

【操作】将红花、地骨皮研成细末，加香油和面粉调成糊备用。先将患部老皮去除，然后摊药于患部，用纱布包好，2日换药1次。一般用药1~5次即可显效。

【主治】鸡眼。

方法4

【处方】大葱适量。

【操作】取鲜大葱，将葱叶割断，用手挤出黏液，缓慢涂敷鸡眼处，每日2~3次。上药涂敷数次即获良效。

【主治】鸡眼。

方法 5

【处方】干蜈蚣 30 条，乌梅 9 克，菜油适量。

【操作】将干蜈蚣、乌梅焙干，研末，加菜油浸泡 7~10 日。先用温水浸泡患部 15~25 分钟，待粗皮软化后剪去，外敷药膏适量，用纱布包扎，每 12 小时换药 1 次。一般用药 3~5 日即获良效。

【主治】鸡眼。

方法 6

【处方】乌梅 3 克，食盐 3 克，陈醋适量。

【操作】将乌梅泡入含有食盐的开水内 1 日，去核，捣烂，加陈醋搅烂如泥，敷患处，每日换 1 次，2~3 次即显效。

【主治】鸡眼。

二十四、冻疮

冻疮是由寒冷引起的局限性皮肤炎症损害，临床主要表现为受冻处出现水肿性红斑、水肿，甚至溃疡、瘙痒，遇热更甚。

方法 1

【处方】肉桂 2 克，炙乳香、炙没药各 10 克，冰片、樟脑各 2 克，凡士林适量。

【操作】将前 5 味药分别研细后混合均匀，调入凡士林即成。使用时先用萝卜汤或淡盐水清洗溃烂面，再将此膏涂患处。2~3 日 1 次。一般用药 2~3 日即获良效。

【主治】冻疮。

方法 2

【处方】红花、桂枝、川椒、干姜、当归、干辣椒各 30 克，樟脑 10 克，冰片 5 克，95% 酒精 750 毫升。

【操作】将前 8 味药放置于酒精中浸泡 3 日，以纱布过滤，收集药液储瓶备用。使用时将患部洗净，用棉球浸药液涂擦局部，每日 3~5 次，一般 5~7 日可获良效。

【主治】冻疮。

方法 3

【处方】橘皮 3~4 个，生姜 30 克。

【操作】橘皮、生姜加水 2 000 毫升，煎煮 30 分钟后取药液，用毛巾浸湿热敷患处，每次 30 分钟，每日 1 次，一般用药 2~4 次即获良效。

【主治】冻疮。

二十五、手足皲裂

手足皲裂是由多种原因引起的手足部皮肤干燥皲裂病。皮损好发于手指、手掌、足跟、足跖、足底外缘等皮肤角质层厚或经常摩擦的部位。初起时皮肤发干、发紧，弹性减低，可出现多处浅在裂纹，随病情发展，皮肤干燥且粗糙，裂纹深达真皮及皮下组织，并伴有疼痛、出血，以活动时为著。

方法 1

【处方】白及 30 克，大黄 50 克，冰片 3 克，蜂蜜适量。

【操作】将前 3 味药各研为极细末，混合过筛，装瓶备用。洗净患处，取药粉适量，加蜂蜜调成糊外涂，每日 3 次，至愈为止。

【主治】手足皲裂。

方法 2

【处方】糯米 1 500 克，明矾粉 60 克，樟脑 15 克，青黛 30 克。

【操作】将糯米洗净，滤干，捣成细粉，筛去粗粒、杂质，置于 1 500 毫升沸水锅内，文火熬成糊，再加入明矾粉、樟脑、青黛和匀即成。用时将药膏涂于布上贴患处。

【主治】手足皲裂。

方法 3

【处方】鸡蛋 2~3 个，醋精 500 毫升。

【操作】将鸡蛋放入醋精内，浸泡盖好，6~7 日取出。用鸡蛋糊涂擦患处，每日 2~3 次，用药 3~6 周，以后 3~5 日用药 1 次。

【主治】手足皲裂。

方法4

【处方】白及、白蔹各 50 克，黄连 30 克，冰片 5 克，蜂蜜适量。

【操作】将前 4 味药共研为细末，和匀，过 100 目筛，高压消毒，储瓶备用。将患部洗净擦干后，取药粉适量，用蜂蜜调成糊，涂抹患处，每日 3 次，至愈为止。

【主治】手足皲裂。

方法5

【处方】核桃仁 30 克，芝麻 15 克，蜂蜜 20 克。

【操作】将核桃仁及芝麻捣烂，研末，与蜂蜜拌和，涂患处，每日 1 次。

【主治】手足皲裂。

二十六、烧烫伤

烧烫伤是因火焰、热水、热气等高温液体或固体（或气体）、放射能、电能或化学物质作用于人体而引起的损伤。

方法1

【处方】地龙（活）30 条，白糖 15 克。

【操作】将活地龙洗净加入白糖内，使之溶化，收集地龙渗出的橙黄色透明液。Ⅰ度烧伤直接涂药；Ⅱ度烧伤先清创，放出水疱液，剪去腐皮，再涂药，开放创口。一般用药 7~10 日脱痂而获良效。

【主治】烧烫伤。

方法2

【处方】干紫草 800 克，香油 5 000 克。

【操作】将干紫草粉碎，用香油熬炼后去渣，即成紫草油。常规清创，以无菌纱布浸透紫草油，敷于创伤部位；或用浸有紫草油的单层纱布铺在创口上，不包扎，干燥时反复涂药。

【主治】烧烫伤。

方法3

【处方】石榴皮 500 克。

【操作】将石榴皮加水 500 毫升，煎至 250 毫升，滤取药液。取纱布块 1 厘

米 ×1 厘米大小，浸入药液内，一块一块贴于患处。成人用暴露法，儿童用包扎法。

【主治】烧烫伤。

方法 4

【处方】生石灰 6 克，生石膏 6 克，生大黄 3 克，龙骨 9 克，梅片 1.5 克，香油适量。

【操作】将梅片先研为细末，余药共研为细末，然后混匀，以香油调为糊。先用 0.1% 苯扎溴铵溶液清洗创面，擦干水，将油膏敷于患处，每日 2 次。一般用药 7~10 日即愈。

【主治】烧烫伤。

方法 5

【处方】十滴水 30~50 毫升，凡士林适量。

【操作】创面常规消毒，Ⅰ度烧伤者，用消毒的干棉球蘸十滴水直接涂患处，每日 1~3 次；浅Ⅱ度至深Ⅱ度烧伤者，用灭菌敷料浸透十滴水外敷，外均匀涂一层凡士林膏（厚 1~2 毫米）或其他消炎膏，再加干敷料包扎固定，每日 2~4 次。

【主治】烧烫伤。

方法 6

【处方】石灰 20 克，香油 6 克，冰片 3 克。

【操作】将石灰、冰片捣碎，用香油调成糊，外敷患处，每日 1 次。

【主治】烧烫伤。

方法 7

【处方】生大黄末 30 克，鸡蛋黄 2~3 个。

【操作】取鸡蛋黄炼油后，调和大黄末成膏，取药膏敷患处，每日 1 次。

【主治】烧烫伤。

二十七、毒虫蜇（咬）伤

毒虫蜇（咬）伤是指蜂、蝎等昆虫尾部毒刺蜇人后，将毒液注入皮内和毒刺留于皮内；被毒蛇等咬伤后，毒液通过毒牙的导管注入创口，随淋巴全身扩散引起中毒，严重者可导致死亡。其主要临床表现为蜇（咬）伤局部有伤痕、瘀点、出血点、丘疱疹或风团等，伴红肿、剧痒、剧痛，严重者糜烂，组织坏死，可伴有发热、烦躁不安、口鼻出血、尿血，甚至呼吸麻痹、心律失常、循环衰竭及肾衰竭。

方法1

【处方】蜗牛2~3只。

【操作】被蜂、蝎蜇伤或毒蛇咬伤后,立即挤出毒汁,取活蜗牛捣烂,敷于患处,每日1~2次。一般用药1~3次即显效。

【主治】蜂、蝎蜇伤或毒蛇咬伤。

方法2

【处方】黄柏5克,元明粉3克。

【操作】将上药加水煎,取药汁湿敷患处,每日4~6次。一般用药即可见效。

【主治】各种虫咬（蜇）伤。

方法3

【处方】鲜马齿苋10~20克或独头蒜1个。

【操作】用独头蒜搽蜇伤处或将马齿苋挤压取汁,涂敷伤处。一般用药后即止痛。

【主治】蜈蚣咬伤。

方法4

【处方】鲜金钱草10克。

【操作】将鲜金钱草捣烂如泥,敷于患处,每日1~2次。

【主治】毒蛇咬伤。

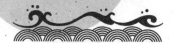

第十章
五官科常见病症穴位贴敷疗法

一、化脓性中耳炎

化脓性中耳炎是一种中耳黏膜，甚至鼓膜、骨质的慢性化脓性炎症。其主要特点是鼓膜穿孔，反复流脓不止，听力明显下降。

方法1

【处方】鸡蛋6个。

【操作】鸡蛋煮熟，留黄去清。将蛋黄置于铁锅内，用文火熬至油出，滤油去渣，储藏备用。用时先将外耳道及患处用1%~2%过氧化氢溶液冲洗干净，用消毒棉球拭干，再将鸡蛋油滴入耳中，每次3~4滴，每日早、晚各1次，连用4~6日。

【主治】慢性中耳炎。

方法2

【处方】苦参15克，冰片6克，香油30克。

【操作】将香油用锅盛之置火上，烧沸，立即将苦参放入，待其焦黄即捞出，再将冰片放入搅匀，待凉备用。滴耳，每次2~3滴，每日3次。

【主治】急性化脓性中耳炎。

方法3

【处方】鲜蒲公英全草适量。

【操作】鲜蒲公英用清水洗净，晾干，切成碎片，捣为糊，用双层消毒纱布裹住用力拧汁液。每日早、中、晚用滴管吸取药液，滴入患耳孔。滴药前先将耳道脓血清除干净。

【主治】化脓性中耳炎。

二、耳聋、耳鸣

耳聋是指患者不同程度的听觉减退，甚至消失。耳鸣是指患者自觉耳内鸣响，如闻蝉声，或如潮声。耳聋亦可由耳鸣发展而来，耳鸣亦可伴有耳聋。多见于外耳道病变、鼓膜病变、中耳病变及急性传染病、中枢性疾病等。

方法1

【处方】枯矾、黄连各3克，香油25克。

【操作】将前2味药共研为细末，入香油混匀备用。每晚睡前用药棉蘸取药液，塞于患耳内，次晨更换新棉球蘸药再塞。

【主治】耳聋、耳鸣。

方法2

【处方】芥菜子30克。

【操作】将上药研细粉，分别装于药棉球里，分塞于耳朵内。每晚睡前使用，次晨更换新药棉球。

【主治】暴鸣、突发性聋。

三、鼻出血

鼻出血是鼻腔疾病的常见症状之一，也可由全身疾病引起。鼻出血多为单侧，亦可为两侧，可间歇反复发作，亦可持续发作。出血量多少不一，轻者可见鼻涕中带血，重者可引起失血性休克，反复出血可导致贫血。

方法1

【处方】生大黄片45克，熟石灰240克。

【操作】将生大黄片、熟石灰入锅内同炒，以熟石灰变成桃红色为度。剔除大黄片，将熟石灰研成细末，储瓶备用。用时取消毒棉球饱蘸本药，敷塞于患部出血区，每日1~2次。一般用药1~2次即可止血，最多者不超过6次。

【主治】气火上浮，上热下寒型鼻出血。

方法 2

【处方】吴茱萸 50 克,食醋适量。

【操作】将吴茱萸研末,炒热,调食醋做成饼,外敷双足涌泉,24 小时换药 1 次。一般用药 2~4 次即可见效。

【主治】鼻出血。

方法 3

【处方】龙骨、枯矾各 15 克,百草霜 7.5 克。

【操作】将上药共研末,以湿棉球蘸药末塞鼻,每日 1~2 次。一般用药 1~2 次即可见效。

【主治】鼻出血。

方法 4

【处方】大黄适量。

【操作】取生大黄置于明火上烧至七八成焦,碾成细末,装瓶备用。用时取大黄末适量,用温开水调匀,塞于患侧鼻孔。一般塞药 2~3 次即可见效。

【主治】鼻出血。

方法 5

【处方】白矾适量。

【操作】将白矾研为细末,用纱布包裹,塞于患侧鼻孔,血止将药取出。一般用药 1 次,最多 3 次即可见效。

【主治】鼻出血。

四、鼻窦炎

鼻窦炎临床主要表现为鼻中常流浊涕或青或黄,有腥味或清稀不臭,常年累月不止,时轻时重,易感冒,伴头痛。感冒后鼻塞、流涕、头痛加重。

方法 1

【处方】新鲜青苔 3 克。

【操作】新鲜青苔用清水洗净,用一小块纱布包好,塞入鼻腔,12~24 小时后另换新青苔。单侧者塞单侧,两侧者交替使用。单侧以 5 次为 1 个疗程,两侧以 10 次为 1 个疗程。

【主治】鼻窦炎。

方法 2

【处方】细辛、冰片各 3 克，丝瓜络 24 克。

【操作】将丝瓜络炒焦存性，与其余诸药共研为极细末，用纸筒纳药少许吹入鼻中，每日 2~8 次，1 周为 1 个疗程。一般用药 2~3 个疗程可显效。

【主治】鼻窦炎。

方法 3

【处方】苍耳子、辛夷花各 10 克。

【操作】将上药共研为细末，取药末吹鼻，每日 2~3 次。一般用药 7~10 日即可痊愈或有效。

【主治】鼻窦炎。

方法 4

【处方】辛夷 15 克，白芷、苍耳子各 10 克，桂枝 5 克。

【操作】将上药烘干共研为细末，装瓶备用。每日晚饭后取药末 1 克，用 1 寸见方双层纱布 2 块，将药末包成 2 个药球，以棉线扎紧，并留线头 1 寸左右，先塞一个药球于一侧鼻孔，用另一鼻孔呼吸，1 小时后将药球拉出，将另一药球塞入对侧鼻孔。一般 5 日左右即可好转，10 日为 1 个疗程。轻者 2 个疗程可获良效，重者亦可减轻诸症。

【主治】鼻窦炎。

方法 5

【处方】苍耳子、白芷、细辛、荆芥、薄荷、川芎、菊花各 10 克。

【操作】将上药混合，每日用一大撮加水煎沸，趁热熏鼻，每次熏 10 分钟，下次再煎再熏，每日熏 3~5 次，不可间断，以 1 个月为 1 个疗程。一般用药 1~2 个疗程可好转。

【主治】鼻窦炎。

方法 6

【处方】荸荠粉 20 克，硼砂 2 克，冰片 2 克。

【操作】将上药各研为细末，混合均匀，装入瓶中备用。每次取出少许，先将右手示指洗干净，置于指端，对准鼻孔按紧，吸入鼻中，每日 3~4 次；如鼻不通气，可先用热毛巾湿敷鼻两侧，即可稍通，待能吸气时再吸入。

【主治】急性、慢性鼻窦炎。

五、鼻炎

鼻炎是指鼻腔黏膜及黏膜下的急、慢性炎症。临床上分为急性鼻炎、慢性鼻炎、萎缩性鼻炎及过敏性鼻炎。

方法 1

【处方】桃树嫩尖 1~2 枝。

【操作】用手揉绒成棉球状，塞入患鼻，停留 10~20 分钟，待鼻内分泌大量清涕、不能忍受时，弃去塞药。每日 4 次，一般连用 1 周左右。

【主治】萎缩性鼻炎。

方法 2

【处方】苍耳子 30~40 粒，香油 30 克。

【操作】将苍耳子轻轻敲破，放入小铝杯内，加入香油，用文火熬沸。待油凉后，装入干净清洁的玻璃瓶内备用。用时，拿消毒小棉签蘸上药油少许，涂于鼻腔内，每日 2~3 次，2 周为 1 个疗程。一般用药 2~3 个疗程可获显效。

【主治】慢性鼻炎。

方法 3

【处方】苍耳子（文火焙成深褐色去壳）、鹅不食草各 5 克，香油 10 克。

【操作】苍耳子、鹅不食草共研为细末，加香油浸泡 1 周备用。取本药油滴鼻，每侧鼻孔滴入 1~2 滴，每日 4~5 次，10 日为 1 个疗程。一般用药 7~10 日即愈或显效。

【主治】鼻炎。

六、鼻息肉

鼻息肉是由于局部变态反应的反复发作或炎症的长期刺激，致使鼻黏膜发生水肿而逐渐形成的。临床表现为持续性鼻塞，嗅觉减退，鼻塞性鼻音等。检查时可见鼻腔内有一个或多个表面光滑灰色或淡红色的如荔枝肉状半透明肿物，触之既柔软又不痛，可移动，一般不易出血。

方法1

【处方】藕节（连须焙焦）60克，乌梅（焙焦）30克，白矾15克，冰片3克。

【操作】将上药共研为细末，过100目筛备用。取药末少许，吹入患侧鼻孔，每小时1次，5日为1个疗程。一般用药1~3个疗程即愈。

【主治】鼻息肉。

方法2

【处方】郁金、川芎、青黛、薄荷、小黄米各0.6克。

【操作】将上药共研为极细末备用。用时取药末少许吹入患侧鼻内，每日3~4次。

【主治】鼻息肉。

七、扁桃体炎

扁桃体炎为腭扁桃体的非特异性炎症。有急性、慢性之分。急性扁桃体炎的主要症状为发热、咽痛、头痛、食欲缺乏、全身无力、吞咽时咽痛尤为明显。检查可见两侧扁桃体肿大，扁桃体凹窝内有灰白色点状脓性分泌物，有时脓性分泌物呈片状，覆盖于扁桃体表面。慢性扁桃体炎多由急性扁桃体炎的反复发作而致，也可以继发于某些急性传染病。

方法1

【处方】全蝎（研碎）1条，六神丸10粒，米醋适量。

【操作】将全蝎、六神丸共研为细末，用米醋调匀，置于伤湿止痛膏正中，敷于下颌角（正对扁桃体外面）的皮肤上，单侧、两侧均可。一般敷药24~48小时即可显效。

【主治】扁桃体炎。

方法2

【处方】皂角、细辛各10克。

【操作】将上药共研为细末，吹鼻取嚏。

【主治】扁桃体炎。

八、咽炎

急性咽炎是发于咽部的急性炎症，主要表现为红、肿、热、痛、吞咽困难，可伴有全身症状。

慢性咽炎是咽部黏膜的一种慢性炎症，多因屡发急性咽炎治疗不彻底而转为慢性，其次是烟酒过度，嗜食刺激性食物，接触污浊空气等而诱发本病，主要临床表现为咽部不适感，如灼热感、痒感、干燥感和异物感，咽部常有黏性分泌物，不易咳出。

方法1

【处方】如意金黄散10克。

【操作】如意金黄散用水或醋调成稀糊，置纱布上，贴敷于颌下、颈部痛处，每日换药1次。一般用药3~5次即愈。

【主治】急性咽炎。

方法2

【处方】白芷、生蒲黄、煅人中白、生甘草各30克，冰片6克。

【操作】将上药共研为极细末，用喷粉器直接均匀地喷布于咽部，每日3~5次。

【主治】慢性咽炎。适用于咽部干燥不适，红肿痛痒者。

方法3

【处方】伤湿止痛膏1贴。

【操作】先用温水洗净颈前皮肤，然后将伤湿止痛膏贴在天突，如局部有刺痒感、皮肤发红，可停用半日。如对橡皮膏过敏，皮肤糜烂有渗液化脓者，不宜贴用。

【主治】慢性咽炎。

方法4

【处方】食盐100克，硼砂50克。

【操作】食盐、硼砂拌匀，令患者先将双手以热水洗烫10分钟，然后两手对搓60下，马上将药分握两手心20分钟。

【主治】咽炎。

九、睑腺炎

睑腺炎是眼睑腺体的急性化脓性炎症，俗称麦粒肿。主要临床表现为初起时眼睑有痒、痛等不适感，之后以疼痛为主。检查见患处皮肤红肿，触摸有绿豆至黄豆大小的结节，有压痛。轻者数日内自行消散，重者经过 3~5 日后于眼睑缘的毛囊根或睑内出现黄白色脓点，自破而愈。若发生睑内脓点久不破溃，硬结则长期遗留。

方法 1

【处方】吴茱萸 20 克，食醋适量。

【操作】将吴茱萸研末，加食醋调成糊，敷于双足涌泉，晚贴晨去。一般用药 3~5 日即显效。

【主治】麦粒肿。

方法 2

【处方】如意金黄散 30 克，羊毛脂 10 克，凡士林 70 克，冰片或樟脑 2 克。

【操作】前 3 味药调和后，再加入冰片或樟脑搅拌均匀，用适量药膏涂在消毒纱布上，敷在患处，每日换药 1 次。一般用药 3~5 次即显效。

【主治】麦粒肿。

方法 3

【处方】生大黄 10 克。

【操作】将生大黄放温水中浸泡片刻，使之变软，平敷于患眼处，用纱布包眼，以防脱落，次晨去药，可发现眼睑黏附着较多分泌物，宜用温水缓缓洗净。一般连用 3~5 个晚上即显效。

【主治】麦粒肿。

方法 4

【处方】食盐 5 克。

【操作】将食盐填入患者脐窝内，以填满并隆起为度，上以纱布覆盖，再用胶布固定四周。每日换药 1 次。一般 3 日可显效。

【主治】麦粒肿。

方法 5

【处方】食盐 15 克。

【操作】将食盐用开水溶化，待温适宜，以消毒纱布蘸盐水湿敷患处，轻者 3~5 小时换 1 次，重者 1~2 小时换 1 次，3 日为 1 个疗程。

【主治】麦粒肿。

十、牙痛

牙痛是指各种原因引起的牙齿疼痛。无论牙体或牙齿周围的病变均可引发，一般以龋齿所致者为多。遇冷、热、酸、甜等刺激可加剧。

方法 1

【处方】芒硝 50 克，冰片 5 克，樟脑 10 克。

【操作】将上药用乳钵研为细末，过 90 目筛，混匀，装瓶密封备用。用时以棉签蘸水清理病灶，遇牙石过硬可用尖刀刮净后，再用棉签蘸药粉涂患处。溃疡面可直接涂药，每日 2~3 次。

【主治】各种牙痛。

方法 2

【处方】芒硝 3 克。

【操作】上药为一次量，置于患处，嚼化服。

【主治】牙痛。

方法 3

【处方】荜茇、白芷、细辛各 3 克，高良姜 2.5 克。

【操作】将上药焙黄，共研为细末，储瓶备用。左侧牙痛，用左鼻孔吸上药，右侧牙痛用右鼻孔吸上药，可立刻止痛。每日早、午、晚各吸 1 次，如痛重可多吸些。一般用药 2~3 次即显效。同时配合针刺合谷、足三里等穴更有效。

【主治】牙痛。

方法 4

【处方】胡椒、绿豆各 10 粒。

【操作】将胡椒、绿豆用布包扎，砸碎，以纱布包做一小球，痛牙咬定，涎水吐出。

【主治】因炎症和龋齿所引起的牙痛。

方法5

【处方】花椒9克，荜茇、樟脑各6克。

【操作】将上药水煎，取浓缩液，外涂敷患处；或用棉签浸药液置于患处，用牙咬紧。

【主治】牙痛。

方法6

【处方】荜茇、白芷、细辛、防风各10克，高良姜8克，川黄连9克，冰片6克。

【操作】将前6味药焙干共研为细末，再加冰片研匀，储瓶备用。每次用少许塞入牙痛侧鼻孔，嘱患者深吸2分钟，可重复数次。一般使用1~2次即显效。

【主治】牙痛。

方法7

【处方】公丁香10粒。

【操作】公丁香研为细末，储瓶备用。牙痛时将药末纳入龋齿内患牙隙处。重者可连用2~3次。

【主治】各种牙痛。

方法8

【处方】冰片、樟脑各3克。

【操作】将上药混合研为细末，入瓶内储存备用。在患牙处放入少许药末，令患者吸气，敏感者即可止痛。多数患者用药1次痛即止。

【主治】风火牙痛，虚火牙痛。

十一、牙周病

牙周病是发生在牙齿周围组织的慢性进行性破坏性疾病。临床表现为牙龈肿胀，刷牙、咬硬物、咀嚼时易出血。有牙周袋形成，牙周溢脓或形成牙周脓肿。牙齿松动移位，牙龈退缩，牙根暴露。

方法 1

【处方】桃树皮、柳树皮各 4 克，白酒适量。

【操作】将白酒放入砂锅，以文火煎煮桃树皮、柳树皮，趁热含药酒漱口。当酒液含在口中凉后，即吐出。每日漱口数次。

【主治】风火牙痛、牙周炎。

方法 2

【处方】白矾、风化硝、食盐各 15 克。

【操作】上药加蒸馏水 100 毫升，溶解，过滤，刷牙时使用，每日 1~2 次。

【主治】牙周病。

方法 3

【处方】仙人掌 20 克，冰片 1 克。

【操作】将仙人掌洗净，去刺，捣烂呈稀糊状，加入冰片混匀。将药糊均匀地贴敷于炎症部位，每日换药 1 次，一般不需要其他药物。若有全身中毒症状，可对症治疗。

【主治】急性牙周炎。

十二、复发性口腔溃疡

复发性口腔溃疡是常见的口腔黏膜病，主要临床表现为口唇内侧黏膜、舌边缘、口底等处，出现一个或多个圆形或椭圆形溃疡。初发充血、水肿，1~3 日后溃烂，疼痛明显，进食时剧痛，持续 4~10 日，愈后不留瘢痕。病程有局限性，但又常反复发作。

方法 1

【处方】黄连 5 克，黄柏、乌梅各 10 克，元明粉 5 克。

【操作】前 3 味药水煎 2 次去渣，加入元明粉，溶化后频频含漱，每日 10 余次。一般用药 3~5 日即显效。

【主治】胃火上炎型口疮。

方法 2

【处方】煅人中白、白芷各 100 克，冰片 15 克。

【操作】将上药研为极细末，用时以玻璃管或麦秆撮取药末，均匀吹布于疮面，也可用消毒棉签蘸药末涂抹患处，每日2~3次。

【主治】心胃火炽型口疮。

方法3

【处方】煅炉甘石80克，儿茶、青黛各50克，五倍子25克，冰片20克。

【操作】将上药共研为极细末，装瓶备用。用时取本药适量，撒于患处，保留5分钟，每日3~5次。

【主治】复发性口腔溃疡。

方法4

【处方】金银花5克，蒲黄、细辛、薄荷、甘草各1克。

【操作】上药分别研为细末，过40目筛，混合。用时取10克，装入小纱布袋中扎紧封口，在沸水中泡14分钟，每次含漱1~2分钟后咽下，含服次数不限。

【主治】复发性口腔溃疡。

方法5

【处方】吴茱萸末3克，陈醋适量。

【操作】取吴茱萸末用陈醋调和，捏成小圆饼，贴敷双足涌泉，盖以塑料薄膜，胶布固定，24小时后取下；也可于睡前贴敷，至隔日清晨取下。一般用药2~3次即显效。

【主治】复发性口腔溃疡。

方法6

【处方】细辛6克，米醋适量。

【操作】将细辛研为细末，以米醋调成糊，敷于脐中，每日换药1次，连敷5日。

【主治】小儿复发性口腔溃疡。

方法7

【处方】小麦麸2克，冰片1克。

【操作】将小麦麸烧灰，与冰片混合研末。用时以药末涂搽患处，每日2~3次。

【主治】复发性口腔溃疡。

方法8

【处方】医用胶布（0.8厘米×0.8厘米）数块。

【操作】每晚睡前，将医用胶布，粘贴在兑端、地仓、中脘、足三里、印堂、承浆等穴，10小时以后取下。

【主治】复发性口腔溃疡。

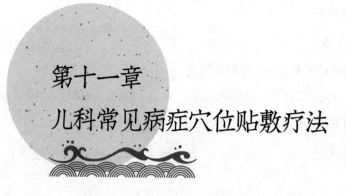

第十一章
儿科常见病症穴位贴敷疗法

一、新生儿脐患

新生儿脐患是指断脐后出现的脐湿、脐疮、脐出血、脐突等疾病。脐带脱落前后，脐部湿润浸淫久而不干，称为脐湿；脐周皮肤红、肿、热、痛或形成脓肿，称为脐疮；血从脐带创口处溢出或从底部渗出，称为脐出血；脐部呈半球形或囊状突起，虚大光浮，大小不一，以指按之，肿物可以推回腹内，但当啼哭、努挣时又复突起，称为脐突。

方法 1

【处方】伤湿止痛膏 1 贴。

【操作】一枚一元硬币用纱布包好、消毒备用，然后将小儿脐部洗净消毒，用硬币将突脐压平，再用伤湿止痛膏条做十字固定，外用纱布扎牢，5~7 日后解下，或让其自行脱落。一般治疗 5~7 日即显效。

【主治】小儿脐突。

方法 2

【处方】食醋 15 毫升，艾绒 3 克。

【操作】先将艾绒放入食醋内浸泡。临证将突出的脐疝复位后，把艾绒填满脐窝，用硬纸垫压盖脐上，再用胶布加以固定，6 个月后取下。

【主治】小儿脐疝。

方法 3

【处方】白胡椒 3 克。

【操作】将白胡椒研成细末，分 2 份分敷于小儿脐部及足心，用绷带固定，15 日换药 1 次。一般用药 3~4 次即可显效。

【主治】小儿脐疝。

方法 4

【处方】云南白药 1 瓶。

【操作】取云南白药适量，敷于患儿脐部，外用胶布固定，3 日换药 1 次。一般用药 1~3 次即显效。

【主治】小儿脐出血。

方法 5

【处方】如意金黄散 10 克，凡士林 40 克。

【操作】将如意金黄散和凡士林按 1∶4 的量混合，调和均匀成膏备用。临证时，先将小儿脐部消毒洗净，再将金黄膏贴在患处，24 小时换药 1 次，5 次为 1 个疗程。一般用药 1~2 个疗程即显效。

【主治】小儿脐疮。

方法 6

【处方】五倍子 15 克。

【操作】将五倍子炒至深黄色，研成细末。用时先将患儿脐部洗净，消毒后将药末敷脐，外用胶布固定，每日换药 1 次。一般用药 3~5 日即显效。

【主治】小儿脐湿。

方法 7

【处方】荆芥 10 克，葱白 2 根。

【操作】荆芥煎汤，葱白捣烂。使用时，先以荆芥汤洗净小儿脐部，再将葱膏敷于脐部，外用胶布固定，每日 1 次，至愈为止。

【主治】小儿脐肿。

二、小儿夜啼

初生婴儿入夜啼哭不安或每夜定时啼哭，甚则通宵达旦，主要特征为入夜啼哭，时间长短不一，白日安静，通常全身状况良好，无其他原因可查。

方法 1

【处方】牵牛子 7 粒。

【操作】将黑丑捣碎，用温开水调成糊，睡前敷于脐部，以胶布固定，连用 3 日。一般用药当夜即哭止。

【主治】小儿夜啼。

方法 2

【处方】艾叶、干姜各 20 克。

【操作】将两药烘干研末，用酒调成膏，炒热后用纱布包裹，以肚脐为中心，从上而下在腹部熨之，反复多次，冷后用热水袋放药上热敷，每次 30 分钟，每日 1 次。用药 3~5 日即可获良效。

【主治】小儿夜啼属寒者。

方法 3

【处方】公丁香 3 克，熟米饭适量。

【操作】将公丁香研成细末，用米饭调和，制成 1 个小圆饼，睡时贴敷患儿神阙，每日 1 次，一般 5 日可显效。

【主治】小儿夜啼。

方法 4

【处方】陈茶叶 2 克。

【操作】将陈茶叶捣碎，临睡前敷于患儿脐部，外以绷带包扎固定。一般用药 3~5 日即显效。

【主治】小儿夜啼。

方法 5

【处方】吴茱萸 20 克。

【操作】将吴茱萸研成细末，用米醋调和成糊，摊于伤湿止痛膏上，对准脐孔贴之，亦可贴两足心。一般用药 2~3 日即获良效。

【主治】小儿夜啼，属脏热心烦者。

方法6

【处方】韭菜子30克。

【操作】将韭菜子烘干，研成极细末，用水调成膏，纳入脐中，外用纱布包扎固定。12~24小时换1次药，连续用药3~4日。

【主治】小儿脾虚寒湿之夜啼。

方法7

【处方】灯芯草10克，香油10克。

【操作】灯芯草蘸香油烧成灰，每晚睡前将灯芯草灰涂于小儿两眉毛上。一般连搽1~2晚见效，一般3~5晚即显效。

【主治】小儿夜啼。

三、小儿流涎

小儿流涎指小儿口水不自觉地从口内流溢出来。由于长期流口水，致使口周潮红、糜烂，尤其以两侧的口角为著。多见于3岁以下小儿。

方法1

【处方】吴茱萸30克，胆南星10克，陈米醋适量。

【操作】将前2味药研细粉混合，储瓶备用，勿泄气。睡前取上药粉用陈米醋调成糊做饼，贴敷涌泉（男左女右），外用纱布扎紧，每次贴敷12小时。

【主治】小儿流涎。

方法2

【处方】肉桂10克。

【操作】将肉桂研细粉，醋调糊做饼，每晚临睡前，将药饼分别贴敷于双足涌泉，然后用纱布覆盖，胶布固定，翌晨取下，连敷3~5次。一般用药3~5次即可显效。

【主治】小儿流涎。

方法3

【处方】天南星30克。

【操作】将天南星研为细末，用醋调匀后，晚间敷涌泉（男左女右），外以纱布覆盖，胶布固定，每次敷 12 小时。一般敷 2~4 次即显效。

【主治】小儿流涎。

方法 4

【处方】细辛 10 克，凡士林适量。

【操作】将细辛研末，用凡士林调膏，贴敷于患儿脐部，每次 1~2 分钟，每日 3 次。一般敷药 3~5 日即可获良效。

【主治】小儿流涎。

方法 5

【处方】焦栀子、糯米各 10 克。

【操作】共研为细末，用开水调成膏，贴敷于神阙，每日 2 次，至愈停药。一般用药 3~5 日即获良效。

【主治】小儿流涎。

四、流行性腮腺炎

流行性腮腺炎是一种由腮腺炎病毒引起的急性呼吸道传染病。发病初期可有发热、畏寒、头痛、全身不适等，1~2 日后腮腺逐渐肿大。肿大区以耳垂为中心，向前、后、下发展，充塞于下颌骨和乳突之间。常为单侧或两侧发病，并可同时累及颌下腺、舌下腺。

方法 1

【处方】大青叶粉 150 克。

【操作】大青叶粉加水适量调成糊，敷于患处（腮部），每次 2 小时，每日 2 次。一般用药 3~5 日即获良效。

【主治】小儿流行性腮腺炎。

方法 2

【处方】赤小豆 30 克，大黄 15 克，青黛 30 克。

【操作】先将赤小豆、大黄研为细末，再与青黛粉混匀，分成 5 包备用。用时取药散 1 包，与鸡蛋清 2 个调成稀糊，用鸡毛蘸药涂敷两腮部，干后再涂，不拘次数。

【主治】流行性腮腺炎。

方法 3

【处方】青黛 20 克，仙人掌（去皮、刺）100 克，50% 酒精 20 毫升，淀粉 10 克。

【操作】青黛、仙人掌共捣烂，加入酒精，淀粉混合调糊，敷于患处，每日 2~3 次。一般治疗 3~5 日即显效。

【主治】小儿流行性腮腺炎。

五、小儿疳积

小儿疳积是指小儿食欲缺乏、面黄肌瘦、毛发干枯、头大颈细、肚腹胀大、青筋暴露、皮肤皱瘪、貌似老人、大便不调等症状体征而言。多发生于 3 岁左右小儿，属营养障碍性消耗性疾病。

方法 1

【处方】桃仁、杏仁、栀子各 10 克，冰片、樟脑各少许。

【操作】将前 3 味药晒干研末，加入后 2 味药混匀，储瓶备用。取药末 15~20 克，以鸡蛋清调拌成糊，干湿适宜，贴敷两侧内关，然后用纱布包扎固定，24 小时后去药。一般用药 1 次即见效。

【主治】小儿疳积初期、中期。

方法 2

【处方】雷丸、榧子、吴茱萸、鸡内金、栀子各 10 克。

【操作】将上药共研为细末备用。取药末 2 克，贴敷神阙获良效，外用胶布固定，3 日更换 1 次，可配合针刺四缝穴，每周 1 次，连刺 3 周。

【主治】小儿疳积。

方法 3

【处方】元明粉 3 克，胡椒粉 0.5 克。

【操作】上药混合均匀，放脐中，外敷消毒纱布或油纸，用胶布固定，每日换药 1 次，10 日为 1 个疗程。一般用药 3~4 个疗程可显效。

【主治】小儿积滞。

方法 4

【处方】小茴香 3 克，芒硝 20 克。

【操作】先将小茴香研末，纳入脐内，再将芒硝装入纱布袋，盖于脐上，外用绷带固定。2 日换药 1 次，至愈。

【主治】小儿疳积腹胀。

六、小儿遗尿

小儿遗尿是指 3 周岁以上小儿夜间睡眠时尿自遗于床上，醒后方知的一种病症。

方法 1

【处方】生姜 30 克，炮附子 6 克，补骨脂 12 克。

【操作】将生姜捣糊，余 2 味药研末后与生姜糊调和均匀，填入脐中，用无菌纱布覆盖固定，5~6 日换药 1 次。一般用药 2~6 次可显效。

【主治】小儿遗尿，属下元虚寒型。

方法 2

【处方】硫黄 30 克，连须葱白（2 寸长）3 根。

【操作】将上药共捣如泥膏，临睡前敷于患儿脐部，8~10 小时后去掉。

【主治】无器质性原因之小儿遗尿症。

方法 3

【处方】黑胡椒 30 粒。

【操作】将黑胡椒研成细末，每晚睡前填入小儿脐中，以满为度，外用伤湿止痛膏固定，24 小时换药 1 次。7 次为 1 个疗程。

【主治】小儿遗尿。

方法 4

【处方】丁香、肉桂、补骨脂、五倍子各 10 克。

【操作】将上药共研为细末。每次取 6 克，用白酒调糊，敷于患儿脐部，每晚 1 次。

【主治】小儿遗尿。

方法 5

【处方】麻黄 20 克，益智仁、肉桂各 10 克，食醋适量。

【操作】将上药前 3 味共研为细末。每次取 3 克，以食醋调和，敷于脐部，外用胶布固定，36 小时后取下，间歇 6~12 小时再敷一次，连敷三次；以后改为 7 日敷脐一次，连用 2 次，以巩固疗效。

【主治】小儿遗尿症。

方法 6

【处方】五倍子 3 克。

【操作】将五倍子研成细末，以温开水调糊，贴敷于患儿脐孔内，外加胶布固定，每晚换药 1 次，连敷 3~7 次为 1 个疗程。

【主治】小儿遗尿症。

方法 7

【处方】王不留行 1 克。

【操作】取耳穴膀胱、肾、脾、胃、心、神门、脑点。常规消毒一侧耳穴，将王不留行粘在 0.3 厘米 ×0.3 厘米的胶布上，对准以上穴位贴压。嘱其每日按压 3 次，每次 5 分钟左右，睡前必须按压一次。每 6 日两耳交替贴压一次。治疗期间，每晚定时唤醒小儿排尿。一般贴压 2~3 次即获良效。

【主治】小儿遗尿症。

七、小儿腹泻

小儿腹泻是由不同原因引起的以腹泻为主要特点的胃肠功能紊乱综合征。患儿表现为腹泻、呕吐，大便次数增多、稀薄如水，每日数次至十多次，重者可达 30~40 次，常伴有脱水、电解质紊乱及酸中毒。

方法 1

【处方】胡椒粉 1 克，大米饭 25 克。

【操作】取刚蒸熟的大米饭捏成厚约 1 厘米的圆饼，于中央处撒入胡椒粉，不烫手背时贴于小儿肚脐上，胶布固定，48 小时去除药饼；也可取白胡椒粉 2 克，每次贴于神阙及长强各 1 克并固定，每日换药 1 次。一般用药 1 次腹泻即可停止，一般 3 次即显效。

【主治】小儿腹泻。

方法2

【处方】鲜石榴果皮 30 克。

【操作】鲜石榴果皮捣如泥，敷于肚脐，外贴胶布，每日换药 1 次。一般用药 2~3 次即显效。

【主治】小儿腹泻。

方法3

【处方】明矾 10 克，面粉、陈醋各适量。

【操作】明矾研细，与面粉、陈醋调成糊，贴于双足涌泉，每日 1 次。一般用药当日即显效。

【主治】小儿腹泻。

方法4

【处方】五倍子 15 克，枯矾 10 克，黄蜡适量。

【操作】将前 2 味药研为极细末，另取黄蜡加热熔化，再加药粉拌匀。取此药膏 1 克，置于 4 厘米 ×4 厘米胶布上，使用时加热化开，贴神阙上，其间用热水袋热敷 2 次，每日换药 1 次。

【主治】小儿腹泻。

方法5

【处方】五倍子 5 克。

【操作】五倍子研为细粉，敷于患儿脐上，每日 1 次，至愈停药。一般用药 3~4 日即见效。

【主治】小儿腹泻。

方法6

【处方】吴茱萸 12 克，热米饭适量。

【操作】将吴茱萸研为细末，用热米饭掺药末揉制成饼，敷于患儿脐上。一般敷药 1 次即见效。

【主治】小儿腹泻。

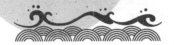

第十二章
男科常见病症穴位贴敷疗法

一、阳痿

阳痿是男性生殖器痿弱不用、不能勃起或勃起不坚，不能完成正常房事的一种病症。

方法1

【处方】急性子15克，阿片、蟾酥各3克，麝香0.5克，葱白适量。

【操作】先将前3味药研为细末，加入麝香再研为极细末，滴水和成药丸1粒，用葱白捣融包裹，外用湿纸再包一层，放炭火中煨3~5分钟，取出换纸，再包再煨，如此反复7次，去纸和葱，将药丸制成如绿豆大，备用。睡前取药丸3粒，用白酒化开，涂于神阙、曲骨穴及阴茎头上，每晚1次。

【主治】阳痿。

方法2

【处方】小茴香、炮姜各5克，食盐、人乳汁（或蜂蜜、鸡血）各适量。

【操作】小茴香、炮姜共研为细末，加食盐，用人乳汁（蜂蜜或鸡血亦可）调和。贴敷肚脐，外用胶布固定，5~7日换药1次。一般敷药3~5次见效。

【主治】阳痿不举。

方法3

【处方】巴戟天、淫羊藿、金樱子、葫芦巴各10克，阳起石15克，柴胡6克。

【操作】将上述诸药研为细末，装入细长如带的布袋中，将药袋系于少腹部，

5~7 日换药 1 次，3~5 次为 1 个疗程。一般 1 个疗程有效。

【主治】虚证阳痿。尤对命门火衰者有效。

二、遗精

遗精是指无性生活但精液自尿道口自行外泄的一种病症。有梦而遗精为梦遗，非梦或见色而精自泄则为滑精。遗精多在夜间睡眠时发生，主要表现为遗精次数多，1~2 日 1 次或数次，性冲动时精液即外流，并伴有头晕、腰酸等。

方法 1

【处方】五倍子粉 3 克，蜂蜜适量。

【操作】将五倍子粉与蜂蜜调匀，敷于神阙，每日早、晚各 1 次。

【主治】遗精。

方法 2

【处方】鲜紫花地丁 30 克。

【操作】将鲜紫花地丁捣如泥，敷于脐中，覆盖塑料薄膜，外用胶布固定，每日 1 次，至愈为止。一般用药 1~2 周即显效。

【主治】湿热下注型遗精。

方法 3

【处方】煅龙骨、五倍子各 10 克。

【操作】将煅龙骨、五倍子研为细末，取适量药末以水调涂满脐眼，上用橡皮膏覆盖，2 日换药 1 次。一般用药 3~5 次即获良效。

【主治】遗精、遗尿。

方法 4

【处方】龙骨、海螵蛸、五倍子各 10 克。

【操作】将上药共研为细末，水泛为丸如枣核大。每晚临睡时敷脐中，外用胶布固定，晨起除去，每夜 1 次，10 次为 1 个疗程。一般用药 1~2 个疗程可愈或显效。

【主治】肾气亏损之滑精。

方法 5

【处方】芒硝 30 克。

【操作】将芒硝装于纱布袋内，放于手心握紧，任其自然溶化。每日 2 次，10 次为 1 个疗程。病愈停药。

【主治】阴虚火旺型梦遗、滑精。

方法 6

【处方】金樱子、莲子肉、益智仁各 10 克，芡实 20 克，生牡蛎、白蒺藜各 15 克。

【操作】将以上诸药共研为细末，装入细长如带的布袋中，然后束于脐部，5 日换药 1 次，10 次为 1 个疗程，连续使用。

【主治】各种原因所致的遗精。

三、附睾炎

附睾炎是一种常见的男科生殖器官炎症，多由邻近的器官感染蔓延所致。主要临床表现：急性附睾炎大都突然发生，患侧阴囊胀痛，有沉坠感，下腹部及腹股沟处有牵扯痛，站立或行走时加剧，并伴有全身发热、寒战等症状，患侧附睾肿大，明显压痛；慢性附睾炎表现微痛，阴囊下坠感，触及附睾有不同程度的增大变硬，有轻度压痛，同侧输精管变粗等。

方法 1

【处方】生姜 20 克。

【操作】取肥大老生姜，用清水洗净，横切成 0.2 厘米厚的均匀薄片，每次用 6~10 片外敷于患侧阴囊，以纱布覆盖，兜起阴囊，每日更换 1 次，直至痊愈为止。生姜外敷皮肤有灼热、刺痛、麻等反应。

【主治】附睾炎。

方法 2

【处方】如意金黄散 60 克，凡士林 310 克。

【操作】将上 2 味药调成油膏，直接涂敷于患处，外用纱布固定，每日换药 1 次。

【主治】附睾炎、睾丸炎。

方法 3

【处方】胡椒 7~10 粒，面粉适量。

【操作】将胡椒研为细末，和面粉用水调成糊，平摊于纱布或软纸上，敷于患侧阴囊上，每日或隔日 1 次，5 次为 1 个疗程。

【主治】附睾炎。

四、前列腺炎

前列腺炎分为急性前列腺炎和慢性前列腺炎。急性前列腺炎主要临床表现为尿频、尿急、排尿不适或有灼热感，尿血、尿痛、排尿终末或大便时尿道可有血性分泌物滴出，会阴部、腰骶及直肠内坠胀疼痛，可牵扯耻骨上区及阴茎、睾丸，并伴有性欲降低、早泄、阳痿等。慢性前列腺炎的急性发作，与急性前列腺炎的表现无异。其临床表现有会阴部不适或疼痛，尿频、有灼热感，小便夹精、遗精等症状。

方法 1

【处方】葱白 200 克，硫黄 20 克。

【操作】将上药捣烂成膏，敷于脐部，用热水袋熨之，熨 1 小时后，再将药糊熨膀胱区。

【主治】老年性前列腺炎、小腹胀痛、小便不利或尿闭。

方法 2

【处方】药用胶布。

【操作】取印堂、涌泉、足三里、气海、关元、肾俞、三阴交、血海等穴。用 2 厘米 ×2 厘米药用胶布，贴敷于上述穴位；另在小指三道缝下加贴一道长条块，10 小时后取下，每日 1 次。一般贴用 3 次即可明显好转。

【主治】前列腺炎。

五、前列腺增生症

前列腺增生症又称前列腺肥大症，多发生于 40~70 岁中老年人。主要临床表现为排尿困难，排尿次数增多，尿流变细。严重时可发生尿失禁或尿潴留。

方法1

【处方】朴硝30克，大蒜100克。

【操作】将上2味药共捣为泥膏，外敷气海、关元等穴，并以热水袋热敷，每日一次。

【主治】排尿无力、点滴不爽的前列腺增生症。

方法2

【处方】鲜青蒿200~300克。

【操作】将鲜青蒿捣烂，取汁，用药汁敷于脐部，一般30~60分钟内可排尿。

【主治】前列腺增生症所致排尿困难，对尿潴留则无效。

方法3

【处方】仙茅、杜仲、水蛭、牛膝、泽兰、黄柏、益智仁、蛇床子、透骨草各30克。

【操作】将上药水煎，每日1剂，熏洗会阴部30分钟，每日2次，30日为1个疗程。停用其他药。一般用药1~3个疗程可好转。

【主治】前列腺增生症。

方法4

【处方】芒硝、明矾各10克。

【操作】将上药共研为细末。将墨水瓶瓶盖顶去掉，仅留外圈，置于肚脐正中，填满本药末，滴入冷水，以药物湿润，水不外流为度，胶布固定，使药末溶化干净，每日1次。一般用药3~5周可显效。

【主治】老年性前列腺肥大。

第十三章
冬病夏治膏敷集

　　"冬病夏治"是相对于传统"伏九贴"中"三伏贴"而言的，是将冬天或者是感受风寒好发的疾病，选择在夏天，即自然界阳气最旺盛之时治疗。这些疾病发生的根本，在于机体的阳气受损，尤其是肺脾肾阳气不足。夏治，是指夏至后三伏天期间通过中医传统方法生发阳气，培本固元，借大自然之旺盛阳气使机体内的阳气强壮，增加其固表驱寒之功能，驱散未退之寒邪，恢复阴阳平衡，减少其在秋冬季的发作次数或减轻发作程度，乃至不再发病，这就是冬病夏治的原理。

　　该治疗方法的理论思想在《黄帝内经》中就有所论述。如《素问·四气调神大论》中记载："夫四时阴阳者，万物之根本也，所以圣人春夏养阳，秋冬养阴，以从其根。"根据中医学"春夏养阳"这一理论思想，加上"择时治病"及"不治已病治未病"等理论，选在"伏天"即阳气最旺盛的时间，人体阳气亦为最旺盛之时，通过应用冬病夏治膏药贴敷等中医治疗手段，调节人的脏腑功能，强壮人体脏腑阳气，可明显增强体质，增加机体抵御疾病的能力，达到祛除病邪之效果。

　　目前，冬病夏治法多用于反复呼吸道感染、支气管哮喘、慢性支气管炎、慢性阻塞性肺疾病、变应性鼻炎、痹证（风湿性关节炎和类风湿关节炎）、老年畏寒证及属于中医脾胃虚寒等疾病的预防和治疗。

内科膏敷方

一、支气管哮喘膏敷方

1. 咳喘膏（一）

【方剂来源】《山东中医学院学报》1992 年第 6 期。

【适应病证】慢性支气管炎。

【药物组成】咳喘膏：白芥子 200 克，元胡、半夏各 60 克，细辛 100 克，丁香、肉桂 60 克，甘遂、沉香各 100 克，胆南星 60 克，黄芪 100 克，罂粟壳 60 克。

冰片散：冰片 500 克，麝香 10 克。

【配制方法】将咳喘膏的 11 味药共研为细粉，临用时加姜汁适量，蜂蜜少许，调成糊状，做成 5 角硬币大、厚约 5 毫米的药饼备用。

将冰片散的 2 味药共研为细粉备用。

【使用方法】取肺俞（双）、心俞（双）、膈俞（双）、至阳等穴，酒精消毒，涂凡士林，在药饼上加冰片散少许，将药饼贴敷于穴位上，胶布固定。然后放磁疗器磁疗 20 分钟。根据患者的自我感觉（背部灼热感）确定取下药饼的时间。一般 6~8 小时即可。每年初、中、末伏各贴敷 1 次，连贴 3 年。

【注意事项】贴敷本膏药时，如背部灼热感重或难忍时，应立即取下药饼。

【按语】本膏敷方中白芥子辛温入肺，辛散利气、通经络、温通祛寒；半夏、胆南星燥湿祛痰、解痉镇咳，治咳先治痰，故以半夏、胆南星为主；姜汁、细辛等祛痰止咳化饮，有缓解支气管痉挛和抑菌作用；甘遂攻逐痰饮；沉香降逆气、纳肾气，降逆平喘；丁香温肾助阳，泄肺而降逆气；罂粟壳敛肺止咳；肉桂温中补阳，通血脉，又有平喘作用；元胡活血理气，通经络；麝香通行十二经；冰片通诸窍，散郁火，抑菌作用明显；黄芪补气升阳，固表止汗。现代研究证明，本膏药可明显提高患者细胞诱生干扰素的能力。用本膏药贴治 113 例，总有效率 94.6%。

2. 冬病夏治消喘膏

【方剂来源】《上海针灸杂志》2011 年第 2 期。

【适应病证】慢性气管炎、支气管哮喘等。

【药物组成】白芥子、延胡索各 50 克，细辛、甘遂各 25 克，麝香 2.5 克。

【配制方法】将前4种药共研为细末，加入麝香杵匀，用姜汁调成糊备用。

【使用方法】选肺俞（双）、心俞（双）、膈俞（双）等穴。清毒所选穴位，取膏2~3克涂在穴位上，外用纱布覆盖，胶布固定。4~6小时去药，10日治疗1次，共治疗3次。一般连续贴3年为佳。

【典型病例】

（1）慢性气管炎病例：患者，女，55岁，2004年7月14日初诊。咳嗽痰多20年。20多年来每年9月至次年4月咳嗽发作频繁，加重10年，发作时咳嗽剧烈，咯大量白痰，动则气短。平时易感冒、畏寒、肢冷、腰酸、腿软、时有心悸、多汗、饮食差、体力衰弱，曾用中西医药物，效果不好。刻下症见神疲倦怠，语声低微，身体瘦弱，舌淡、苔薄白，脉沉细。中医诊断为咳嗽（肺肾阳虚、寒痰伏肺证）。西医诊断为慢性气管炎。治拟扶正祛邪，温阳散寒。于夏季伏天接受冬病夏治消喘膏穴位贴敷治疗，取穴肺俞、心俞、膈俞（均为两侧），头伏、二伏、三伏各贴1次，每次贴敷4~6小时。患者当年贴药后很少感冒，仅第二年1月发作咳嗽1次，经治疗7日而愈。随访2年未再复发。

（2）支气管哮喘病例：患者，男，14岁，2006年7月28日初诊。哮喘间断发作5年多，加重1个星期。患者5年前因受凉后出现哮喘，曾用中西药治疗，症状反复，多因着凉或遇灰尘及异样气味诱发。近一周来喘憋明显，每到晚上张口抬肩不能平卧，轻微咳嗽，痰白量少，喉中哮鸣，胸憋甚，唇干舌燥，精神欠佳，睡眠不实，纳差，二便正常。舌淡、苔薄黄、少津，脉数。患者有家族遗传史，其父患哮喘病20多年，曾在2004年伏天应用冬病夏治消喘膏治疗，病情好转。中医诊断为哮喘（实证，实邪阻肺，肺气上逆），西医诊断为过敏性哮喘。治拟温阳散寒，降逆平喘。取肺俞、心俞、膈俞（均为两侧），予冬病夏治消喘膏贴敷治疗，每次贴敷6小时。10日治疗1次，共贴敷3次。1次贴敷治疗后哮喘发作明显减轻，晚上已能平卧入睡。贴3次后，哮喘诸症缓解。随访3年，在次年3月因受凉后引发哮喘发作，经针灸治疗1个星期缓解。连贴3年，患者哮喘终于治愈。

【按语】冬病夏治消喘膏不仅可以治疗呼吸系统疾病，还可治疗其他慢性反复发作性疾病。对于这类受凉即容易发作的疾病，其病机上均有脾、肺、肾阳气不足，从而有形实邪（痰饮）在体内停留，当外界因素诱发体内伏邪，即出现疾病发作。治疗上，治本（即强壮机体阳气）是治疗的关键所在，体现了中医辨证论治中"治病求本"及"异病同治"的诊疗思想。

二、慢性支气管炎膏敷方

1. 辛芥膏

【方剂来源】《山东中医杂志》1986年第6期。

【适应病证】慢性支气管炎。

【药物组成】初伏、中伏用药：细辛、甘遂、白芥子、生元胡、生半夏各0.6克，樟脑0.3克，冰片、胆矾各0.06克；末伏用药：上方加附子0.09克，川椒0.06克。以上为成年人3次用药量。

【配制方法】将细辛、甘遂、白芥子、生元胡、生半夏共研细末，再将樟脑、冰片、胆矾与上药混合，研成细末，加鲜姜汁、醋少许，调成膏状，用药前一天配成。

【使用方法】将膏药摊在3厘米×3厘米大小胶布的中心处，贴在肺俞（双）、心俞（双）、膈俞（双）、璇玑、膻中等穴上，8~12小时即除掉。贴后如局部有烧灼或疼痛感，可提前取下；局部如有发痒、发热感，可多贴几小时。每10日贴1次（即初、中、末伏各贴1次），共贴3次。发病时或症状缓解期均可应用。一般3年为1个疗程。

【注意事项】在晴天中午前后贴为佳，阴雨天贴效果较差。贴药后不宜过多活动，以免药物移动，影响疗效。

【按语】本膏药对虚寒型、痰湿型、痰热型的慢性支气管炎均有效，而以平喘效果最为显著。有医生曾用本膏药治疗100例慢性支气管炎患者，93例贴药一年生效，其中痊愈14例，显效50例，有效29例。

2. 药饼

【方剂来源】《浙江中医杂志》1986年第7期。

【适应病证】慢性气管炎。

【药物组成】细辛、白芷、白芥子、甘遂、轻粉各等份。

【配制方法】将上药研细末，用蜂蜜调成糊状，做成蚕豆大圆饼。

【使用方法】选定穴位后，用生姜片擦穴令热，置饼于穴上，外用敷料固定。每次贴24~48小时，每隔3~4日用药1次，10次为1个疗程。可连用2~3年。

选穴法：从肺俞开始，依次往下厥阴俞、膏肓、心俞、督俞、膈俞、肝俞、胆俞、脾俞、胃俞。每次贴一穴，左右成对。严重病例，加贴天突、膻中各1次。

【注意事项】贴敷处有时出现发热、发痒或有少量水疱，停用后自愈。

【按语】本方有温通阳气、宣肺化痰的作用。选择伏天贴敷，有利于药物吸收，发挥药效。本法能增强机体抗病能力。中医学"冬病夏治"的经验，值得进一步研究。

3. 痰饮膏

【方剂来源】《陕西中医》2008年第10期。

【适应病证】慢性支气管炎。

【药物组成】干姜、花椒、细辛、桂枝、川乌、附子各12克，肉桂24克，铅丹适量。

【配制方法】按常规方法配制成膏。

【使用方法】从初伏开始，选两侧肺俞、膻中等穴，局部清洁，取膏药3克，摊在小块辅料上，贴敷所选穴位上，胶布固定，48小时后去掉，间歇24小时重复贴敷，直至末伏结束。

【按语】慢性支气管炎在慢性迁延期和缓解期多属中医学的"痰饮""咳嗽""喘证"范畴。究其原因，多属体质虚弱，卫外不固，感受外邪，闭阻于肺，肺失宣肃，凝聚为痰，痰伏于内，胶结不去等引发本病。本方附子与干姜均补肾温中，温肺化饮，合用可加强助阳之功，以温散肺寒而化痰饮；肉桂辛温通阳，温补命门而通畅气血；细辛温肺化饮，宣鼻通窍；桂枝温化水湿，祛除痰饮，且与附子配伍以温经通络；花椒为纯阳之物，既能温中健脾，又能入肺散寒以治咳嗽；川乌散寒之力峻猛，以祛肺之寒邪；铅丹解毒止痒，以消除诸药外敷之弊端。诸药合用共奏温中健脾，温补肾阳，化痰止咳之功效。中医有"冬病夏治""春夏养阳""内病外治"的理论，所选的外贴穴位肺俞、膻中是主治咳嗽、气喘的要穴。在伏天阳气旺盛之时，选用温通透达之品穴位外敷，使内外相应，气运相调，气血注输流畅，水饮、痰湿、寒邪得以消散，达到治疗效果。

三、过敏性鼻炎膏敷方

冬病夏治鼻炎膏

【方剂来源】《上海针灸杂志》2011年第2期。

【适应病证】过敏性鼻炎等。

【药物组成】白芥子、延胡索各 50 克，细辛、甘遂各 25 克，麝香 2.5 克。

【配制方法】上药共研细末，加入麝香杵匀，用姜汁调成糊备用。

【使用方法】取大椎、风门（双）、肺俞（双）等穴位。局部清洁，取膏 2~3 克涂在穴位上，外用纱布覆盖，胶布固定。4~6 小时去药，10 日治疗 1 次，共治疗 3 次。一般连续贴 3 年为佳。

【典型病例】患者，女，30 岁，2005 年 8 月 12 日初诊。过敏性鼻炎反复发作 4 年。患者 4 年前出现过敏性鼻炎，遇冷空气打喷嚏，流涕，伴有双眼痒涩，每年 9 月发作频繁，因遇凉出现，饮食正常，睡眠正常，时有头蒙感，舌边尖红、苔薄白，脉沉弦。中医诊断为鼻鼽病（风寒束肺证），西医诊断为过敏性鼻炎（变应性鼻炎）。治拟散寒清肺，通鼻窍。当时正值患者发作期，在患者大椎、风门（双）、肺俞（双）处贴冬病夏治鼻炎膏，贴药到 4 小时后打喷嚏、流鼻涕、头晕及眼痒症状完全缓解。经二伏、三伏连续贴敷治疗，1 年后随访，仅复发 1 次，1 周后自愈。

【按语】本膏是治疗呼吸系统疾病冬病夏治膏药，用于治疗过敏性鼻炎等慢性反复发作性疾病效果良好。对于这类受凉即容易发作的疾病，其病机上均有脾肺肾阳气不足。治疗上，治本（即强壮机体阳气）是治疗的关键所在，体现了中医辨证论治中"治病求本"及"异病同治"的诊疗思想。

外科膏敷方

一、膝关节炎膏敷方

1. 冬病夏治通痹膏

【方剂来源】《上海针灸杂志》2011 年第 2 期。

【适应病证】膝关节炎及各种关节疼痛（痹证）等。

【药物组成】白芥子、延胡索各 50 克，细辛、甘遂各 25 克，麝香 2.5 克。

【配制方法】上药共研细末，加入麝香杵匀，用姜汁调成糊备用。

【使用方法】清洁疼痛部位，取膏适量外涂，外用纱布覆盖，胶布固定。4~6 小时去药，10 日治疗 1 次，共治疗 3 次。一般连续贴 3 年为佳。

【典型病例】患者，女，36 岁，2007 年 7 月 16 日初诊。双膝关节疼痛 7 年。患者 7 年前因产后足部着凉出现双膝关节疼痛，关节局部增粗变形，活动受限，行动困难，阴雨天诸症加重，饮食正常，睡眠正常，二便正常，舌淡红、苔薄黄，脉沉细。中医诊断为痹证（寒湿凝滞证）。治拟温阳祛风，散寒止痛。在膝关节周围贴敷冬病夏治通痹膏，药厚 0.5 厘米，用塑料薄膜包好固定贴 8 小时，患者局部有温热感，夏季三伏天，共贴 3 次，连贴 3 年。第一年关节疼痛减轻，能下地行走，第二年关节疼痛消失，第三年关节活动受限明显好转，走路基本正常。

【按语】本膏是治疗外科疾病冬病夏治膏药，用于治疗膝关节炎及各种关节疼痛（痹证）等慢性反复发作性疾病效果良好。对于这类受凉即容易发作的疾病，其病机上均有脾、肺、肾阳气不足，从而有形实邪（痰饮）在体内停留，当外界诱因诱发体内伏邪，即出现疾病发作。治疗上，治本是治疗的关键所在，体现了中医辨证论治中"治病求本"及"异病同治"的诊疗思想。

2. 历节夏治膏

【方剂来源】《中国实用乡村医生杂志》2008 年第 2 期。

【适应病证】历节风（风湿性关节炎）。

【药物组成】肉桂、干姜各 200 克，白胡椒、细辛各 100 克，公丁香 50 克，蜂蜜 800 克。

【配制方法】上药除蜂蜜外，把诸药研为细末，再把蜜熬成膏，将药末纳入蜜膏内拌匀，摊在白布上备用。

【使用方法】在初伏第 10 日开始贴患处，以绷带裹住，到三伏末日时解开。贴后患处有湿热感和奇痒，这是正常现象。经过这个阶段，病情即好转。另外，也可配合其他方法进行治疗。

【按语】本膏选用药物均有祛风除湿、通经活络之功效。通过穴位经络或者局部给药，可以同时发挥药物和穴位的双重作用。药物通过透皮吸收，在局部达到一定的血药浓度，并且刺激局部经络穴位，发挥最大的全身药理作用。夏季三伏为人体经络气血旺盛之时，此时配合穴位药物贴敷，可达到最佳疗效。

3. 消炎通痹膏

【方剂来源】《中医杂志》2005 年第 4 期。

【适应病证】膝关节骨性关节炎。

【药物组成】透骨草、伸筋草各 30 克，苏木、海桐皮各 20 克，桑枝、威灵仙各 15 克，红花、鸡血藤、白芷各 12 克，乳香、没药、川乌、草乌、秦艽、当归各 9 克。

【配制方法】上药共研细末备用。每剂药可连续应用 2~3 日。

【使用方法】三伏天时，将上药用开水调成膏糊状，装入纱布袋中，趁热贴敷患处，每日 2 次，每次贴敷 30~60 分钟。二次贴敷时可将药包放笼上蒸热，待温度适宜时贴敷。也可将上药不粉碎，直接入锅内加水煎煮 40~50 分钟，趁温用毛巾蘸取药液外敷患处，每次 30~40 分钟，每日 1~2 次。每治疗 7 日休息 2 日，21 日为 1 个疗程。

【按语】本病是常见的慢性关节病，为一种非特异性炎性疾病。临床上以关节疼痛、肿胀、活动受限为主要表现，一般冬、春和秋、冬交界时期症状较重，夏季较轻。伏天人体阳气充盛，筋膜松弛，药物易于深入病所，故可在每年夏季（7~8 月）进行中药贴敷治疗。

二、冻疮膏敷方

1. 夏治冻疮膏

【方剂来源】《中医外治杂志》2011 年第 2 期。

【适应病证】冻疮。

【药物组成】白芥子、甘遂各 80 克，桂枝、丁香、延胡索、百部、杏仁、五味子、沙参、桔梗、白芷各 50 克，细辛 35 克，天南星、半夏、肉桂、洋金花、沉香、麻黄各 30 克。

基质：麻油 247 毫升，松香 1 238 克，蜂蜡 186 克，氮酮 31 毫升。

【配制方法】煎煮：将配方中不需要保持生药药性的药物置于锅内，用 5 倍的水浸泡 24 小时，这样药物中的有效成分容易煎出来，用砂锅煎药。第一次煎药，用 1:5 的水。第 2 次煎药用 1:3 的水。第 3 次煎药用 1:1 的水。先以文火加热，武火烧开，水烧开后，再以文火熬 1 小时。如此反复煎 3 次，残渣压榨取汁。将所有的药液合并，静置 2 小时（天热时要适当缩短），用过滤器滤净。

浓缩：将上述滤液置适当蒸发器中，先以武火加热至沸，捞出浮沫，药液变浓后改为文火，保持微沸，不断搅拌，防止焦化，浓缩至稠膏状时，取少许滴于滤纸上检视，以无渗润水迹为度。此为传统上所说的"清膏"。

粉碎：将处方中的细料和需要保持生药药性的药物粉碎，过 100 目筛，备用。

熬膏药：将麻油、蜂蜡倒入锅内，然后加入松香煮沸。直至松香完全溶化，做滴水成珠试验，加入"清膏"，等"清膏"全部吸收。此时加入药粉，不停搅拌，直至膏药变成黑色，做老嫩试验，下氮酮，搅拌均匀后离火，待温度下降到70℃时再摊膏。所用的膏药布以不透油为好，建议选用无纺布不干胶加防渗圈、防渗膜的膏药布。还可以用压面机将膏药压成薄片，用膏药模具压取所需要的大小，制成大小厚薄一致的膏药。

【使用方法】先清洁所贴部位皮肤，再用生姜将所贴部位皮肤擦红，根据病变部位大小选择适当型号的膏药。揭去膏药衬纸，贴在相应的穴位上，用手捂2分钟，不需要用火烤，在人体热力的作用下，膏药表面遇热软化，会紧紧地吸附在皮肤上。贴膏药时不洗浴，不吃发物。膏药不渗不流，不污染衣物，方便清洁。每年三伏天贴敷，3 年为 1 个疗程。

【注意事项】①膏药所贴穴位应无毛发，有毛发者须将毛发剃去才能贴。②孕妇禁用。③皮肤溃烂的地方禁贴。④冬病夏治穴位贴敷 2~4 小时为宜，一般不超过 24 小时，避免膏药连续对皮肤产生刺激。⑤贴上膏药后如出现药疹，轻症揭去膏药后可自行消失，重症可擦抗过敏的药膏，待药疹消失后再贴。⑥使用膏药时可配合其他疗法协同治疗，以提高疗效。冻疮膏药冬病夏治可以起主导作用。

【典型病例】龚某，女，47 岁，2007 年 7 月 5 日初诊。自诉：从 15 岁开始，每年冬天面部及双手发生冻疮。面颊部及双手手背每到冬天就开始红肿疼痛，遇热痒甚，有水疱、糜烂，次年天气暖和后愈，愈后不留瘢痕。诊断：面颊及双手背Ⅱ度冻疮。采用冬病夏治，穴位贴敷，用夏日冻疮膏贴膻中、神阙、中极、关元、三阴交（双）等穴。24 小时后将膏药揭下。7 月 15 日（初伏）、7 月 25 日（中伏）、8 月 4 日、8 月 14 日（末伏）各贴冻疮膏药 1 次，全年共贴 5 次。2007 年冬天未发生冻疮，2008 年、2009 年连续冬病夏治穴位贴敷，亦未发生冻疮。

【按语】冻疮"一年发病，年年复发"，治疗上以温经散寒、养血活血为基本大法。冻疮膏方中白芥子、甘遂、桂枝、丁香、延胡索、细辛、天南星、半夏、肉桂、洋金花、沉香、麻黄、百部、杏仁、五味子、沙参、桔梗、白芷具有祛痰通络、温经散寒、宣通腠理之功能。三伏天穴位贴敷冻疮膏，是借三伏天阳气旺盛之时，人的皮肤血液循环较为旺盛，汗腺毛孔扩张，皮肤呼吸通畅，药物贴在特定的穴位上，其成分容易被吸收，达到调理表皮与内脏的平衡，发挥其祛邪治病的功效。

2. 冬病夏治冻疮膏

【方剂来源】《中国美容医学》2010年第3期。

【适应病证】冻疮。

【药物组成】独头大蒜3份，肉桂1份，丹参1份，苍术1份。

【配制方法】将肉桂、丹参、苍术共研为细末备用。

【使用方法】每年头伏、中伏、末伏的第1日开始治疗。将上述药末与独头大蒜共捣成膏状，再用适量凡士林调成稀糊。将药糊涂布于各冻疮好发部位后，最好蒸汽熏蒸涂药处20分钟左右，每日1次。每10次为1个疗程，共治疗3个疗程。在贴敷本膏的同时，可配合中药外洗、内服等方法治疗，效果更好。

【按语】冻伤是人体遭受低温侵袭，导致气滞血瘀甚至血凝，出现肌肤、肢体受损的一种疾病。中医认为本病的发生为机体阳气虚弱，遭受寒邪侵袭，卫外不固，阴寒之邪深入肌肤而致气血运行不畅，肌肤失养，凝滞脉络而发。冬季人体阳气处于节律变化低谷，即便施治，其收效也难如人意。夏季人体阳气处于高峰，加之夏季皮肤毛孔扩张。体内阴寒之气易于解除，如此时应用温阳发散、活血化瘀的药物贴敷、外擦、内服，乘其势而治之，可以鼓舞正气、疏通筋脉，使人体阴阳平衡，肌肤筋脉得以濡养温煦，提高皮肤的防寒能力，增强皮肤的肌体抵抗力及皮肤的致密度，避免寒冬再发。大部分患者施治后不再出现冻疮，只有少数人到了冬季轻微复发，一般不需处理，可以自然恢复。

3. 独胜膏

【方剂来源】《时珍国医国药》2000年第10期。

【适应病证】冻疮。

【药物组成】丹参200克，细辛、桂枝各35克，樟脑12.5克，大蒜泥500克，阿托品针剂120毫升。

【配制方法】将前4味中药共研为细末，过120目筛，加入大蒜泥中，同时加入阿托品及适量水调成膏状。

【使用方法】于发病的次年夏季三伏天，把药物涂满上个冬季发生的皮损及症状处，并将涂满药膏的部位置于暖气机前热风轻吹30分钟，待皮肤自然冷却至正常体温，于清水下洗去药物。1日1次，连续治疗10次。

【按语】独胜膏中丹参活血化瘀；细辛、桂枝温经通阳、祛风散寒；大蒜性味辛温，有消肿解毒之功；阿托品可改善微循环障碍；樟脑辛热，芳香走窜，可起到温散引经的作用。用暖气机热风轻吹，可促进皮肤对药物的进一步吸收，增强疗效。诸药合用，共奏补阳益火、温经通脉之功，对于寒冷季节所发的冻疮能起到积极而有效的防治作用。

三、皮肤病膏敷方

1. 冬病夏治荨麻疹膏

【方剂来源】《中国美容医学》2010年第3期。

【适应病证】荨麻疹。

【药物组成】白芥子、延胡索各2份，甘遂、细辛各1份。

【配制方法】将药物烘干，共研细末，过100目筛储瓶备用。

【使用方法】取上述药末，与生姜汁混合（药末和生姜汁的比例大致为1∶1），拌匀调成膏状，药膏直径为1.3厘米，厚度约0.3厘米，取适量药膏摊涂在5厘米×5厘米贴敷纸中心部位，贴敷于大椎、风门、肺俞、膈俞、肝俞、曲池、血海等穴上。成人每次贴敷时间为4~6小时，儿童相应缩短。如局部有烧灼感或疼痛，可以提前取下。如贴后局部有发痒、发热舒适感，可多贴几小时，待药膏干燥后取下。贴敷时间以每年三伏天的头伏、中伏、末伏的第1日中午时分为佳。每年贴敷3次，需连续贴治3年。在贴敷本膏的同时，可配合中药外洗、内服等方法治疗，效果更好。

【按语】荨麻疹是常见的过敏性皮肤病，俗称"风疹块"，是由于皮肤黏膜小血管反应性扩张及渗透性增加而产生的一种局限性水肿反应。中医称之为"隐疹"，其急性者多因先天禀赋不足，又食鱼、虾等荤腥动风之物；或因饮食失节，胃肠食滞，饮酒过量，复感风邪，郁于皮毛腠理之间而发病。慢性荨麻疹多因情志不遂，肝郁不舒，郁久化热，伤及阴液，或因有慢性疾病，平素体弱，阴虚内热，加之风邪外袭，内不得疏泄，外不得透达，郁于皮肤腠理之间，邪正相搏而发病。荨麻疹初发多属实证，久病则多为虚证，而风邪是本病的主要因素。盛夏三伏，阳气旺盛，人体各器官和组织处于活跃和开放状态，有利于药物为透皮吸收，在此时施以穴位贴敷、中药浸泡、内服，可达到调升人体阳气、驱散伏寒之邪、预防冬季发病的目的，体现了中医天人相应、顺时治疗、未病先防的思想。

2. 硬皮病夏治膏

【方剂来源】《中国美容医学》2010 年第 3 期。

【适应病证】硬皮病。

【药物组成】白芥子、斑蝥各等份。

【配制方法】上药共研细末备用。

【使用方法】将上述药末用 50% 二甲基亚砜调成软膏。贴敷时取麦粒大小的药膏，放置于 5 厘米 ×5 厘米贴敷纸中心，贴敷于大椎、肺俞、膈俞、脾俞等穴及患处，贴敷时间在每年头伏、中伏、末伏的三伏天里，择其中午时分，5 日贴敷 1 次，3 次为 1 个疗程，必要时可连续贴敷 2~3 个疗程，连续贴治 3 年。成人每次贴敷的时间为 3 个小时，儿童相应缩短贴敷时间。一般去除药膏后即起水疱，逐渐干瘪结痂。水疱不可擦破，若破则用紫药水涂抹。注意局部清洁，一般不感染，不留瘢痕。在贴敷本膏的同时，可配合中药外洗、内服等方法治疗，效果更好。

【按语】硬皮病是以局限性或弥漫性皮肤及内脏器官结缔组织纤维化、硬化及萎缩为特点的结缔组织病，其主要特点为皮肤、滑膜、骨骼肌、血管和食管出现纤维化或硬化。硬皮病在中医学中多属"皮痹""虚劳"范畴。其发病机制为脾肾阳虚、卫外不固、腠理不密，加上风寒湿邪乘虚而入，阻于经络肌表血脉之间，以致气血运行不利，营卫失和，出现皮肤硬化如革状。筋失所养，则口眼开阖不利，手僵足挺，重则状如尸蜡。盛夏三伏天，阳气隆盛，人体肌肤腠理疏松，呈开放状态。有利于药物透皮吸收，在此时施以穴位贴敷，中药浸泡、内服等方法施治，能更好地温补脾肾之阳，促进皮肤血液循环，改善皮肤状况，起到事半功倍的治疗效果。

儿科膏敷方

一、小儿支气管哮喘膏敷方

1. 小儿哮喘夏治膏

【方剂来源】《中国中西医结合儿科学》2009 年第 2 期。

【适应病证】小儿支气管哮喘。

【药物组成】Ⅰ号方：白芥子、元胡、甘遂、细辛、麝香。Ⅱ号方：丁香、砂仁、苍术、白术、黑胡椒。

【配制方法】将上两方分别粉碎为极细末，各自和匀储瓶备用。

【使用方法】临用前Ⅰ号方、Ⅱ号方药末分别用鲜姜汁调成饼状。选取肺俞、心俞、膈俞等、为主穴，天突、膻中等为配穴。常规消毒后，将Ⅰ号方药饼贴敷在以上各穴，用胶布固定。Ⅱ号方药饼贴敷在神阙上，根据肌肤柔嫩不同，Ⅰ号方药饼贴敷1~3小时，Ⅱ号方药饼贴敷12小时左右。于夏季三伏天贴敷，初伏开始，每天贴敷1次，贴满三伏天为1个疗程。可连用3个疗程。

【按语】支气管哮喘是当今世界威胁公共健康最常见的慢性肺部疾患，被世界医学界公认为四大顽症之一。哮喘可发生在任何年龄阶段，但是大多数患者开始发病年龄在5岁之前，3岁以前发病的占50%。因此，积极防治小儿时期哮喘对防治成人哮喘有着重要意义。

中医学对支气管哮喘的研究有着系统的理论和丰富的临床经验，对哮喘的扶正祛邪治疗与西医缓解期全身免疫调节和抗炎治疗有着相通之处。认为"哮喘之因壅塞之气，外有非时之感，膈有胶固之痰""哮喘之因是痰饮内伏""喘有夙根"，其病之所以难以根治，可能与内伏痰饮夙根有关。伏天暑气当令，人体腠理疏松，汗孔开放，哮喘痰饮大多不发，是根治夙根的最好时机。针对哮喘患儿肺虚、脾虚、肾虚和伏痰进行整体辨证治疗，方用丁香辛温归脾、胃经，温经散寒；砂仁行气温中，化湿醒脾；苍白术温中燥湿健脾；黑胡椒温中下气消痰。通过补肺固表，扶脾益肾，化痰活血等扶正祛邪法来改善患儿的全身免疫紊乱，阻断免疫紊乱导致的气道炎症和高反应，其疗效在临床实践中得到了充分的肯定。

2. 止喘膏

【方剂来源】《浙江中医杂志》2009年第6期。

【适应病证】小儿支气管哮喘。

【药物组成】白芥子、延胡索各2份，甘遂、细辛、肉桂各1份。

【配制方法】上药共研细末，用生姜汁调成糊状备用。

【使用方法】取肺俞（双）、心俞（双）、膈俞（双）、膻中等穴，穴位清洁消毒，取上膏2克贴敷在所选穴位上，直径1厘米左右，外用麝香壮骨膏固定，一般每次贴 2~4 小时，最长不超过 6 小时。贴治时间分别于每年夏季初伏、中伏、末伏的第 1 日上午，亦可在伏期内随用随贴，每伏 1 次，连贴 3 年为 1 个疗程。

【注意事项】如局部有烧灼感、疼痛明显者可提前取下；若局部出现水疱，可用艾条灸之，防止感染。期间若发病按常规治疗。贴敷后皮肤有明显色素沉着为正常反应；过敏性皮肤或瘢痕皮肤及以往贴敷中出现大水疱的患者，敷药后有灼热疼痛感觉时，立即取下药膏；戒生冷、辛辣、海鲜及易致化脓食物；贴敷当天避免冷水浴。

【按语】冬病夏治穴位贴敷，一方面借助夏季阳气升发，人体阳气有随之旺盛趋势，使体内凝寒之气容易疏解；另一方面又可以为秋冬储备阳气，以祛除内伏阴霾之邪，达到扶正固本的目的。止喘膏中白芥子降气化痰；细辛、生姜辛温化饮；肉桂温肾散寒；甘遂苦寒逐水，宣通肺气；借助麝香镇痛膏芳香走窜助药渗透、吸收。诸药合用，共奏温经通络、调和气血、解痉平喘之功。肺俞、心俞、膈俞均为脏腑精气输注于背部的腧穴，具有宣肃肺气、健脾化湿、益肾纳气之功；膻中为气之会穴，有补益肺气、降气平喘之功。各穴合用共奏扶正培本、化痰平喘之效。临床观察发现，冬病夏治穴位贴敷能有效缓解症状，减少发作次数，使正气恢复，能有效地预防哮喘的发作。

3. 冬病夏治贴膏

【方剂来源】黄明志经验方。

【适应病证】主治哮喘、咳嗽、鼻炎等呼吸道顽固性疾病。

【药物组成】生白芥子、熟白芥子各 30 克，延胡索、细辛各 10 克，甘遂 15 克，麝香 1 克。

【配制方法】上药除麝香外共为细末。用时取上述药末，以生姜汁调和，加入麝香调匀成糊状。

【使用方法】取膏外敷肺俞、大椎、膻中等穴，纱布覆盖，胶布固定。

【按语】本方有温肺散寒、豁痰平喘之功，连续 3 年治疗取得显效。

4. 吴氏发泡膏

【方剂来源】《中医杂志》2011 年第 4 期。

【适应病证】小儿哮喘。

【药物组成】斑蝥、白芥子各 20 克。

【配制方法】上药分别研末，混合均匀，以30%二甲基亚砜调成膏状储瓶备用。

【使用方法】取米粒大小软膏置于2厘米×2厘米胶布中心贴于相关穴位，第一组穴位：定喘、肺俞、天突；第二组穴位：肾俞、足三里、身柱。两组穴位交替贴敷，7~10日贴1次，共贴4次，每次贴2~3小时，至局部皮肤轻度起疱，最长时间不超过3小时，注意保持局部皮肤干燥清洁，避免破损，局部水疱在1周左右均能结痂痊愈。可联合舒利迭沙美特罗替卡松气雾剂吸入治疗。

【按语】三伏天气候炎热，体内阳气最盛，人体腠理开泄，所用药物容易由皮肤进入穴位，通过经络传注到达相应脏腑而发挥作用。敷肺俞可散肺中留伏之寒邪，又可补益肺气；敷定喘、天突可祛痰止咳平喘；敷肾俞可温肾纳气；敷足三里可健脾和胃，调中理气；敷身柱可强身健体抗外邪。斑蝥有毒，不宜口服，采用穴位贴敷不仅减少了毒副作用，还具有穴位刺激作用，使所用药物更好地吸收。在特定时期使用特定药物，通过特定穴位吸收，具有温经通络、涤痰逐瘀、利气散结的作用，使痰去瘀化，并能调节肺、脾、肾功能，从而减少和控制哮喘发作。

5. 哮喘伏贴膏

【方剂来源】《中医儿科杂志》2010年第7期。

【适应病证】小儿哮喘缓解期。

【药物组成】白芥子25g，麻黄、肉桂各12.5g，防风、葛根各11.25g，皂角、细辛各10g，甘遂10.5g。

【配制方法】上药共研为细末，和匀备用。膏药要现用现配，临用时用香醋调成稠膏，搓成小药丸，每丸含原生药1.5克。

【使用方法】取两侧肺俞、定喘、膏肓和大椎、膻中、天突等穴中的5穴（穴位可交替使用），局部清洁消毒，将上述药丸贴敷在所选穴位上，外用胶布固定。夏季入伏日起，每5天贴1次，共贴6次。病程2年以下者贴敷1小时，3~7年者贴敷2~3小时，8~12年者贴敷4~5小时，12年以上者贴敷6小时。如局部有灼热或疼痛感，视个体差异可提前取下。一般均在哮喘缓解期使用，3年为1个疗程。贴敷当天忌食辛辣之品。穴位贴敷后如患儿皮肤局部发红，极少数患儿起少量水疱，一般不需处理。偶见水疱较多者可涂碘伏，愈后皮肤暂时有色素沉着，但会缓解消退，一般不会留有瘢痕。

【按语】中医学认为，哮喘的发病机制在于痰饮留伏。遇到诱因，一触即发，反复不已。西医学认为，哮喘是从气管和支气管对各种刺激和变应原的反应性增强，气道产生广泛狭窄为特征的疾病。治疗上主要以抗炎和激素为主，即使在哮喘的缓解期及稳定期，仍要使用糖皮质激素减轻变态反应性炎症，从而控制哮喘的发作。中医治疗哮喘着眼于整体观念，重视发挥人体的潜能，在哮喘缓解期采用扶正固本的治疗方法，是影响变态反应的重要环节，从而使患者逐步摆脱哮喘的发作，也是中医"不治已病治未病"的具体体现。

二、小儿反复上呼吸道感染膏敷方

伏九膏

【方剂来源】《中国中医药信息杂志》2010年第3期。

【适应病证】小儿反复呼吸道感染。

【药物组成】延胡索、白芥子、细辛、甘遂、麝香等。

【配制方法】上药按一定比例研成细末，用生姜汁调成糊状，再制成药饼，置于3厘米×3厘米纱布上，中间点适量麝香即成伏九膏，现用现配。

【使用方法】取穴：两侧定喘、肺俞、膏肓。贴时清洁穴位，将配好的伏九膏贴于穴位上，胶布固定。每次贴0.5~2小时，视患儿皮肤腠理厚薄而定。夏季入伏日起，每10日贴1次，共贴3次。冬季入九日起，每9日贴1次，共贴3次。连贴3年为1个疗程。

【注意事项】贴敷后皮肤有色素沉着为正常现象；皮肤无反应不代表没有疗效，可适当延长贴敷时间。皮肤对药物特别敏感、过敏或为瘢痕体质，或既往用药时局部出现水疱者，用药后有灼热疼痛感觉时，应立即取下药膏。局部出现少量小水疱，严禁抓挠，一般无须处理；水疱较多可外涂龙胆紫。贴敷期间忌食生冷、海鲜及辛辣刺激性食品。

【按语】小儿反复呼吸道感染属中医学的"咳嗽""喘证"等范畴。本病多因正气不足，卫外不固，造成屡感外邪，邪毒久恋，稍愈又作，往复不已之势，正与邪的消长变化，导致本病反复发作。故本病的发生，不在邪实而在于正虚。治疗时，急性期以祛邪为主，迁延期扶正祛邪，恢复期当固本为要，使"正气存内，邪不可干"，以达到减轻病痛、减少发作的目的。采用伏九膏穴位贴敷防治本病，是以"急者治标，缓者治本""冬病夏治，夏病冬防""子午流注，适时开穴"理论为依据，取每年的夏季三伏、冬季三九进行穴位贴敷治疗，以固本扶正，调节脏腑功能，提高机体抗病能力。本病以阳气不足之虚寒证多见，根据"寒者热之"的原理，伏九膏所用药物多属辛温香燥之品，以祛除肺中寒饮伏邪。其中白芥子温化伏痰、宣通肺气；甘遂苦寒逐饮，利大肠以宣通肺气；延胡索辛散温通、活血利肺气；细辛、生姜温散透达而宣肺；麝香辛香走窜、开窍通络以利药物吸收。而所选腧穴为两侧的肺俞、膏肓、定喘，其中肺俞、膏肓可散寒邪、补肺气，定喘可利肺气而止咳平喘。

　　每年夏季三伏时进行穴位贴敷，其作用机制为在人体阳气处于一年中最盛之际，借助自然界阳气最旺之时，两阳相加以根除体内寒凝之邪，扶正固本，以防疾病反复发作；而冬季三九时节天气寒冷，也是人体阳气最弱的时候，此时应用温热药物对穴位予以适当刺激，是对人体阳气的补充与促进，也是对本病治疗的延续。

第十四章

保健膏敷集

1. 鹿茸养元膏

【方剂来源】《钱存济堂丸散全集》。

【功效】助阳，养气，安神，调营和卫，固本保元。

【药物组成】天门冬、紫梢花、甘草、川续断、熟地黄、牛膝、菟丝子、远志、虎骨、肉苁蓉、杏仁、番木鳖、谷精草、麦门冬、蛇床子、大附子、生地黄、官桂各9克。

【配制方法】上药用花生油1 120克置锅内慢火熬至药枯去滓，下黄丹240克，入以下药末：人参、鹿茸、母丁香、雌黄、雄黄、阳起石、没药、乳香、鸦片灰、木香、蟾酥、沉香、龙骨、赤石脂各9克，蛤蚧一对，制松香120克，后入麝香9克，拌匀制成膏，去火毒，每取9克摊红布上，折叠备用。

【使用方法】将膏药加温，使其变软，揭开待稍温，贴于神阙穴上，或贴腰眼处，1个月换1次。

【注意事项】孕妇慎贴。

【按语】常用本膏药可却病延年。本药膏尚可治男女忧思、抑郁、色欲劳倦、诸虚百损、阳痿阴弱等证。

2. 熊油虎骨膏

【方剂来源】《慈禧光绪医方选议》。

【功效】补肾、强筋、壮骨、活血、除湿、祛风。

【药物组成】何首乌、草乌、文蛤、川续断、大黄、枳壳、栀子、川乌、羌活、桃仁、苦参、黄芩、益母草、海风藤、白鲜皮、灵仙、玄参、白芷、荆芥、青皮、生地黄、藁本、木通、苍术、僵蚕、芫花、金银花、高良姜、茵陈、麻黄、秦皮、前胡、甘草、黄柏、知母、乌药、鳖甲、牛膝、蒺藜、杜仲、远志、薄荷、升麻、防风、杏仁、山药、泽泻、当归、贝母、苍耳子、香附、地榆、陈皮、白术、天南星、连翘、黄连、白及、独活、白芍、大枫子、柴胡、桔梗各15克，桑寄生6克，天麻、红花各30克，桃条、柳条、榆条、槐条各5条。

【配制方法】将以上药物浸泡于5 000克芝麻油内，冬十秋七春五夏三日，置锅内慢火熬至药枯去渣，下黄丹2 500克收膏，再入麝香、冰片各7.5克，肉桂、丁香各30克，血蝎、乳香、没药各3克，搅匀制成膏，分摊于红布上，折叠备用。

【使用方法】将膏药加温，使其变软，揭开贴于肾俞、阳陵泉、血海等穴处。

【注意事项】孕妇慎贴。

【按语】本膏敷方具有祛风除湿、活血、壮骨强筋、益肾之功效，俾风湿去，血脉和，筋强骨健，肾气充实，自能益寿延年，延缓衰老。

3. 大补延龄膏

【方剂来源】《外治医说》。

【适应病证】调和五脏，配合阴阳。凡气血两衰所致之证，皆可用之。

【药物组成】一组：党参、丹参、玄参、黄芪、白术、木通、生地黄、熟地黄、川芎（酒）、当归（酒）、白芍（酒）、川乌、吴茱萸肉、白芷、山药、羌活、防风、柴胡、秦艽、苍术、厚朴、青皮、陈皮、乌药、杏仁、香附、附子、贝母、生半夏、生南星、枳实、丹皮、地骨皮、桑白皮、菟丝子、蛇床子、杜仲、牛膝、川续断、炙甘草、破故纸、川黄柏、知母、锁阳、巴戟、胡桃仁、五味子、天门冬、麦门冬、炒枣仁、柏仁、炒远志、肉豆蔻、大茴、威灵仙、覆盆子、川楝子、车前子、泽泻、益智仁、川黄连、黄芩、黑山栀、大黄、桂枝、红花、木鳖、蓖麻仁、炮鳖甲、金樱子、五倍子、龙骨、牡蛎各30克。

二组：生姜、干姜、葱白、薤白、蒜头、艾叶、侧柏叶各60克，槐枝、柳枝、桑枝、冬青枝、鲜菊花各240克，苍耳草、凤仙草各1株，石菖蒲、白芥子、莱菔子、花椒、大枣、乌梅各30克，发团90克，桃枝240克。

【配制方法】将以上两组药物浸泡于1 000克芝麻油内，冬十秋七春五夏三日，置锅内慢火熬至药枯去滓，下丹收膏，再入铅粉 5 000 克，密陀僧、松香各 120 克、赤石脂、木香、砂仁、官桂、丁香、檀香、雄黄、明矾、轻粉、降香、制乳香、制没药各 30 克，后入龟板胶、鹿角胶（酒蒸化）各 60 克，拌匀制成膏，分摊于红布上，折叠备用。

【使用方法】将膏药加热，使其变软，揭开，贴前胸与后背上。

【按语】常贴用本膏药可治气血两衰。气血充盛，五脏调和，阴平阳秘，则可益寿防老。

4. 七白膏

【方剂来源】《御药院方》。

【适应病证】润泽面部，防皱，退面部黚黯。

【药物组成】白芷、白薇、白术各 30 克，白茯苓 9 克，白及 15 克，白附子、细辛各 9 克。

【配制方法】上药共为细末，用鸡蛋清调和，成膏，捏如人小指状，阴干，用油纸包扎备用。

【使用方法】每夜洗净面部，将膏用温浆水于瓷器内磨汁，涂于面部。

【注意事项】次晨可将膏涂洗去。

【按语】上述六味白药，加上鸡蛋清，故名七白膏。此膏有滋润、营养皮肤之功，能渗透皮肤内层，使细胞处于滋润状态，延缓皮肤细胞的衰老，起到防皱、退斑、美容作用。

5. 大黄减肥膏

【方剂来源】《求医问药》2011 年第 6 期。

【适应病证】腹型肥胖症。

【药物组成】大黄适量，黄酒少许。

【配制方法】将大黄研成细末备用。

【使用方法】用热毛巾将腹部敷热。将大黄用黄酒调成膏糊状，涂抹在腹部的皮肤上，外用纱布覆盖。将装有约 50° 热水的热水袋放在此药膏上热敷 10 分钟，可每日热敷 2 次。每天换药 1 次。1 个月为 1 个疗程。

【典型病例】郭某，男，39 岁。体形较胖，腹部赘肉很多。曾用运动、节食等方法减肥，都因无法长期坚持而收效甚微。后经一老中医介绍，每日用大黄膏外敷，1 个月后取得了很好的疗效。

【按语】大黄是一种具有清热解毒、活血化瘀功效的中药，临床使用率很高。研究发现，大黄有促进肠蠕动和胆汁分泌，加速三酰甘油、胆固醇的溶解使脂肪细胞体积缩小的作用，在治疗腹型肥胖症方面效果较好。一般来说，为了达到减肥的效果，腹型肥胖症患者使用大黄膏的量应以用药后每日排便 2~3 次为度。在使用大黄膏后若每日都排出水样便，则应适当地减少此药的用量。值得注意的是，脾胃虚弱者、孕妇及哺乳期女性应慎用大黄。

第十五章
儿科膏敷集

肺系病证膏敷方

小儿肺系病症主要指感冒、支气管炎（咳嗽）、肺炎、哮喘等。其病因为感受六淫外邪。外邪侵袭人体，首犯肺卫，而见肺卫表证。小儿感冒的病机主要为邪郁肺卫。邪郁肺卫，肺气不宣，则咳嗽；若邪与痰交阻，肺气闭塞，或痰阻肺络，肺气上逆，则发为肺炎、哮喘；所以，肺系病证虽各有不同，却互相联系。

应用膏药外治治疗小儿肺系病症，经验很多，疗效也很好。对于婴幼儿更为适用。比如初生婴儿的感冒，常表现为鼻塞不通、吃奶不得，应用膏药摩头顶或敷囟门，能达到疏通经络、通窍达邪之功，方便实用。又如应用膏药外敷，治疗肺炎、哮喘，也很有特色。本节收集治感冒的膏方较多，宜辨证选用。

一、感冒膏敷方

本病是一种呼吸道传染病，一年四季均可发生。特点是发病急，伴发烧、畏寒、头痛、流涕，咽部充血疼痛为主要症状。

1. 摩生膏

【方剂来源】《太平圣惠方》。

【适应病证】小儿风之所中，身体壮热，或忽中风，手足惊掣。

【药物组成】生甘草、防风（去芦头）各30克，白术、桔梗（去芦头）各1克，雷丸75克。

【配制方法】上药捣碎，罗为细末，入猪脂250克，于铫子内。煎令溶，去渣。下前药末相和。不住手搅成膏，以瓷器盛之。

【使用方法】每次用1~2克，炙手以摩儿囟上百遍，及所患处。每日早晨用之。摩手足心，以避风寒。

【按语】小儿初生，气血未充，肌肤柔弱，腠理虚开，寒温失度，则易为风邪所中。《别录》载雷丸"逐邪气恶风"。方中以防风、雷丸共祛贼风，配白术、甘草健脾益气固表，佐以桔梗宣肺解表。诸药共奏益气固表、御风邪之功。因风邪上受，易犯人体头部，故摩儿头囟以祛在上之风邪。又脾主肌肉四肢，以此膏摩儿手足心，可达健脾益气、祛风通络之效。

又，雷丸有止痉作用，为古代医家习用。如在治痫膏敷方中即常用之，可参阅癫痫膏敷方集。

2. 摩顶膏

【方剂来源】《太平圣惠方》。

【适应病证】小儿口鼻闷，吃奶不得。

【药物组成】羊髓90克，当归（锉微炒）、细辛、白芷、木通各1克，野猪脂90克。

【配制方法】上药，锉碎，先下脂髓于锅中，入诸药，以慢火煎，候白芷色焦黄，药成，以绵滤去渣。以瓷盒内盛，令凝。

【使用方法】每用少许涂顶门上，不住手细细摩之，兼少许入鼻内。

【按语】摩顶膏，即摩于头顶部位的摩膏方。中医认为：头为"神明之府""诸阳之合"，足太阳膀胱经"上额上巅""足厥阴肝经与督脉会于巅"，刺激头部，可调节全身功能，不住手地细细摩之，宜在数百遍至数千遍以上，令药入发窍中或觉脑中清凉为度。方中当归、细辛、木通、野猪脂辛散活血，白芷散寒解表，宣口鼻之闷。

3. 香膏

【方剂来源】《千金翼方》。

【适应病证】鼻塞。

【药物组成】当归、木香（亦可用薰草代之）、通草、细辛、蕤仁各0.5克，川芎、白芷各15克，羊髓120克。

【配制方法】将前七味药粉碎，纳入羊髓中合煎。文火熬到白芷色黄，膏成。去渣，盛于瓷器中备用。

【使用方法】取膏适量摩顶。

【按语】蕤仁即蕤核，甘、温、无毒。常与通草（或木通）、甘草同用以通利头窍。本方诸药辛香走散，对于鼻塞属寒实型的适宜。如小儿身有大热，鼻流黄浊脓涕，甚或溃烂，属肺胃郁热者，以黄芩、栀子代当归、细辛。

4. 杏仁膏

【方剂来源】《圣济总录》。

【适应病证】小儿鼻塞多涕。

【药物组成】杏仁（去除皮尖，炒用）15克，蜀椒（去除闭口者即椒目，炒用）、附子（炒至爆裂，去除皮脐）、细辛（去除苗叶）各0.3克。

【配制方法】将上4味（除蜀椒外）药锉碎，同蜀椒一起浸入醋中，渍药一个晚上。翌晨以猪油半斤，和入药中，慢火同熬。候附子的颜色变黄时，其膏即成。滤渣，装入瓷瓶中备用。

【使用方法】取膏适量摩头顶，一日3~5次。

【按语】方中杏仁宣肺利窍，去头面之风气；细辛辛散通鼻窍；蜀椒、附子温阳散寒。诸药合用，能使阳气振，鼻窍通。对于小儿经常鼻塞、流清稀鼻涕、量多，属虚寒证者适用。

5. 退热膏

【方剂来源】黄甡经验方。

【适应病证】主治小儿风热感冒所致之发热、痄腮、疔疖、溃疡。

【药物组成】雄黄、栀子各6克，大黄3克。

【配制方法】上药共为细末备用。

【使用方法】每次取药末3~5克，用白酒调成糊状，睡前敷双足涌泉，次日起床后揭去。

【按语】本方有清热解毒退热之功，对小儿风热感冒所致的发热、痄腮、疔疖、溃疡效果较好。

6. 鼻窍通膏

【方剂来源】黄甡经验方。

【适应病证】因风寒外袭所致的小儿鼻塞。

【药物组成】天南星6克，艾叶1.5克，葱白3个。

【配制方法】共捣为泥备用。

【使用方法】取膏外敷于囟门未闭处，可用绷带固定，每日一换。

【按语】一般用药3~4次即可使鼻腔通畅。

7. 石膏膏

【方剂来源】《湖南师范大学学报（医学版）》2009年第3期。

【适应病证】小儿发热。

【药物组成】生石膏、白醋各适量。

【配制方法】将石膏和白醋混合，调成膏状备用。

【使用方法】患儿体温在38℃以上时应用，取石膏膏贴敷在曲池和大椎等穴上，纱布覆盖，防过敏胶布固定。年龄在12个月以内者贴敷时间为1~1.5小时，12个月以上至36个月以内者贴敷2~4小时，一般贴敷2.5个小时。

【按语】本膏用生石膏与白醋调制而成，生石膏可清热泻火、除烦止渴，还能利水，使邪热湿浊从下而解。生石膏用量较大，意在寒凉力专而直清其热。现代药理实验证实，生石膏能抑制机体体温调节中枢的亢进而产生有力的退热作用。醋性味酸苦、微温，具有收敛、解毒、散瘀止痛、消积聚之功效。以醋调和石膏，能缓和其寒凉之性，增强石膏清热之疗效。大椎穴为手、足三阳经和督脉的交会穴，古籍早有"泄大椎退热"的记载。曲池属手阳明大肠经。手阳明大肠经与手太阴肺经互为表里，手太阴肺经属肺络大肠，手阳明大肠经属大肠络肺。因肺为华盖，在人体最上部，为娇脏，故外邪侵入人体时首先犯肺。采用曲池贴敷治疗，可使药物沿经络直达病所，加快了药物的吸收过程。减少吸收作用过程中不必要的消耗。治疗时需注意两个环节：一是高热症易致惊，耗损气阴，故迅速退热是治疗的关键；二是高热消退后，机体呈气阴两伤之候，故应防止外邪再次入侵，高热消退后应减少生石膏用量，连续贴敷3日以巩固疗效。

二、支气管炎膏敷方

本病一般先有鼻塞、流涕、咽痛、头痛、畏寒、声嘶等上呼吸道感染的症状。咳嗽为本病的主要症状，开始为干咳，过1~2日后有痰，初为黏液，继而为黏液脓性痰。如治疗不及时，多转为肺炎。

1. 止咳化痰膏

【方剂来源】《中医外治杂志》2002 年第 11 期。

【适应病证】咳喘痰多，适用于支气管炎、肺炎、哮喘等。

【药物组成】枯矾、皂荚各 3 份，牵牛子、杏仁、栀子各 2 份。

【配制方法】上药共研为细末。用时以葱白 1~3 根捣烂，加入药末，以醋或鸡蛋清少许调匀即可。

【使用方法】睡前取药膏敷双脚心，纱布覆盖，胶布固定，次晨取下。每日 1 次。

2. 止咳膏

【方剂来源】《中医外治杂志》1998 年第 3 期。

【适应病证】小儿急性支气管炎。

【药物组成】麻黄、细辛、五味子、生半夏、生南星各等份。

【配制方法】上药碾成极细末过筛，加入适量樟脑粉后，与凡士林混合拌匀，搓成条状药锭，做成每粒约 3 克的丸药密封备用。

【使用方法】治疗时先用手搓揉双肺俞穴到皮肤发热，微微充血，再将止咳膏贴在双肺俞穴上。每 2 日换药 1 次，2 次为 1 个疗程。

【注意事项】婴幼儿及 6 岁以下儿童药量减半使用。

【典型病例】罗某，男，2 岁。咳嗽半个月。咳嗽频频不止，喉中痰多，食欲减退，精神倦怠。血白细胞 5.0×10^9/L，中性粒细胞 58%，淋巴细胞 42%。听诊双肺呼吸音粗，胸片示双肺纹理清晰。经止咳膏肺俞穴贴 1 次后，当晚咳嗽次数大减，痰也减少，贴 2 次后痊愈。

【按语】小儿为纯阳之体，脏腑娇嫩，形气未充，稍有不慎，风寒之邪侵袭皮毛、口鼻，使肺卫不固，肺气失于宣降则发为咳嗽。临床用小青龙汤化裁投治，取效迅速。但小儿服药困难，治疗效果常常不能如意，而止咳膏即能解决此难题。方中取麻黄外散风寒，内宣肺气而止咳平喘；细辛与麻黄配伍加强外散风寒之力，并能温肺祛痰；五味子味酸收敛，上敛肺气，下滋肾阴以止咳平喘；生半夏与天南星同属温燥化痰之品，为治湿痰寒痰之要药。本膏适用于风寒型急性支气管炎，症见咳嗽、痰多、色白清稀、背寒胸闷、舌苔腻等。而搓揉背部皮肤利于药物尽快吸收，还可振奋身体阳气，祛邪外出。

3. 喘息膏

【方剂来源】《中国民间疗法》1999年第3期。

【适应病证】小儿喘息性支气管炎。

【药物组成】麻黄、细辛各10克，白豆蔻、牙皂、桔梗、沉香各6克，白芥子16克，冰片3克，公丁香3克。

【配制方法】上药共研细末，过100目筛，储瓶备用。

【使用方法】主穴取肺俞、定喘。配穴：体虚畏寒者配大椎、中府；年幼体弱者配膏肓、足三里；痰多配丰隆；咳嗽频繁配天突或膻中；咳无力加膈俞或气海。方法：先用手指摩擦穴位局部至皮肤发红，然后取适量药末放于麝香壮骨膏上，贴于选定的穴位上，每3日换1次，每日用热毛巾在贴膏上加热2次。连用半个月为1个疗程。

【注意事项】如发现贴敷局部皮肤过敏较重者应停用；如局部起疱，应将疱刺破，涂以紫药水以防止感染；贴敷期间及用药后1个月内禁洗冷水及食用辛辣刺激性食物。

【典型病例】杨某，男，4岁。1996年2月10日就诊。有喘息性支气管炎史2年，近4日又发作，咳嗽伴喘息，不发热，二便正常。两肺闻及痰鸣音及哮鸣音，无湿啰音。胸片示双肺纹理增粗增多紊乱，无实质性病变。白血球数1.3×10^9/L。经用抗生素、地塞米松等药治疗效果不佳，改用膏贴法2日后咳喘好转，1周后基本控制，治疗1个疗程后病愈。

【按语】本膏治疗小儿喘息性支气管炎见效快，方法简单，无毒副作用，易为小儿所接受。所用药物多为辛温走窜之品，能行气、利湿、化痰、止咳、平喘。贴敷法可使药物持续刺激穴位，疏通经络，调节脏腑功能。肺俞穴属足太阳经，位近肺脏，有宣肺祛风之效；定喘为降气平喘之效穴，故取为主穴。加热敷令毛细血管扩张，助药物通过毛孔进入体内发挥作用。多方配合，集药物、穴位、物理疗法于一体，而能奏效。

三、肺炎膏敷方

本病多发于3岁以下的婴幼儿，常继发于急性上呼吸道感染、支气管炎、各种急性传染病与慢性消耗性疾病后期，四季皆可发病，以冬、春两季为多。

1. 肺炎膏

【方剂来源】《天津医药》1973 年第 6 期。

【适应病证】小儿肺炎。

【药物组成】天花粉、乳香、没药、黄柏、樟脑、生大黄、生天南星、白芷等量。

【配制方法】将以上药物研成细末，加醋适量，文火煎熬，调成膏状。

【使用方法】取药膏自胸骨上窝，下至剑突，左右为锁骨中线为界；背部上至第 1 胸椎，下至第 8 胸椎，左右以腋后线为界进行贴敷，盖以油纸，复盖纱布，胶布或绷带固定。每隔 12~24 小时换药 1 次。3~5 日为 1 个疗程。

【注意事项】贴敷药膏后，保持药物一定的湿度，（亦可结合做局部热敷）以助药物的吸收。敷药膏一般为 0.5 厘米厚即可。

【按语】方中天花粉、黄柏、生大黄清热泻火；樟脑、生天南星化痰；乳香、没药、白芷活血通络。血为气之母，血和则气顺。诸药贴敷胸部，药近病位，以加强清肺、通络、化痰、平喘、止咳作用。适用于急性肺炎痰涎壅盛，喘憋咳嗽，亦可用于迁延性肺炎，肺部啰音不消者。

2. 葶苈消喘膏

【方剂来源】《中医杂志》1994 年第 10 期。

【适应病证】小儿肺炎啰音消失迟缓。

【药物组成】白芥子（炙）、元胡、细辛、甘遂、东莨菪碱注射液。

【配制方法】将以上前 4 味中药按 2：2：2：1 的比例，碾成碎末，混合均匀，密封保存。每次取药粉 5 克以东莨菪碱注射液 0.6 毫克，混合成膏状，以成形略湿为宜，分成两等份，每份压成直径 2 厘米的圆药饼备用。

【使用方法】将以上药饼置于 3.5 厘米×3.5 厘米的胶布上，贴敷于穴位上，一般 2~8 小时局部有痒、烧灼、痛感觉即可取下药饼，个别患者如果反应轻可适当延长贴敷时间。选肺俞、膈俞、百劳、膏肓穴及阿是穴（肺部啰音显著处），每次 2 个穴，2 日 1 次，4 次为 1 个疗程。

【注意事项】贴敷后反应较剧，起水疱时应立即取下，以防造成皮肤损伤。治疗期间停用其他一切药物。如在贴敷穴位的局部出现红、肿、痒、痛或米粒样水疱样反应，用消毒针头刺破后涂以龙胆紫溶液即可。

【按语】小儿肺炎啰音消失迟缓，是由于肺部炎症趋于慢性，使肺组织充血、水肿，长时间不能缓解，而莨菪类药物主要作用是解除小血管和平滑肌痉挛，改善微循环，使肺组织供血供氧改善，解除支气管痉挛。仿《张氏医通》用哮喘膏预防哮喘发作之意，用本膏贴敷小儿肺炎啰音消失缓慢，方中白芥子具有温肺祛痰的作用，甘遂泻水逐饮，细辛温肺化饮，元胡活血行气，从而促进小儿肺炎啰音的吸收。用本膏贴敷80例，肺部啰音消失时间平均为4日，70%的病例经2次以下治疗肺部啰音全部吸收。治疗过程中发现年龄愈小效果愈明显。

3. 豆腐次水膏

【方剂来源】《新医药资料》1971年第1期。

【适应病证】小儿肺炎，支气管炎。

【药物组成】豆腐次水（废水）。

【配制方法】将豆腐次水蒸煮浓缩，熬制至可挑起丝状流膏，再用牛皮纸2厘米×2厘米大小制成小药膏即成。

【使用方法】取药膏贴敷肺俞、天突、膻中、喘息等穴。每次选穴位两对，交替贴敷，每日换药1次，连续5~7日为1个疗程。

【注意事项】贴敷药膏后，宜观察贴膏药后的局部皮肤有否出现红晕或红疹，有者属皮肤过敏，需更换穴位，或待红晕消失后继续贴敷。

【按语】豆腐次水为压榨豆腐时滤下的乳白色废浆液，经熬煮成膏。其性清凉，具有下痰、通癃闭的功用。配合主治咳嗽的肺俞、天突等穴，更有止咳化痰之功，故治疗小儿肺炎、支气管炎可取得较好的疗效。

4. 消啰膏

【方剂来源】《光明中医》2010年第3期。

【适应病证】小儿肺炎后期啰音不消。

【药物组成】大黄、赤芍、川芎、葶苈子各2份，丁香1份。

【配制方法】上药研细末备用。

【使用方法】在其他常规治疗的基础上，取上述药末适量，用开水调成膏糊状，涂于纱布上，敷于背部啰音显著处，外用胶布固定，每日1次，每次2小时，直至肺部啰音消失。贴敷时，可在两层纱布间加用塑料薄膜以避免药物快速干燥。

【按语】小儿肺炎啰音消失迟缓系由炎症趋于慢性，使肺组织充血、水肿，局部微循环障碍，炎性渗出物不能及时吸收所致。中医病机特点为正虚邪恋，根据中医理论分析，肺脏局部组织充血是热壅血瘀所致，由于热邪壅滞，致使肺脏局部组织血行不畅，津液输布障碍而停积，从而引起肺脏局部组织瘀血、水肿和渗出。在这种情况下，单纯采用清热宣肺、化痰止咳之品治疗效果往往不佳。因为瘀血不去，阻碍肺脏局部组织津液的输布，使瘀积难消而渗出不断，虽用祛痰止咳之品治之，因生痰之源未除，故痰仍不断，咳仍不止，啰音不消。唯加活血散瘀之品治之，使瘀血散而脉络通，津液运行无阻而通畅，则肺脏局部组织水肿必然消散而不再渗出，使痰清咳止，湿啰音亦随之消失。

四、哮喘膏敷方

哮喘病是以呼吸急促，喉中有响声为特点的呼吸道疾病。多反复发作，可发于任何年龄，缠绵难愈。

1. 咳喘Ⅰ号方

【方剂来源】黄甡经验方。

【适应病证】用于小儿咳、哮、喘属风热者。

【药物组成】桃仁、杏仁、山栀子各 12 克，胆南星 8 克，鱼腥草 12 克，白芥子 6 克。

【配制方法】上药共为细末备用。

【使用方法】每次取 3~5 克，姜汁合醋适量调糊，敷两侧肺俞穴，每日一换。

【按语】本方有清肺化痰，止咳平喘之功，用于小儿咳、哮、喘属风热者效果甚好。

2. 咳喘Ⅱ号方

【方剂来源】黄甡经验方。

【适应病证】用于小儿咳、哮、喘证属风寒者。

【药物组成】麻黄、白果各 9 克，细辛 6 克，五味子、白芥子、僵蚕各 9 克。

【配制方法】上药共为细末备用。

【使用方法】每次取 3~5 克，姜汁合醋适量调糊，敷膻中、肺俞（双）等穴，纱布覆盖，胶布固定。每日换药 1 次，痊愈为止。

【按语】本方有宣肺散寒，化痰止咳平喘之功。用于小儿咳、哮、喘证属于风寒者有较好的疗效。

五、咳嗽膏敷方

1. 五倍子散

【方剂来源】《万病回春》。

【适应病证】本方适用于久咳不止者，也可用于自汗、盗汗及腹泻等病症。

【药物组成】五倍子适量。

【配制方法】将五倍子研为细末备用。

【使用方法】取药末 3~5 克，用姜汁和醋适量调成糊状，睡前敷脐中，纱布覆盖，胶布固定，次日起床后揭去，每日 1 次，连续敷脐 3 次以上。

【按语】本方主要是取其五倍子的收敛作用，对久咳不止、自汗、盗汗及腹泻等病症，疗效显著。

2. 安肺膏

【方剂来源】《小儿外治疗法》。

【适应病证】对新旧内伤及外感咳嗽均可应用。

【药物组成】牙皂 120 克，冬虫夏草 90 克，肉桂、生半夏、天南星各 9 克，铅粉 220 克，芝麻油 500 克。

【配制方法】按传统炼膏药法炼成油膏。

【使用方法】每次取红枣大小摊于油纸上，贴敷膻中，3 日换 1 次药，9 日 1 个疗程。

【按语】一般用药 2~3 次即可收效。由于冬虫夏草药价昂贵，可用紫菀代替，外敷穴位再加两侧肺俞，收效亦佳。

脾胃病证膏敷方

小儿脾常不足，若乳食失节或感受外邪，均易致脾胃失健，运化无权，引起呕吐、泄泻、腹痛、厌食等证。若日久则可导致积滞、疳证。甚则气滞血瘀，腹中积聚，形成癖疾、症瘕。应用膏方外治，历代医家积累了丰富的经验，本节收集治疗小儿脾胃病证的膏方，有治泄泻的腹泻膏、肉果膏、十香暖脐膏、车金膏、五倍子膏、暖脐膏等，有治厌食、积滞的五积六聚膏、灵宝化积膏；有治疳证的肥儿膏、儿痞膏；治癖积、症瘕的红花膏、阿魏膏，以及治腹痛的洪宝膏等。

一、泄泻膏敷方

本病以大便稀和次数增多为主要症状，是婴幼儿的常见病，对小儿健康影响较大。一般而言，因胃肠道感染而引起的腹泻病情较重，时间也长；因饮食不当、气候影响而致的腹泻，病情较轻，病程也短。

1. 车金膏

【方剂来源】《黑龙江中医药》1991 年第 1 期。

【适应病证】湿热泻、伤食泻。

【药物组成】炒车前子、炒鸡内金各 30 克。

【配制方法】将两味药共研为细末，装瓶备用。用时取药末适量加蛋清和如膏状即成。

【使用方法】取膏适量贴于脐中，再用纱布和胶布固定。隔日换药 1 次，5 次为 1 个疗程。

【注意事项】配膏时药末与蛋清的比例要掌握好，不要过稀，以防贴膏时膏药溢出。

【临床疗效】单以此膏贴脐治疗湿热泻患儿 34 例，伤食泻患儿 18 例。结果治愈 37 例，好转 13 例，无效 2 例。总有效率为 96.2%。

【典型病例】陶某，男，2 岁，因饮食过饱而致腹痛腹泻，经某医院用抗生素等输液治疗 3 天就诊，效果不显。诊见：面黄体瘦，口渴喜饮，小便短而黄，肛周色红，泻出便味秽臭，舌苔黄腻，脉滑数。大便镜检：脂肪球（++++）。证属湿热俱盛，内蕴肠胃。治宜清热利湿。即用车金膏贴脐，外贴 3 次后腹泻次数明显减少，大便基本成形，贴 5 次即见效。

【按语】小儿腹泻系儿科常见病。其病机主要是脾胃功能失调，水湿不化。车金膏中，车前子性味甘寒，有清热利湿、止泻明目之功效。鸡内金性味甘平，有健脾胃、消积滞之功效。实验证明，鸡内金含有胃激素，能促进胃腺分泌，增强运动及其排空功能，从而增强胃的功能。车前子有利尿、抗菌、止泻等作用。二药合用，相得益彰，故收良效。

2. 速得效小膏药

【方剂来源】《安徽中医学院学报》1989 年第 4 期。

【适应病证】小儿泄泻。

【药物组成】肉桂、白头翁、马齿苋、小茴香各等份。

【配制方法】上药烘干，研末，麻油炼丹后加入药粉收膏，制药膏，每张药膏重 3 克。

【使用方法】用时将膏药文火烘化后，贴敷于神阙处。3 日内效果不明显者更换 1 次。

【按语】本方理气化湿，清热解毒，寒温并用，适用于各型腹泻。若湿热显著，可增大白头翁、马齿苋用量；若寒湿明显，可增大肉桂、茴香用量，并可适量增加丁香、吴茱萸。

3. 五倍子膏

【方剂来源】《江西中医药》1981 年第 3 期。

【适应病证】小儿腹泻。

【药物组成】五倍子 15 克，枯矾 10 克、黄蜡 30 克。

【配制方法】先将五倍子、枯矾研细末，越细越好，再将黄蜡置于小锅内加热熔化，入药末，边放边搅，搅匀后待凉备用。

【使用方法】先用温水将脐眼洗净，取膏药约 1 克，放于 4 厘米 × 4 厘米的胶布上，文火化开，贴于脐眼上，每日一贴，并热敷 2 次，以利于药物的吸收。

【典型病例】叶某，女，2 岁，患痢疾用庆大霉素治疗 8 日，脓血消失，但每日大便仍为十余次，水样，镜检仅有少数白细胞，即用该膏贴脐，次日大便减为 4 次，贴 3 次即见效。

【按语】方中五倍子、枯矾收涩、燥湿，贴脐热敷，敛肠止泻。适用于久泻不愈或泄泻无度属脾胃阳虚者。

4. 止泻膏

【方剂来源】《山东中医杂志》1985 年第 5 期。

【适应病证】婴儿慢性腹泻。

【药物组成】炒苍术、炒白术、车前子、茯苓、煨诃子、炒薏仁各 10 克，吴茱萸、丁香、胡椒、炒山楂各 6 克。

【配制方法】将上药共研细末，取适量用香油调和，分成如花生米大小备用。

【使用方法】将上述药膏 1 粒，塞脐窝中，用胶布固定。每日 1 换，2~3 次即见效。

5. 暖脐散

【方剂来源】黄明志经验方。

【适应病证】因食寒饮冷所致的泄泻，脘腹胀痛或脾胃虚寒所致的泄泻、腹痛。

【药物组成】白胡椒、炒苍术各 30 克，大砂仁、公丁香各 10 克，吴茱萸 5 克，上肉桂 5 克。

【配制方法】上药共为细末，储瓶备用。

【使用方法】每次 3~5 克，姜汁醋加热调糊，敷脐中，纱布覆盖，胶布固定，每日 1 次。

【按语】本方有健脾和胃、温中散寒、理气止痛之功能，对于脾胃虚寒所致的泄泻有较好的疗效。

6. 健脾和胃膏

【方剂来源】《浙江中医杂志》2004 年第 1 期。

【适应病证】小儿胃肠功能紊乱。

【药物组成】炒神曲、炒麦芽、炒莱菔子、炒鸡内金、炒山楂各 10 克。加减：有乳食停滞加陈皮 6 克，酒大黄 5 克；脾胃虚弱加党参、山药各 10 克，白术 6 克；脾湿中阻加扁豆、薏苡仁各 10 克；大便稀溏加苍术 10 克，诃子 6 克；恶心呕吐加法半夏、藿香各 6 克。

【配制方法】依症将药共研为细末，混合均匀，储瓶备用。

【使用方法】依症取药末加淀粉 1~3 克，用开水调成膏糊状，纱布包裹，临睡前敷于患儿脐部，再以绷带固定，次晨取下，每日 1 次，5 次为 1 个疗程。不愈者，间隔 1 周，再行第 2 个疗程。在敷脐的同时，加用益智仁、吴茱萸、杜仲、艾叶各 10 克，冰片 5 克，共研细末，做成约 8 厘米 ×8 厘米的布袋，喷白酒少许后敷肾俞穴。

【按语】健脾和胃膏外敷，能健脾和胃，对改善小儿胃肠功能紊乱疗效突出，是一种较为理想的治疗方法。

7. 吴萸止泻膏

【方剂来源】《中国民间疗法》2000 年第 6 期。

【适应病证】小儿腹泻，症见患儿每日大便 4~9 次，质稀，化验均有脂肪球、白细胞，个别患儿大便中有脓细胞。

【药物组成】吴茱萸、黄柏、木香、白芍各20克，黄酒适量。

【配制方法】将以上四味药研为细末备用。

【使用方法】待患儿睡眠时，用加温的黄酒将上述药末调成膏糊状，趁热敷于脐部，外用纱布包扎固定，每24小时换药1次，直至痊愈。

【临床疗效】共治疗57例，治愈51例，有效6例，总有效率100%。

【按语】小儿腹泻系由湿浊郁积或脾肾虚寒所致。膏中吴茱萸、黄酒能温肾阳、逐虚寒；黄柏能清热燥湿，为治疗下焦湿热之要药；白芍能缓急止痛。四药配伍，温中焦以散寒，燥下焦以止泻，缓里急以止痛，加上黄酒协同，故能起到较好的止泻效果。

8. 暖脐膏（一）

【方剂来源】《浙江中医学院学报》2003年第5期。

【适应病证】婴幼儿泄泻。

【药物组成】丁香、吴茱萸、川椒各等份。

【配制方法】上药共研细末，以菜油适量调成糊状备用。

【使用方法】清洁患儿脐部，取暖脐膏适量外敷，纱布覆盖，胶布固定，24小时换药1次。3次为1个疗程。

【注意事项】少数患儿胶布过敏，可用皮炎平软膏外涂，严重者停用本法。

【按语】膏中丁香、吴茱萸、川椒等性热辛香走窜，能散寒邪、消阴气。以其敷脐，药效直达病所，可以生火补土、暖胃和中、健脾止泻，能迅速调整脾胃功能而取得良好的治疗效果。

9. 暖脐膏（二）

【方剂来源】《中医杂志》2001年第2期。

【适应病证】婴幼儿腹泻。

【药物组成】艾绒30克，肉桂、炮附子、干姜各10克，小茴香9克，苍术6克，木香、草果、吴茱萸、黄连各3克，丁香1.5克。

【配制方法】上药共研为细末，装瓶备用。

【使用方法】清洁患儿脐部，取上药粉适量，用生理盐水调成膏糊状，敷于脐部，纱布覆盖，胶布固定并轻轻按摩片刻。每日换药1次，4日为1个疗程。

1个疗程不愈者，休息数日后可继续贴敷下一个疗程。

【注意事项】①发热者慎用。②忌食生冷油腻之物。③可进食米粥或淡盐汤以护胃气。④患儿脐部皮肤破溃、糜烂者不宜使用。⑤贴后脐部皮肤出现皮疹水疱者应停止使用。

【典型病例】王某，男，1岁，1989年8月6日初诊。患儿腹泻稀水样便3日，每日10余次，小便短少，口不渴，经西药复方苯乙哌啶、氟哌酸治疗2日，效果不显。体温37.2℃，营养不佳，轻度脱水，皮肤弹性差，双眼窝轻度凹陷，心率80次/分，律齐，两肺呼吸音清，腹呈舟状，无压痛，肝脾未触及，舌淡红、苔白腻，指纹带青色。大便化验：脂肪球（+），白细胞2~3个/高倍视野。令患儿敷暖脐膏，次日大便正常，病愈。

【按语】方中黄连苦寒泄热，调胃润肠，燥湿止泻，为治泻要药；吴茱萸温中散寒止痛，主治腹痛、腹泻、呕吐；木香行气止痛、调肠运滞、健中消食；肉桂温肾助肠，散寒止痛；苍术气味雄厚，燥湿运脾。全方苦温并投，寒热并施，芳香渗透，寒热湿食虚皆可用之，尤对病程较长之腹泻，使用本法效果更为显著。

10. 消食止泻膏

【方剂来源】《中国社区医师·医学专业》2011年第15期。

【适应病证】因伤食引起的小儿腹泻。

【药物组成】山楂、麦芽、神曲、山药、吴茱萸、党参各5克，鸡内金10克。

【配制方法】将以上药物烘干研细粉，过200目筛后密封备用。

【使用方法】清洁患儿脐部，每次取上药粉5克，用醋调成糊状，置于医用胶布中央，敷于脐部。每日1次，每次6~8小时。更换药物时要注意清洁皮肤，观察皮肤有无药物过敏现象，过敏者应停止使用。

【按语】小儿腹泻是小儿多发病、常见病。伤食型腹泻属于中医"泄泻""积滞"范畴中一个临床分型。多因小儿脾常不足，运化力弱，饮食不知自节。若调护失宜，乳哺不当，饮食失节，皆能损伤脾胃，发生泄泻。如《素问·痹论》所说："饮食自倍，肠胃乃伤。"西医诊断为消化不良性腹泻。消食止泻膏中山楂消积化滞、行气散瘀而止泻止痛。麦芽、神曲、鸡内金消食健胃、和中止泻；山药益气养阴、固涩止泻。吴茱萸具有温中止泻、和胃降逆、疏肝健脾之功效。近代药理研究表明，吴茱萸具有双向调节胃肠功能活动、止吐止泻、保护胃黏膜、降低胃液酸度的作用。党参健脾益气，可兴奋神经系统，增进新陈代谢，促进消化，可抑制应激引起的胃排空加速。药理实验证明，麦芽、山楂、鸡内金消食化积，能提高胃蛋白酶活性。用醋调成糊状，取其具有收敛之意。诸药合用，消食健脾，温中止泻。

11. 散寒止泻膏

【方剂来源】《现代中西医结合杂志》2004 年第 17 期。

【适应病证】小儿腹泻。

【药物组成】丁香 2 克，白胡椒 2 克，车前子 6 克，肉桂 4 克。

【配制方法】上药共研为细末备用。

【使用方法】清洁患儿脐部，取散寒止泻膏 3 克，用水调匀成膏状，敷于脐部，外用纱布覆盖，胶布固定。每日更换 2 次，3 日为 1 个疗程。

【按语】脐中为神阙穴，主治胃肠炎之寒证，此法药穴相应，故疗效令人满意。

12. 止泻三膏

【方剂来源】《山东中医杂志》2009 年第 10 期。

【适应病证】小儿腹泻，可有以下证型：

湿热泻：症见泻痢如注，或便泻黄水，粪色深黄，臭味异常，常伴发热，烦躁口渴，或泻如蛋花汤水样便，小便不利，呕恶，食欲不振，舌质红，苔黄，脉数。

伤食泻：粪便稀溏，杂有残渣和乳块，气味酸臭如败卵，嗳气纳呆，常伴呕吐，腹痛，腹胀，舌质淡、苔白腻，脉滑有力。

脾虚泻：病程较长，泄泻常反复发作，时发时止，大便稀溏或完谷不化，食后泄泻，面色萎黄，神疲倦怠，睡时露睛，舌淡、苔白，脉无力。

【药物组成】湿热泻方药组成：葛根 30 克，黄芩、黄连各 15 克，滑石、木香、苍术各 10 克。

伤食泻方药组成：山楂、神曲、谷芽、麦芽、炙鸡内金、莱菔子各 10 克。

脾虚泻方药组成：党参 10 克，白术 15 克，茯苓、山药、陈皮各 10 克，肉桂 6 克。

【配制方法】以上药物按证型分别研粉备用。

【使用方法】每次辨证取药 20 克，用醋调成药饼，敷于患儿脐部，用纱布覆盖，胶布固定，24 小时换药 1 次，3~5 日为 1 个疗程。

【按语】小儿腹泻是因外感六淫，乳食不节，脾胃虚弱引起的胃肠功能紊乱，多发生于夏秋季节。在明确辨证的基础上，分别采用清肠解热、化湿和中、消食化积、理气降逆，健脾助运的方法敷脐治疗，方法简便，疗效显著，患儿及其家长也易于接受。

13. 干姜黄连膏

【方剂来源】《山东中医杂志》2009 年第 8 期。

【适应病证】小儿慢性腹泻。症见大便性状改变，呈稀便、水样便；大便次数比平时增多，每日 5~10 次不等；大便常规可见脂肪球（ +~++ ），白细胞（－），含奶瓣及未消化食物残渣，大便培养均为阴性；病程 2~8 周。

【药物组成】干姜、黄连、藿香、五倍子、肉桂、吴茱萸以 2：2：2：1：1：1 的比例进行配方。

【配制方法】上药共研细末，装瓶备用。每次用量：6 个月以下用 1.5 克，6~12 个月用 3 克，超过 1 岁用 3~6 克。

【使用方法】先常规消毒脐部，取药粉加温醋（将米醋加热）调成软膏状，均匀敷于脐部，外用纱布固定，再用热水袋置于纱布上约 1 小时（以温热为度）。每日用药 1 次，5 日为 1 个疗程。

【按语】中医认为，泄泻为脾胃运化功能失调所致。神阙穴是养生之源，培元固本、回阳救逆是神阙穴的主要功能，故对脐部外敷施药，通过脐部皮肤吸收而达脏腑。方中干姜能温中散寒，助脾胃阳气；吴茱萸、肉桂散寒止痛，助阳止泻；藿香祛湿健脾。全方共奏温中补火、祛湿止泻之效。

14. 宝宝脐贴膏

【方剂来源】《中国民间疗法》2002 年第 8 期。

【适应病证】小儿腹泻。

【药物组成】石榴皮 25 克，肉桂、砂仁各 15 克，荜茇、干姜各 10 克。

【配制方法】上药共研细末，混合均匀备用。

【使用方法】取药末 5~10 克，用温开水调成糊状，贴于患儿脐部，以纱布覆盖，胶布固定。每日换药 1 次，6 日为 1 个疗程。

【按语】方中五味药均有抑菌、止泻、温中、散寒、通血脉、除积冷等功效。腹泻时脐部给药避免了口服药物吸收率低、肝内代谢破坏等弊病，并解决了药味辛辣，局部刺激大而小儿难以服用等问题。

二、小儿痢疾膏敷方

泻痢平膏

【方剂来源】黄芏经验方。

【适应病证】用于小儿湿热泻，湿热痢。

【药物组成】苦参 30 克，黄连 15 克，木香、薤白各 10 克。

【配制方法】上药共为细末备用。

【使用方法】每取药末 3~5 克，白酒调糊，睡前敷双足涌泉穴，次日起床后揭去。

【按语】本方有清热利湿止泻之功，临床治疗湿热所致的泻痢有效。

三、小儿便秘膏敷方

1．便秘膏

【方剂来源】黄芏经验方。

【适应病证】治疗积滞内热而致的便秘。

【药物组成】生大黄、芒硝各 5 克，木香 3 克。

【配制方法】上药共为细末备用。

【使用方法】取药末 3~5 克，睡前用蜂蜜调成糊状敷脐，晨起揭下。每日 1 次。

【按语】本方有清热导滞通便之效，临床治疗小儿积滞内热而致的便秘疗效甚好。

2．泻热膏

【方剂来源】《陕西中医》2002 年第 1 期。

【适应病证】小儿便秘。

【药物组成】黄芩、黄连、黄柏、山栀各 15 克，甘草 3 克。

【配制方法】将上药烘干，共研细末，用新鲜鸡蛋清调成膏糊状备用。

【使用方法】临睡前将上膏敷于患儿双脚涌泉穴，敷成直径为 4 厘米大小的圆形，用棉纸敷盖，胶布固定，次日晨取下，每晚 1 次，连续 5 日为 1 个疗程。

【典型病例】陈某，女，2岁。大便干结两月余，每2~3日大便1次，质硬，难行，小便黄短，夜间磨牙，口中秽气重，纳谷不香，烦躁不安，舌红、苔腻。给予泻热膏外敷双脚涌泉穴，每晚1次，2日后大便质软，易排出，5日后，大便1日1行，夜间磨牙、口中秽气消失。

【按语】小儿脏腑娇嫩，为稚阴稚阳之体，由于外感热邪或饮食不当，食滞积热，脾胃湿热内蕴，热郁化火或热病后火盛阴伤，肠胃积热，津液受劫，故大便干燥，小便短黄，舌红、苔腻。膏中黄连、黄芩、黄柏具有清利三焦之火，山栀具有苦寒泻火之功，诸药配伍共奏清热泻火之功，治疗小儿大便干结，其效果显著。

四、小儿腹胀膏敷方

小儿腹胀膏

【方剂来源】《中国社区医师》2008年第2期。

【适应病证】小儿腹胀。

【药物组成】大葱白7~10个，麸片50克，食醋20毫升，碎食盐10克，白萝卜30克。

【配制方法】取麸片、食醋、碎食盐、放入锅内炒至麸片微黄为度，再放入切碎的1~2大葱白，白萝卜片，稍加热至葱白变软即成，混匀捣成膏糊状备用。

【使用方法】清洁患儿脐部，贴敷上膏，外用纱布固定。1岁以内者可分8~10次，1~3岁分5~7次，3岁以上分3~5次使用，每隔6~8小时更换1次。

【按语】小儿腹胀有多种原因，可并发于多种疾病之中，多因患儿肠胃功能发育不完善，疾病及药物刺激致肠道排泄功能紊乱所致。大葱白具有通阳散结作用，食盐能温暖脾肾，二者合用具有温补脾肾、散结软坚的功效；更配麸片、白萝卜、食醋以消导食滞、行气泻浊于下以减轻肠道负担，恢复肠功能。诸药共奏温补脾肾、行气、消食导滞泻浊之功，使肠道功能尽快恢复，则小儿腹胀速愈。

五、积滞、厌食膏敷方

积滞，俗成积食，多由饮食过饱或过食油腻生冷之物，损伤脾胃运化功能，胃气失降，食积中焦，致腹满、嗳气、厌食等。

厌食，即婴幼儿闻食气则摇头或闭口拒食、恶心甚至呕吐。多由过食或其他疾病损伤胃气所致。治宜减食消导为法。

1. 吴萸丁香膏

【方剂来源】《新中医》1974年第1期。

【适应病证】小儿消化不良。

【药物组成】吴茱萸30克，丁香6克，胡椒20粒。

【配制方法】上药共研细末，每次取药粉1.5克，与凡士林调和备用。

【使用方法】将上药敷脐部，纱布覆盖，胶布固定，每日换药1次。

【典型病例】袁某，女，2岁。患儿因腹泻，解蛋花样大便，一日7~8次，同时伴有腹痛，不思食。经用此方，一次痊愈。

2. 脐膏

【方剂来源】《江苏中医杂志》1984年第5期。

【适应病证】小儿食积。

【药物组成】莱菔子、阿魏。

【配制方法】莱菔子研末，阿魏合调。

【使用方法】敷于伤湿解痛膏之上，外贴神阙穴。

【按语】结合内治，对小儿食积效果较佳。

3. 清解消食膏

【方剂来源】《中医外治杂志》2002年第11期。

【适应病证】小儿厌食，虚烦内热，大便干结，腹胀腹痛等症。

【药物组成】青黛、厚朴各3份，丁香、芒硝各2份，冰片0.5份。

【配制方法】上药共研为细末，用时以蛋清或米饮少许调成药膏。

【使用方法】取药膏适量敷脐，外用纱布覆盖，胶布固定，一日一换。

4. 小儿醒脾膏

【方剂来源】《中国针灸》2005年第2期。

【适应病证】小儿厌食症，症见长期见食不贪，食欲不振，甚至拒食者。

【药物组成】木香、砂仁、莱菔子、神曲、枳实各等份。

【配制方法】上药共研为细末，混合均匀备用。

【使用方法】用时取5克左右的药末，用醋调成膏糊状，外敷脐部，纱布覆盖，胶布固定。每日换药1次，连用5日为1个疗程。

【按语】小儿厌食症是儿童常见病之一，在城市儿童中发病率较高，大多数是由于父母过分溺爱孩子，恣意投其所好，乱投零食，养成挑食、偏食的习惯；或家长缺乏育婴保健知识，片面强调给予高营养的滋补食物，超越了小儿正常脾胃运化能力，造成脾失健运，胃纳呆滞，导致厌食症的发生。长期食欲不振，易造成脾胃功能的失调，影响生长发育。小儿醒脾膏中以木香、砂仁醒脾开胃；神曲、莱菔子理气消滞；枳实通腑除积。诸药合用共奏健运脾胃、消食除积之功。神阙穴位于肚脐之中，为先天之根蒂，后天之气舍，隶属于任脉，与督脉、冲脉"一源而三歧"，三脉经气相通，与脏腑密切相连。所以，将醒脾散外敷于神阙穴，既可以通过药物不断刺激穴位，起到疏通经络、调理脏腑功能的作用，又可以使药物渗透通过经脉输布深入体内，直达脏腑经气失调之病所，起直接的治疗作用。

5. 运脾开胃膏

【方剂来源】《陕西中医》2008 年第 10 期。

【适应病证】儿童厌食症。

【药物组成】苍术、炒麦芽、焦山楂、鸡内金、砂仁、陈皮、木香、阿魏，按 10∶10∶10∶3∶3∶6∶6∶3 的比例配制。

【配制方法】上药共研细末，储瓶备用。

【使用方法】清洁患儿脐部，取上药粉 6 克，用醋调成膏状，敷于脐部，外用肤疾宁贴敷，1 日换药 1 次，连敷 5 日为 1 个疗程。

【典型病例】周某，女，5 岁，2005 年 6 月 19 日初诊。家长代诉：患儿于半年前因饮食不当致腹泻，经治疗病情缓解，但食欲不振，见食不贪，甚至拒食，若强予饮食则易泛恶，曾口服消食片、胃酶合剂等均未奏效。诊见：患儿面色少华，精神欠佳，形体偏瘦，大便溏烂，日行 1~2 次。舌质淡、苔薄白，脉细。体重 16.2 千克。诊断：厌食症，脾胃不和型。按上法治疗。敷药 1 个疗程后，患儿食欲增强，精神好转；继续敷药 1 个疗程，患儿主动觅食，食量恢复至正常水平，病告痊愈。6 个月后随访，患儿面色红润，神情活泼。体重 18.5 千克。

【按语】厌食症是指长期的食欲减退或丧失，是儿科常见的一种慢性消化功能紊乱症。中医学认为，胃司受纳，脾主运化，脾胃调和，方能知饥欲食，食而能化。《灵枢·脉度》说："脾气通于口，脾和则口能知五谷矣。"因小儿脏腑娇嫩，脾常不足，若饮食不当，盲目投以肥甘厚味，或贪食生冷煎炸之品，或饮食偏嗜，饥饱无度，均可造成脾胃损伤，运化功能失常，产生厌食。其证候表现多与脾胃功能失调有关。治疗当以运脾开胃为主。方中苍术味微苦，气芳香而性温燥，功能醒脾助运，疏泄湿浊，为运脾之要药，故《本草逢源·苍术》说："凡欲运脾，则用苍术。"砂仁味辛，性温，能行气调中而助消化，为醒脾开胃之要药；木香、陈皮味辛、苦，性温，能理气开胃，助中焦之运化；山楂、麦芽、鸡内金为消食开胃之药；阿魏味辛、苦，性温，辛则走而不守，温则通而能行，故能消积开胃；醋为辛窜之品，既可温中助阳，启发脾中阳气，又可助药物透皮吸收。诸药配伍，使脾胃调和，脾运复健，则胃纳自开。

6. 董氏开胃膏

【方剂来源】《辽宁中医杂志》2002 年第 10 期。

【适应病证】小儿厌食症。

【药物组成】胡黄连、陈皮、枳壳各 3 克，三棱、莪术各 6 克，谷芽 9 克。

【配制方法】上药共研细末，储瓶备用，

【使用方法】每晚取 10 克，用醋调成膏糊状，贴敷于神阙穴及命门穴部位，晨起除之。连续 4 周为 1 个疗程。

【按语】小儿厌食症病因各异，当今多由于家长过分宠爱，饮食过分精细、过量的零食，致使脾胃功能紊乱，由挑食、偏食而导致厌食。神阙穴与命门穴平脐，位于任脉，与冲脉交合，并和全身诸经百脉相通。将药物敷于上述两个穴位，药物的气味可以随气血而流动，到达全身的各部，从而发挥治疗疾病的效果。以董氏开胃膏外敷神阙穴与命门穴，能理气消食，健脾开胃。膏中以胡黄连为主药，清热燥湿，专治湿热疳积，腹膨汗淋之实证；三棱合莪术行气破血，散结除胀，二药同用，消食健脾开胃；陈皮、枳壳行气宽中，使脾胃气机升降得调，纳运相配；谷芽消食和中养胃。诸药合用，理气消食，健脾开胃，以消为补。脾胃功能正常，饮食自能常复。本病在调治过程中，还需家长的密切配合，做好饮食护理，营养搭配，否则用药无功。要禁忌一切肥甘炙煿，限制各类零食，尤其是高热量零食，如巧克力、奶油及糕点饼干之类。小儿膳食务必以质地清淡，营养齐全，容易消化吸收为前提。

六、腹痛膏敷方

腹痛，常指脐周围疼痛。多由饮食失宜，食积下焦，或受寒冷，或虫积所致。

有虚实寒热之别：腹痛绵绵不甚，喜按揉，得食则减者为虚；腹痛且兼胀、恶食、拒按者为实；腹痛清冷，喜温食，得热则减者为寒；腹痛，面赤、口渴、溺黄者为热。治宜辨证施药。注意排除各种急腹症。

1. 理气祛痛膏

【方剂来源】《现代中西医结合杂志》2002 年第 11 期。

【适应病证】小儿肠痉挛。

【药物组成】生姜、川椒、草豆蔻、枳壳、木香、焦三仙、鸡内金、元胡各 20 克。

【配制方法】上药共研为细末，以蜂蜜、食醋调和成膏状备用。

【使用方法】清洁脐部，取理气祛痛膏 20 克，置于无菌纱布上，贴敷于脐部，每日 2 次，3 日为 1 个疗程，期间不使用阿托品等止痛药。

【按语】中医认为，肠痉挛性腹痛的原因有二，一为腹部中寒，二为乳食凝滞。因寒而致者，多因护理不当，脐腹为风寒所侵，搏结肠间，加之小儿胎气怯弱，以致寒凝气滞，经络不通，不通则痛；乳食凝滞者多由乳食塞滞肠中，气机受阻，郁而不通，升降失常，以致脐腹疼痛，小儿脾胃虚弱，在饮食不当时更易影响受纳运化，而致气滞不通。若食滞蕴热，结于肠胃，亦可影响气机通畅，发生脐腹疼痛。

本方治疗原则为温中散寒、调理气机、通腑导滞。木香、枳壳可消积散滞，行气止痛，疏肝气和脾胃；元胡可止痛；草豆蔻温胃散寒，健脾燥湿；焦三仙、鸡内金健胃消积；生姜、川椒散寒止痛。本组理气祛痛膏治疗肠痉挛总有效率约为 90%，说明理气祛痛膏确为治疗小儿肠痉挛的一种简捷、经济、有效的方法。

2. 术芍散

【方剂来源】《山东中医杂志》2010 年第 11 期。

【适应病证】小儿功能性再发性腹痛。

【药物组成】白术、枳实、延胡索各 1 包（中药颗粒剂，相当于原生药 10 克），干姜、吴茱萸、白芍各 1 包（中药颗粒剂，相当于原生药 6 克）。

【配制方法】上药和匀装入小纱布袋中备用。

【使用方法】清洁脐部，将备好的纱布药袋贴敷在脐部，每次贴敷 20 小时，每日换药 1 次，7 日为 1 个疗程。因颗粒剂吸湿性强，能自行潮解，外敷时无须添加赋形剂，要注意现用现配。

【按语】功能性再发性腹痛的病因尚未完全明了，西医认为其与自主神经功能紊乱、胃肠动力功能失调，以及精神心理障碍有关。中医认为，该病属胃脘痛、腹痛范畴，病机多属中焦虚寒、脾阳不振，致脏腑失于温养，脉络凝滞，腹痛反复发作。故治宜温里行气。术芍散方中白术、吴茱萸、枳实等不但具有镇痛、缓解胃肠平滑肌痉挛之功效，还可兴奋胃肠平滑肌，增强胃肠动力，从而减少腹痛的复发。

七、疳证膏敷方

本病指面黄肌瘦，肚腹膨隆，时发潮热，心烦口渴，精神萎靡，尿如米泔，食欲减或嗜食异物的小儿慢性病。多由断奶后饮食失调，脾胃损伤或虫积所致。

1. 疳积膏

【方剂来源】《新中医》1981 年第 8 期。

【适应病证】小儿疳证。

【药物组成】桃仁、杏仁、生山栀各等份，冰片、樟脑少许。

【配制方法】将前 3 味药研末，加入冰片、樟脑拌匀，储藏于瓶内。

【使用方法】取药末 15~20 克，用鸡蛋清调拌成膏状，敷于两侧内关，用纱布包扎，24 小时后去之。如需再贴敷，中间间隔 2~3 日。

【典型病例】吴某，女，3 岁。胃纳欠香一月余，偏食香甜，口渴欲饮，但饮不多，面色萎黄，形体略瘦，毛发易脱，精神欠佳，烦躁好哭，时有低热，日轻暮重，腹微胀，大便干稀不调，舌苔白腻。用疳积膏贴敷内关，三日后复诊，诸症大减，胃纳已增，精神亦佳，低热悉除，腹胀消失。再外敷 1 次，一周后随访，上症已愈，疗效满意。

【按语】可用本膏敷治初、中期疳证。

2. 疳积敷膏

【方剂来源】《中国社区医师》2004 年第 11 期。

【适应病证】小儿疳积证。

【药物组成】桃仁 11 枚，杏仁 9 枚，生山栀 11 枚，红枣 7 枚，皮硝 10 克，葱白头 7 根。

【配制方法】上药共捣碎，加适量面粉，1 枚鸡蛋清及白酒若干，将其调成糊状备用。

【使用方法】敷于脐部，用纱布覆盖，胶布固定，24 小时后取下。

【按语】脐部为人体元气归藏之所，有健运脾阳、和胃调肠、温化寒湿、散结导滞、回阳固脱、理气止痛之功。脐的皮下无脂肪，且表皮菲薄，筋膜与腹壁直接相连，是前腹最薄弱处，两侧腹壁下静脉周围分布着丰富的血管网，这种结构特征有利于热量或药物等的渗透吸收，作用直接迅速。方中桃仁、杏仁、生栀子、红枣、皮硝具有温脾助运、和胃调肠、散结导滞之功。上述药物通过神阙穴渗透和经络传导，发挥药效，从而改善脏腑功能，获效颇佳。

杂病类膏敷方

一、痫证膏敷方

1. 雷丸膏

【方剂来源】《太平圣惠方》。

【适应病证】小儿痫证及百病伤寒。

【药物组成】雷丸、甘草各 0.3 克，防风 30 克（玄芦头），白术 1 克，桔梗 0.6 克（去芦头），莽草 30 克，川升麻 30 克。

【配制方法】上药为末，以猪膏一片，先入铛，慢火煎令熔，后下药末，柳篦不住手搅成膏，绵滤，入瓷盒盛之。

【使用方法】蘸膏摩小儿项及背上。

【按语】小儿痫病，发时，或口眼相引，目睛上窜，或手足瘛疭，或背脊强直，或颈项反折。有风痫、惊痫、食痫三种。此膏适用于风痫，方中诸药皆为祛风解表止痉，益气固表之品。

又：雷丸一药，今人习用于杀虫驱蛔。但古人认为是治癫痫要药。《药性论》云：雷丸，"主癫痫狂走"，值得进一步研究。

2. 丹参摩膏

【方剂来源】《太平圣惠方》。

【适应病证】小儿惊痫，发热。

【药物组成】丹参、雷丸各 15 克，猪膏 60 克。

【配制方法】上药研细，猪膏入银器中，先煎，然后纳诸药。煎七上七下，膏成，绵滤渣，用瓷盒盛之。

【使用方法】蘸膏适量摩小儿身，一日3次。

【按语】小儿惊痫，因心气不足，外受惊吓，神气内动，血脉不定所致。方中以丹参养心安神，通窍活血，以雷丸定痛止癫，组方简明力专，以治惊痫之证。

3．大黄膏

【方剂来源】《太平圣惠方》。

【适应病证】小儿诸痫。

【药物组成】川大黄1克，雄黄0.6克，丹参、黄芩各0.3克，生商陆30克，雷丸15克，附子15克（去皮脐生用），猪脂500克。

【配制方法】上药，捣碎，以猪脂先入锅中，以文火煎令熔，以绵滤过后下诸药末，煎令七上七下，去渣，细研雄黄下膏中，搅令凝，盛于瓷器中。

【使用方法】热灸手，每次用1~2克摩儿囟及掌中背胁部。

【按语】本方治诸痫，从方剂组成来看，应以治疗实证者为宜。

二、囟陷膏敷方

1．乌附膏

【方剂来源】《活幼心书》。

【适应病证】囟门陷凹。

【药物组成】绵川乌（生用）、附子（生用）各15克，雄黄6克。

【配制方法】上3味药共研为细末。取适量的生葱切细，杵烂后加入药末中，同煎煮，去渣，再熬成膏。

【使用方法】取适量摊于纱布上，贴于囟陷处。宜每天早晨空腹时贴用，每日换药1次。

【注意事项】生川乌、生附子为辛烈之品，且有毒性，不宜久用。

【按语】小儿囟陷常与先天肾气不足有关。《保婴撮要》云："肾气怯则脑髓虚而囟不合。"方用川乌、附子补火壮阳，雄黄除脑中浊气，生葱为引入脑。

2．龟龙封囟散

【方剂来源】黄明志经验方。

【适应病证】小儿解颅证。

【药物组成】寒水石、炉甘石各 30 克，雄黄 6 克，冰片 3 克，生龟板 50 克，白及片 10 克。

【配制方法】上药共为细末备用。

【使用方法】取药末 3~5 克，用热醋调成糊状，敷于囟门未闭或头颅缝处，每日 1 换，10 日为 1 个疗程。

三、鼻塞膏敷方

1. 木香膏

【方剂来源】《圣济总录》。

【适应病证】鼻塞。

【药物组成】木香、零陵香各 30 克。

【配制方法】将上药捣为细末，以适量猪油混入药末中，同熬成膏。

【使用方法】每用时，取适量涂于头上，每日 2 次。

【注意事项】不能多用、久用，多用则易作喘，以其能耗散真气也。

【按语】零陵香即香草，其草芳馨，辛散上达通鼻窍。单用能治鼻痈，消鼻中息肉。木香为三焦气分药，能开上焦肺郁，理中焦气滞。二药均为芳香之品，能理气开郁，宣畅肺脾，辟秽化浊，通窍达邪，故合用之，治疗因外感或气滞的内郁引起的鼻塞之证。

2. 鼻炎散

【方剂来源】黄牲经验方。

【适应病证】小儿鼻渊，鼻窍不通，流清浊涕，遇风寒加重等。

【药物组成】鹅不食草、细辛各 3 克，板蓝根 9 克，冰片 1.5 克，白芷、辛夷各 3 克，麝香 0.3 克。

【配制方法】上药除冰片、麝香外，研为细末备用。用时取上述药末，以蜂蜜和大葱（捣泥）调和，加入冰片、麝香调匀，制成铜钱大药饼。

【使用方法】取药饼外敷鼻梁及迎香穴，睡前贴敷，晨起揭下，6 日为 1 个疗程。

四、口疮膏敷方

1. 口疮膏

【方剂来源】《新中医》2006 年第 12 期。

【适应病证】小儿乳蛾，症见高热、咽痛拒食、扁桃体肿大或伴脓点溃疡。

【药物组成】吴茱萸、黄连、黄芩、连翘以 2∶1∶2∶2 比例称药。

【配制方法】上药共研为极细末，混合备用。

【使用方法】在应用抗生素治疗的基础上，每天临睡前取药粉 20 克左右用醋适量调成稠膏糊状，外敷于双足心涌泉穴处，再贴以肤疾宁固定，于次晨起取下。每日 1 次，3 日为 1 个疗程，可连用 2 个疗程。若体温高于 38℃，行对症退热处理。

【按语】小儿乳蛾，相当于西医学的急性扁桃体炎、化脓性扁桃体炎、疱疹性口腔炎等疾病。中医学认为，小儿为纯阳之体，每遇外邪侵袭或内伤饮食等易从阳化热化火，且现今小儿平素喂养多为膏粱厚味，胃火偏盛，内热上蒸，易引起咽喉疼痛甚则糜烂化脓。故临床治疗以清热解毒为主。口疮膏中吴茱萸味辛、苦，《本草纲目》曰："咽喉口舌生疮者，以茱萸末醋调贴二足心，隔夜便愈，其性虽热，而能引热下行，盖亦从治之义。"黄连、黄芩善清心脾积热，泻胃火，解毒疗疮。连翘解表兼清气分，使里热由表而解。组方吴茱萸、黄连配伍（2∶1）比例不同于左金丸（3∶1）的配方，增加黄连的剂量，又配合黄芩、连翘，清热效果增强。二者一寒一热，引火下行，泻心脾积热，既泻虚火，又增实火，扩大了其治疗范围；用醋调外敷于双足心涌泉穴，既能清心泻热，更有釜底抽薪，引热下行、引火归元之意。在应用抗生素治疗的基础上，加用口疮膏外敷涌泉穴治疗小儿乳蛾，其退热、咽痛消失、脓点溃疡消散及进食时间均短于单纯抗生素治疗，提示口疮散能有效改善患者症状，加速疾病向愈，且外用无苦寒败胃之弊。

2. 小儿口疮膏

【方剂来源】《中医外治杂志》2009 年第 2 期。

【适应病证】小儿口疮。

【药物组成】吴茱萸 15 克，生大黄、胡黄连各 6 克，胆南星 2 克。

【配制方法】上药共研细末，混合均匀，储瓶备用。

【使用方法】将适量陈醋烧开，取上药 3~5 克，与醋调成膏糊状，敷于两侧涌泉穴，外用医用贴敷固定，每日换药 1 次。可配合用鸡蛋油（治法：将鸡蛋 4~6 个煮熟取黄，将蛋黄放铝勺内用文火炼出油即得）涂抹口疮局部，每日 3~4 次。

【按语】口疮系口腔黏膜上皮的损伤，西医称之为口腔溃疡，是小儿常见的口腔疾病，发病原因很多，如心脾积热、胃火上蒸、阴虚火旺、脾虚湿盛等。本膏中吴茱萸归脾、胃、肝、肾经，引火下行；生大黄味苦，性寒，泻火解毒，调中化食，安和五脏，主治疮疡、赤肿；胡黄连味苦，性寒，解热健胃；胆南星清热解毒，燥湿。涌泉穴归足少阴肾经，诸药敷于此，可泻火解毒，解热下行，引火归元，故疗效显著。配合鸡蛋油局部涂敷，有解热、收敛生肌之效，为血肉有情之品，对溃疡面的愈合起到良好的促进作用。

3. 吴萸小茴膏

【方剂来源】《中国民间疗法》2001 年第 12 期。

【适应病证】小儿口疮。

【药物组成】吴茱萸、小茴香各 10 克。

【配制方法】上药共研细末备用。

【使用方法】将上述药末用米醋调成膏糊状，睡前外敷足心，男左女右，纱布包扎，次晨取下，每晚 1 次。

【按语】小儿口疮为临床常见病，西医多采用局部用药或口服药，患儿往往不能配合。笔者应用吴茱萸加小茴香外敷足心。方法简单，无痛苦，患儿易接受，且无副作用，疗效佳。口疮复发后再用同法治疗，一般仍有效。

五、疝气膏敷方

吴萸回疝膏

【方剂来源】《中医外治杂志》2001 年第 5 期。

【适应病证】小儿斜疝。

【药物组成】吴茱萸、食醋各适量。

【配制方法】将吴茱萸研为细末，用食醋调成膏糊状备用。

【使用方法】先将疝块回纳至腹股管皮下环，吴萸回疝膏敷环口及四周，环口上压直径 2 厘米左右大的硬币一枚，绷带固定。隔日换药 1 次。

【典型病例】王某，男，18 个月。换衣服时因家长发现患儿左下腹有一肿块就诊。外科诊为"腹股沟斜疝",嘱3日后手术治疗,家长焦急且惧手术,转治于中医。查患儿腹股沟处有一梨形肿物,柔软,肤色正常,无压痛,可回纳腹腔,站立屏气则下降至阴囊。察其面黄发枯,瘦弱神萎,舌苔薄白、质淡红,脉细弦,此乃肝肾不足、脾弱气虚之象。予补中益气丸内服,吴萸回疝膏外治,方法同上。2个月后疝块不复出现。随访1年未见复发。

【按语】小儿斜疝缘于肝肾不足,中气下陷,常因哭闹用力或寒凝气滞而诱发。吴茱萸性辛热,具有温通厥阴、助阳益肾、化滞止痛之功,外用可促使疝气痊愈。

六、小儿脱肛膏敷方

提肛膏

【方剂来源】《中医外治杂志》2008年第3期。

【适应病证】小儿脱肛。

【药物组成】酸石榴皮、乌梅炭、枯矾、五倍子各20克。

【配制方法】上药共研细末,过120目筛,混合均匀,储瓶备用。

【使用方法】患儿大便后,用温水洗净脱出物,取上述药末适量,用温开水调成膏糊状,涂敷在脱出物上,并使之缓慢复位,动作要轻,15日为1个疗程。

【典型病例】王某,男,3岁,2006年12月5日就诊。2个月前因腹泻1周致肛门肿物脱出,近因天气变寒而病情加重。查体:肛门脱出物不能自行还纳,黏膜柔软,充血,水肿,呈放射状,色淡红,无出血。诊断为直肠脱垂。以上法治疗1个疗程后痊愈。随访1年未见复发。

【按语】小儿处于生长发育时期,骨盆腔内支持直肠的组织发育尚不完全(骶骨弯曲尚未长成,肛管与直肠尚未成角,直肠呈笔直状态)。久咳久泻或营养不良,易诱发直肠脱垂。本疗法中石榴皮涩肠止泻;乌梅炭敛肺下气涩肠;枯矾性专收涩,敛泻止血;五倍子酸涩收敛,固脱。诸药合用有标本兼治的作用,用治小儿单纯性脱肛,疗效较好。

七、小儿血管瘤膏敷方

水晶膏

【方剂来源】《新中医》。

【适应病证】小儿血管瘤。

【药物组成】石灰末 15 克，白碱 6 克，糯米 50 粒。

【配制方法】取净茶杯 1 个，将石灰末放入杯内，白碱以适量开水溶化后倒入，以高于石灰两指为度，再将糯米撒于灰上，以碱水渗之，陆续添加，泡一昼夜，将米取出，捣烂成膏，装瓶备用。

【使用方法】使用时将局部洗净，75% 酒精消毒，然后用胶布一块，视瘤体大小，将胶布中间剪一洞，贴于患处，使瘤体暴露于外，胶布块周围贴牢，避免水晶膏侵蚀瘤体周围组织，将水晶膏敷涂于瘤体上，厚 1~2 毫米，上面再用 2 层胶布固定，2 日后将胶布全部取下，可见血管瘤体成凹形黑色创面，再以消毒敷料包扎即可。

【典型病例】杜某，男，1 岁半，出生后半个月发现左下腹部有麦粒大之红斑，其母未在意，日后渐增大，曾到两家医院诊治，被告知均需手术切除，其母疼子未接受，于 1987 年 4 月 6 日来院诊治。检查：瘤体稍隆起，色紫红，质软，有 2.5 厘米 ×2.3 厘米大。采用水晶膏如法治疗 1 次，2 周后痂落而愈。随访 2 年未见复发。

【按语】本膏药首见于《医宗金鉴》，主治面部黑痣。后人用其治寻常疣、鸡眼有良效。笔者用其治小儿血管瘤收效亦甚佳。结痂后不宜过早揭去，待创面平复自行脱落，不留瘢痕。本膏药有感染少、无出血等优点。

八、遗尿膏敷方

1. 固脬膏

【方剂来源】《中医杂志》1984 年第 6 期。

【适应病证】小儿遗尿证。

【药物组成】麻黄 32 克，益智仁、肉桂、五倍子各 16 克。

【配制方法】将上药共研细末，混合均匀，每次取 10 克，临睡前用食醋调成糊状备用。

【使用方法】用 75% 的酒精棉球消毒脐部，再放入调好的药糊，用塑料布覆盖，外包纱布，胶布固定。24 小时后取下，间隔 24 小时再如法敷用，连敷 4 次之后，隔 1 周敷脐 2 次，时间同前。连用两周以巩固疗效。

【注意事项】患儿少气自汗，方中可再加党参；畏寒肢冷加炮附子；伴见其他症状者可随证加减药物。

【典型病例】陈某，女，9岁。自幼患遗尿症，白天排尿正常，无尿频及失控感。每周尿床 1~2 次，梦中排尿不易叫醒，患儿及其家长甚感苦恼。曾用中西药及针灸治疗，未见显效而来诊。诊见形体消瘦，面色㿠白，舌苔薄白，脉象沉细，纳差、多梦、便溏。此乃脾肺气虚，肾气亦虚，膀胱失约而致。用本膏贴敷脐部 8 次而愈。随访 2 年未复发。

【按语】治愈病例中，少则用药 3 次，多则 10 次而愈。

2. 加味生姜膏

【方剂来源】《江苏中医杂志》1984 年第 2 期。

【适应病证】遗尿。

【药物组成】生姜（捣烂）30 克，炮附子 6 克，补骨脂 12 克。

【配制方法】后 2 味共研细末，捣烂与生姜合为膏状。

【使用方法】填入脐中。外用无菌纱布覆盖，胶布固定。5 日换药 1 次。

3. 遗尿粉

【方剂来源】《偏方治大病续编》。

【适应病证】遗尿症。

【药物组成】覆盆子、金樱子各 60 克，菟丝子 50 克，五味子 30 克，补骨脂、仙茅各 60 克，桑螵蛸 50 克，肉桂 30 克。

【配制方法】将上药共研细末，装瓶备用。

【使用方法】取遗尿粉 1 克，装满患者肚脐眼，滴 1~2 滴白酒，敷上暖脐膏，同时冲服遗尿粉，每次 3 克，每日 1 次，可用白糖调味，脐部每日换药 1 次，5~7 次为 1 个疗程。

【注意事项】贴敷后可用热水袋热敷脐部，以助药力发挥。若无暖脐膏可用棉花或三层纱布覆盖，外加塑料薄膜，胶布固定即可。

【按语】中医认为，遗尿是肾气不足，下元虚寒，使膀胱不能制约水道所致，治疗时只有温化肾气，提运中气，补益中元，才能尿缩止遗。

4. 硫黄泥膏

【方剂来源】《偏方治大病续编》。

【适应病证】遗尿症。

【药物组成】硫黄 90 克，大葱根 7 棵。

【配制方法】将大葱根切开和硫黄捣碎为泥。

【使用方法】每晚睡前用酒精消毒肚脐及四周，将硫黄药泥摊在肚脐周围，纱布盖上，再用绷带绕腰缠紧固定，每日 1 次，病情好转隔 2 日用 1 次。

【注意事项】翌晨取下绷带，保持干净，以备再用。此法配合抗遗尿汤有较好疗效。

【按语】抗遗尿汤：益智仁 30 克，枳壳 20 克，茯苓 40 克，白术 20 克，升麻 6 克，龙骨 30 克，牡蛎 20 克，水煎服。本方与硫黄泥膏合用，有效率可达 98%。

5. 遗尿膏（一）

【方剂来源】黄甡经验方。

【适应病证】主治肾气虚、肾阳虚型遗尿。

【药物组成】硫黄、五倍子、五味子各 3 克。

【配制方法】上药共为细末备用。

【使用方法】每次取药末 3~5 克，用姜汁和适量醋调成糊状，睡前敷脐，纱布覆盖，胶布固定，次日起床后揭去。

【按语】本方有温肾固精，涩尿止遗之效。治疗小儿肾气虚、肾阳虚型遗尿收效甚佳。

6. 遗尿膏（二）

【方剂来源】《中医外治杂志》2002 年第 11 期。

【适应病证】遗尿症、尿频症。

【药物组成】五倍子、五味子、石菖蒲各 3 份，麻黄、肉桂各 1 份。

【配制方法】上药共为细末，用时以酒醋各少许调药末成膏。

【使用方法】临睡前以膏敷双脚心，纱布覆盖，胶布固定，翌晨取下，每晚 1 次。

7. 缩泉膏

【方剂来源】《中国中医药信息杂志》2005 年第 10 期。

【适应病证】小儿遗尿。

【药物组成】五倍子、吴茱萸、小茴香、补骨脂、附子各等份。

【配制方法】上药共研细末，混合均匀备用。

【使用方法】取上药粉约20克，用温开水调成膏糊状，外敷神阙、涌泉（双）穴，用胶布固定，每晚睡前进行贴敷，翌晨起时将药取下，如敷药处起红疹，可改用植物油调敷，10日为1个疗程。

【典型病例】患者，男，7岁，于2002年9月25日来诊。有遗尿病史3年，时好时发，期间经检查已排除其他器质性疾病，发育正常。曾服中药治疗，效果不佳。近12个月来，经常在睡觉时特别是在梦中尿床，多则1夜3次，少则1夜1次，几乎每夜必发作，神疲体倦，舌质淡红、苔薄白，脉沉细。予缩泉膏外敷神阙、涌泉（双）等穴。5日后复诊，诉有时无遗尿或每晚遗尿1次，继续用以上方法治疗1个疗程，遗尿隔日或隔2日1次，后又经1个疗程的巩固治疗，1年后随访未见复发。

【按语】小儿遗尿多因肾气不足，下元虚冷，不能温养膀胱，膀胱气化功能失调，闭藏失职，不能制约水道所致。《诸病源候论》曰："遗尿者，此由膀胱虚寒，不能约水故也。"故在治疗上以五倍子、吴茱萸、小茴香、补骨脂、附子以温肾健脾、缩泉涩精，全方具有调补心肾、健脾益肺、固精止涩、缩小便的作用。取肾经之涌泉、任脉之神阙穴外敷，则下元虚冷得以温煦，膀胱的制约能力得以恢复，遗尿可止。本法操作简便，可免去患者服食汤药之苦，患儿及家长均容易接受。

此外，在治疗过程中，应特别注意对患儿的护理工作，如在饮食上应忌生冷苦寒之品，睡前2小时少饮水及饮料，夜间家长可唤醒排尿1次，对年长儿则应多给予宽慰，帮助其克服紧张情绪，消除自卑感，树立战胜疾病的信心。

8. 遗尿膏（三）

【方剂来源】《中国中医药信息杂志》2004年第6期。

【适应病证】儿童遗尿症。

【药物组成】补骨脂2份，黄芪2份，桑螵蛸2份，麻黄1份。

【配制方法】将上药共研细末，储瓶备用。

【使用方法】清洁脐部，每次取3克药粉，以生姜汁调成饼状，敷于脐部，纱布覆盖，胶布固定。3日换药1次，连用15日。

【典型病例】患者，男，12岁，学生，于2002年2月12日来诊。其祖母代诉：患儿尿床达8年，每夜尿床1~3次，尿量较多，伴午睡遗尿，曾在当地医院用中西药物、针灸及民间土方等法治疗，效果不佳。体检：一般情况可，尿常规正常，诊断为功能性遗尿。采用本法治疗1次后，减为间隔1~3日尿床1次，继续治疗5次告愈，后经半年随访无复发。

【按语】遗尿的最主要病因为肾气不足、肺脾气虚。肾气不固，则膀胱失约；肺脾气虚，则不能制水。西医认为，遗尿症与大脑皮质及皮质下中枢的功能失调有关。脐中神阙穴是任脉要穴，任脉总领人一身之阴经，上联心肺，中经脾胃，下达肝肾，为经气的汇海。在神阙穴施治，可补命门之火，助一身阳气，通经络以化气生血、健脾强肾、坚固元气。遗尿膏中补骨脂性温入肾经，有补肾壮阳、固精缩尿的功效；黄芪补益脾肺之气；桑螵蛸温补涩敛、补肾助阳、温暖下元；麻黄中含有麻黄碱，对中枢神经有兴奋作用，使患儿易醒；生姜汁温中散寒，对局部穴位有刺激作用。诸药合用，共奏补肾壮阳、固精缩尿的功效。

9. 黄芪五乌膏

【方剂来源】《中国当代医药》2010年第7期。

【适应病证】小儿遗尿。

【药物组成】黄芪10克，五味子8克，何首乌12克。

【配制方法】将上药共研细末，用食醋调成膏状备用。

【使用方法】先采用温补脾肾、升阳固涩、兼补肺气原则进行推拿，主要手法为捏法、按法、摩法、点法、揉法；具体为背部捏脊10分钟，同时重按肺俞、脾俞、三焦俞、膀胱俞、命门穴，腹部点三脘。按中带揉5分钟；摩揉少腹300次，先掌摩后掌揉；点按三阴交或按中带振2分钟，每日1次，10次为1个疗程，每个疗程间隔3~5日。推拿完毕，用上述药膏敷于脐部，每晚1次，10日为1个疗程。

【典型病例】患者，男，7岁，遗尿史4年半，每日遗尿，甚则一夜数次；白天排尿正常，没有排尿困难或剩余尿现象，平素爱出汗，挑食明显，易患外感，舌淡体胖、苔薄白。患儿曾在多家医院服汤药及针灸治疗，均因患儿拒绝服药和害怕疼痛而不针灸，导致治疗失败。此患儿属肺脾气虚、下元虚寒故采用温补脾肾、升阳固涩之推拿手法，每日进行背部捏脊及腹部点按三脘、天枢、气海，压神阙，摩揉少腹等方法治疗1次，同时外敷上述药方，10日为1个疗程，连用2个疗程后遗尿次数明显减少，食欲增加，自汗现象减少，4个疗程后患儿遗尿现象消失，后随访 2 年未复发。

【按语】本病为下元虚寒或肺脾两虚，导致膀胱气化不利，闭藏失职，不能制约水道，而为遗尿。故需采用温补脾肾、升阳固涩的推拿手法来治疗，背部捏脊的同时，配合重按肺俞、脾俞、膀胱俞、三焦俞、命门等穴位，可以起到通调水道、补肺益肾的功效，掌揉下腹更可以温补下元，同时点按三阴交穴位进一步通调水道，诸法合用，可以健脾补肾、益气固本、约束水道。配合补肾益气固涩的中药外敷肚脐，而脐中为神阙穴，与任督二脉相通，联络十二经脉、五脏六腑、四肢百骸，是给药的理想通道，而黄芪偏于补气，五味子长于收涩，何首乌最善补肾，诸药协同作用，可直达病所。同时，对患儿进行鼓励，建立患儿的自信，最终达到良好的治疗效果。

10. 益肾膏

【方剂来源】《湖北中医杂志》2002 年第 9 期。

【适应病证】小儿遗尿。

【药物组成】肉桂 2 克，覆盆子、益智仁、芡实、五味子、炙龟板各 6 克，公丁香 1 克。

【配制方法】将上药共研细末备用。

【使用方法】睡前用清水调成膏糊状，敷于脐部和命门穴，外用纱布覆盖胶布固定，每晚 1 次，夜敷昼去。

【按语】中医认为，肾气不充，气化不足，下元不能固摄，膀胱约束无权，易导致小儿遗尿症的发生。治疗应以滋补肾源、温阳化气、固摄缩尿为原则。益肾膏方中无丁香、肉桂温肾助阳；益智仁温肾缩尿；五味子补肾固涩；覆盆子、芡实益肾缩尿止遗，全方共奏温肾固摄之功。现代药理研究表明：益智仁、覆盆子具有抗利尿的作用；五味子能改善人体中枢的功能及感受器的感受性能。

11. 遗尿脐贴膏

【方剂来源】《中国民间疗法》2001 年第 7 期。

【适应病证】儿童遗尿。

【药物组成】桑螵蛸、煅龙骨、煅牡蛎、五味子各 10 克。

加减：肺脾气虚见面白无华，少气懒言，自汗气短，舌质淡、苔薄白，脉细者加黄芪、升麻各 10 克；肾阳虚见面色无华，精神不振，畏寒肢冷，腰膝酸软，小便清长，舌淡苔薄，脉细者加仙灵脾、菟丝子各 10 克；肾阴虚见形体消瘦，腰酸乏力，小便短赤，舌红苔薄，脉细微数者加黄柏、知母各 10 克。

【配制方法】根据症型取药，晒干研细末，过 120 目筛，混合均匀，置密封容器中备用。

【使用方法】清洁脐部，每次取上药适量，用醋调成膏糊状，填于脐中，以填平为度，外贴麝香虎骨膏，每日 1 次。20 小时后揭去。10 日为 1 个疗程。间隔 3~5 日后可再进行第 2 个疗程。

【典型病例】患者，女，8 岁。自幼起即有遗尿，每夜尿床 1~2 次，多在后半夜，患儿睡熟后不易叫醒，面白无华，精神萎靡，纳谷不香，进食量少，稍活动即汗出，身高、体重尚属正常，舌质淡、苔薄白，脉细。此乃脾肺气虚，膀胱气化不全所致。即按上法敷脐治疗。用药 3 日后已不每夜尿床，1 周后未再尿床，10 日后停药。

【按语】遗尿与肺、脾、肾、膀胱的功能关系密切，并与心肝两脏及三焦功能有关。尿液能储藏于膀胱而不泻漏，是靠肾气的固摄作用。小儿多因发育不健全，肾精不足，肾气失固，脾气虚弱，而致肾脾肺功能失调，使膀胱气化功能不全，开阖失司而遗尿。故其治疗应培补脾肾，清心宁神，固摄止遗。选用桑螵蛸温补肾阳，固摄精气；煅龙骨、煅牡蛎收敛心神，涩精止遗；五味子敛肺滋肾，涩精止遗，宁心安神，生津敛汗。诸药合用，则行气化水，水津流布正常，膀胱受约而遗尿止。若遇肝经郁热疏泄太过，膀胱不藏所致的遗尿，则不宜使用本法。

神阙穴（脐部）为后天培元固本，开窍复苏之要穴，功能温通元阳，开窍复苏，运肠胃气机，化寒湿积滞。敷脐之中药多气味俱厚，能激发腧穴功能。敷脐之外，再以芳香窜透之麝香虎骨膏贴封固定，其芳香走窜之性可促进药力渗透。

12. 董氏止遗膏

【方剂来源】《浙江中医杂志》2008 年第 10 期。

【适应病证】小儿遗尿症。

【药物组成】肉桂、益智仁、芡实、五味子、覆盆子各 3 克。

【配制方法】将上药共研细末备用（或用中草药颗粒剂）。

【使用方法】将上述药末加醋调成膏糊状，外敷于患儿脐部和命门穴。每晚 1 次，夜敷昼去。治疗 2 周为 1 个疗程，治疗期间停用其他药物。

【注意事项】①嘱患儿睡前 2 小时内不饮水及食用流质食物，并排空小便后入睡；②让患儿白天多饮水或食用流质食物，鼓励憋尿，延长排尿时间，使膀胱充分充盈，容积扩大，锻炼膀胱功能。

【按语】小儿遗尿多因肾气不足，气化功能减弱，下元不能固摄，膀胱约束无权所致。历代医家均认为本病多系虚寒所致，所以治疗应以滋补肾源、温阳化气、固摄缩尿为原则。下元本虚偏于阳弱是本病的根本，治疗以助阳固元为大法。本膏方中肉桂温肾助阳，益智仁温肾缩尿，五味子补肾固涩，覆盆子、芡实益肾缩尿止遗，全方共奏温肾固摄之功，故治疗本病效果突出。

九、小儿盗汗膏敷方

1. 敛汗膏

【方剂来源】黄明志经验方。

【适应病证】主治盗汗。

【药物组成】五倍子（焙）、生龙骨各30克，朱砂3克。

【配制方法】将上药研极细末备用。

【使用方法】每次取3~5克，陈醋加热调糊，睡前敷脐中，纱布覆盖，胶布固定，次日起床后揭去，连续敷脐3次以上。

【按语】本方有凉血敛汗，育阴潜阳之功，尤其适用于睡中汗出，心肾虚热型患儿。经长期观察，该方对腹泻、夜惊等症亦有一定疗效。

2. 除烦止汗膏

【方剂来源】《中医外治杂志》2002年第11期。

【适应病证】佝偻病，烦躁多汗、盗汗症。

【药物组成】生栀子3份，杏仁、大黄各1份，五倍子、五味子各3份，冰片0.5份。

【配制方法】将上药共研细末。用时以葱白1~3根捣烂，加入药末，以醋或鸡蛋清少许调匀即可。

【使用方法】临睡前以药膏敷足心，每晚1次。

3. 五倍止汗膏

【方剂来源】《按摩与导引》2001年第1期。

【适应病证】小儿多汗症。

【药物组成】五倍子、公丁香、肉桂、细辛、吴茱萸各等份。

【配制方法】将上药共研细末，混合均匀，储瓶备用。

【使用方法】取上述药末 20 克，用食醋调成稠膏状，做成 3 枚一角硬币大小的薄饼，分别贴敷在脐部和双足涌泉穴上，外用麝香止痛膏固定。每日 1 次，连用 1 周。为防止脱落，可让患儿穿袜子睡觉，如局部皮肤出现水疱、破损等，应暂停用药，待其结痂后再贴敷。

【典型病例】患儿姜某，男，12 岁。年前因患感冒发烧，愈后就开始出现盗汗症状。由于盗汗，小孩身体较弱，面色萎黄，形瘦。曾考虑为肺结核病而多次摄片、痰检等，均未发现结核杆菌及阳性体征，遍服中药，收效甚微。其汗出多时，浸湿床铺，甚为苦恼。1999 年 3 月中旬，后使用五倍止汗膏。贴药 1 次，汗出明显减少。连续贴药 1 周，盗汗消失，精神转佳，后经家人调养，已面色红嫩，形体健壮。

【按语】小儿汗症多为病后体虚，营卫不调，元阳外越，腠理不闭所致。五倍止汗膏中公丁香、肉桂、吴茱萸等芳香辛热之药振奋元阳，五倍子味酸，固涩止汗。神阙、涌泉等穴均为固元培本、温补元阳、疏利气机之要穴。再加上肚脐周围皮下脂肪组织较少，血运丰富，药物易于渗透吸收。配以辛温香窜之麝香止痛膏固定，更可促使药物吸收，共奏温通元阳、调和营卫而固表止汗之效。

4. 三黄止汗膏

【方剂来源】《按摩与康复医学》2010 年。

【适应病证】小儿盗汗。

【药物组成】黄连、黄柏、黄芩各 30 克，煅龙骨、五倍子各 15 克，朱砂 5 克。

【配制方法】将前 5 味共研细末，朱砂另研水后入，混合均匀，过 100~120 目筛，储瓶备用。

【使用方法】取上药 3~5 克，用醋调成膏糊状填满脐中，外用纱布覆盖，胶布固定。贴敷时间晚 6 时至次日早晨 6 时，隔日 1 次，连敷 3 次。此后每周如法敷药 1 次，连续敷 2 周，以巩固疗效。

【典型病例】李某，男，6 岁。盗汗近半年余。平时营养欠佳，形体消瘦，手足心自觉潮热，五心烦热，口干舌燥喜饮，夜寐不宁，便干如羊粪，舌质红，脉细数。脉症合参，属脾胃阴虚内热型，热灼心液，迫津外泄。根据中医"热则寒之"之旨治之。取上述药末以食醋调敷神阙穴。敷 2 次盗汗少，3 次汗止。后以鲜石斛露内服，调理而愈。

【按语】小儿盗汗的辨证分型，虽有心虚而阴气不敛，心热火盛伤于阴分等不同的证型，但古今医家用药外贴脐眼治疗常可取效。脐名神阙穴，位于脐正中，是中医用药的一条秘密通道，中医认为，该穴内联十二经脉、五脏六腑及四肢百骸，并有引汗下行之功效。医学研究显示：脐部无皮下脂肪组织，药物易渗透。方中黄芩、黄连、黄柏苦寒泻热，引汗下行；煅龙骨、五倍子滋阴敛汗；朱砂引诸药入心安神。全方共奏清热固表，引汗下行之效。此法简便易行，儿童极易接受，无痛苦，无副作用，疗效确切。

5. 五倍子膏

【方剂来源】《山东中医杂志》2000 年第 11 期。

【适应病证】自汗、盗汗等多汗症。

【药物组成】五倍子 3 克。

【配制方法】将五倍子研为细末备用。

【使用方法】取五倍子粉用食醋适量调成膏糊状，敷于脐部神阙穴，外盖纱布固定。盗汗者夜用昼取，自汗者昼用夜取，自汗盗汗兼有者昼夜 24 小时皆敷，每日 1 次，5 日为 1 个疗程，疗程间休息 2 日继续用药。

【典型病例】某男，6 岁，1999 年 11 月 5 日就诊。住院诊断为：两肺上中浸润型肺结核，进展期。白昼汗出淋漓，动则尤甚，夜寐汗出湿衣，面色白无华，伴全身乏力，舌淡、少苔，脉细。证属气阴两虚之肺痨证，而以自汗、盗汗为主症。遂以五倍子膏外敷神阙穴，1 日后自汗，盗汗症状明显减轻，3 日后消失。

【按语】中医认为，汗证有虚实二端。实者有外感热邪或湿热内蕴等因，虚者有自汗、盗汗之别。自汗多因气虚不能固表，玄府不密，津液外泄所致；盗汗多见于阴虚内热证或气阴两虚证，因入睡之时，卫阳入里，肌表不固，虚热蒸津外出，故睡时汗出；醒后卫阳复归于表，肌表固密，虽阴虚内热，也不能蒸津外出，故醒后汗止。若气阴两虚，临床常自汗、盗汗并见。五倍子性味酸、涩，具有收敛止汗作用。西医认为，五倍子含有大量鞣质，与汗腺、消化腺接触，可使腺体表面细胞蛋白质变性或凝固，使腺体分泌减少，从而抑制汗腺分泌。另外，食醋味酸，也有收敛固涩之功。总之，五倍子膏敷脐，通过经络作用，能调和阴阳，固本培元，固涩止汗。

十、小儿流涎膏敷方

1. 滞颐膏

【方剂来源】黄甡经验方。

【适应病证】小儿流涎，无论脾胃积热及脾胃虚寒证，均可运用。

【药物组成】吴茱萸6克，胆南星4克。

【配制方法】两药共研为细面备用。

【使用方法】取药末3~5克，用热醋调成糊状，睡前敷双足涌泉穴，次日起床后揭去。

【按语】一般用药3~6次即可收效。

2. 益脾膏

【方剂来源】黄甡经验方。

【适应病证】小儿流涎，涎多清稀，时多时少，面黄，大便不实等脾胃虚寒证。

【药物组成】益智仁5克，白术5克，车前子5克。

【配制方法】上药共为细面备用。

【使用方法】将药末用热醋调成糊状，敷于神阙穴上，以纱布覆盖，胶布固定，每日1换。

【按语】一般用药3~6次即可收效。

3. 黄连膏

【方剂来源】《山东中医杂志》2003年第1期。

【适应病证】小儿流涎。

【药物组成】吴茱萸、胡黄连各6克。

【配制方法】上药共研细末，混合均匀，加适量食醋、面粉调成膏糊状，储瓶备用。

【使用方法】临睡前清洁患儿足心，外敷上膏，纱布固定，晨起取下，次夜再行。

【按语】小儿口角流涎多因营养过丰，饮食不节，致使脾胃受损，热蕴心脾，或孕妇过食辛辣炙煿煎炸油腻之品，胎热内盛，蕴积心脾所致。脾开窍于口，在液为涎，脾脏积热循经上蒸，廉泉不能制约，故见口涎不断、质黏、口臭。心经有热，则烦躁不安，夜间眠差，易哭闹；心热移于大肠、膀胱则见大便干、小便短黄。舌尖红、指纹紫均为内有郁热之征。萸连膏中吴茱萸味辛苦，外敷足心能引火下行，胡黄连苦寒则直清内热。

十一、小儿夜啼症膏敷方

安神膏

【方剂来源】《河北中医》2002 年第 8 期。

【适应病证】小儿夜啼，惊惕，夜寐不安，幻视，幻听，梦游。

【药物组成】朱砂 0.5 克，五倍子 1.5 克。

【配制方法】将上药共研细末，储瓶备用。

【使用方法】清洁脐部，将上述药末用老陈醋调成膏糊状，外敷脐上，胶布固定，10~20 小时取下，每日换药 1 次。

【按语】小儿有脏腑娇嫩，形气未充，心气虚，胆气弱，肾气亏，神气怯弱的特点。如乍视异物，乍闻异声，或视及电视、电影等恐怖画面，小儿均可暴受惊吓，而致惊惕、夜啼、夜寐不安，甚至梦游、幻视、幻听现象的发生，因此需以安神定志法治之。安神膏方中朱砂为重镇安神药，有镇静催眠作用；五倍子可治小儿夜啼，两药配合，药少而力专，使患儿神安意静，诸症消失。通过观察，年龄越小，治疗效果越明显。神阙穴为人体经络总枢，经气汇海，并通过奇经八脉统领全身经络，联系五脏六腑。因其是腹壁关闭最晚和最薄处，有利于药物的渗透吸收，药效可以直达病所。本方法见效快，无副作用，患儿易于接受。